新编常用临床药物手册

名誉主编：王伟林

主　　编：卢晓阳　饶跃峰

副 主 编：马葵芬　郑飞跃　胡云珍　姜赛平

编　　者（以姓氏笔画为序）：

马葵芬　王临润　王融溶　石佳娜　卢晓阳
叶子奇　朱玥璇　羊红玉　李　菌　李　慧
李　鑫　杨　思　吴秀华　吴佳莹　沃佩斌
郑飞跃　单文雅　赵璐萍　胡云珍　柳　琳
饶跃峰　姜赛平　洪　昀　徐　强　缪　静

人民卫生出版社

图书在版编目(CIP)数据

新编常用临床药物手册/卢晓阳,饶跃峰主编.—北京:人民卫生出版社,2017

ISBN 978-7-117-24081-9

Ⅰ.①新… Ⅱ.①卢… ②饶… Ⅲ.①临床药学-手册 Ⅳ.①R97-62

中国版本图书馆 CIP 数据核字(2017)第 023272 号

新编常用临床药物手册

主　　编:卢晓阳　饶跃峰

出版发行:人民卫生出版社(中继线 010-59780011)

地　　址:北京市朝阳区潘家园南里 19 号

邮　　编:100021

E - mail:pmph @ pmph.com

购书热线:010-59787592　010-59787584　010-65264830

印　　刷:北京市艺辉印刷有限公司

经　　销:新华书店

开　　本:850×1168　1/32　印张:11.5

字　　数:309 千字

版　　次:2017 年 5 月第 1 版　2021 年 5 月第 1 版第 5 次印刷

标准书号:ISBN 978-7-117-24081-9

定　　价:27.00 元

打击盗版举报电话:010-59787491　E-mail:WQ @ pmph.com

质量问题联系电话:010-59787234　E-mail:zhiliang @ pmph.com

序

合理用药是提高药物治疗水平、降低医疗费用、使人民群众获得优质医疗服务的必要条件，也是反映医疗水平的重要环节和推进医改进程的重要内容。强化合理用药可以为患者获得安全、有效、经济的药物治疗提供保障，同时也可减轻家庭和社会的经济负担，使有限的医疗资源得到优化配置，具有巨大的经济效益和深远的社会效益。

随着当今国内外新药物的开发和上市日新月异，医疗领域的国际交流与合作日趋频繁，在这样的时代背景下，一本融汇中西、特色鲜明的药物手册的出版既符合时代的需求，也是医药学科发展和进步的体现。

《新编常用临床药物手册》一书的编写汇集 20 余位一线医院药师多年的工作临床实践和教学经验，他们长期工作在临床药学实践和教学的第一线，不仅具有实践经验，还具有很丰富的教材编写经验，这些都为本书的编写质量的可靠性、药物信息的准确性以及临床指导的适用性提供了有力保证。本书在广泛调研国内外经典药物治疗相关著作的基础上，征询各方医药专家意见，集思广益，将临床常用的 600 余种药物按药名首字母拼音顺序进行逐一介绍，包括各个药物的中英文标准通用名、国际音标、构词解析、药理机制、适应证、相关词汇、常用给药途径及成人常用日剂量等，结合临床用药的特点，采用统一而科学的编排方式，将这些重要信息汇编成一册，内容简明精炼、实用易读，可作为广大医务人员用药知识日常学习和查询的口袋用书。希望此新编药物手册的出版，能进一步提升医疗机构药事管理水平，促进合理用药，从而实现医疗服务质量的持续改善，更好地为广大人民群众健康服务。

中国工程院院士
传染病诊治国家重点实验室主任
国家感染性疾病协同创新中心主任
李兰娟
2017年4月于杭州

前 言

随着国际化程度的提高，医疗卫生领域的国际交流与合作也在不断深入。大量医务人员出国访问与交流，来国内讲学、工作和学习的外籍专业人士日益增多。为此，一本体现国际化特色、融贯中西的《新编常用临床药物手册》应运而生。

全书将临床常用药物按通用名首字母拼音顺序进行逐一介绍，其中包括每种药物的中英文标准通用名称、国际音标、记忆法、一句话药理、批准适应证、相关联药物、常规用法用量、禁忌证、妊娠及哺乳安全等级、药物管理属性等内容，附录包括常用药名词干中英文对照及举例表、美国 FDA 药物妊娠安全性分类、Hale 博士药物哺乳期危险性等级分类、《处方管理办法》、特殊药品目录等重要药学实践相关信息。

全书内容简明而扼要，排版新颖而易读，对每一个药物的描述涵盖了药物命名规则、药物化学、药理学、药物治疗学的思路和规则，并紧密贴近临床实践。编者参阅大量文献和典籍，并根据多年实践经验和国际交流学习心得，将临床药物治疗相关内容汇于一册，以便为广大医务工作者提供方便、准确、快捷的药物信息，促进临床药物的合理使用。同时，本书也可作为了解医药专业、学习药学专业外语的参考书。

在本书编写过程中受到多方专家及同道的指点和帮助，在此致以最诚挚的感谢。

限于编者水平，书中难免有不妥或谬误之处，恳望各位读者批评指正，以期在今后的实践和学习中得以改善。不胜感激！

编者

2017 年 3 月　杭州

使用说明

本手册收录的药物信息主要包括了药品的中文通用名称、英文名称(INN)、国际音标、记忆法、所属类别、药理作用、临床适应证、相关联药品、常规用法用量、禁忌证、妊娠安全等级、哺乳安全等级及是否属于基本药物、非处方药(OTC)或特殊管理类药品等重要信息,每个收录药物均以如下版式编排:

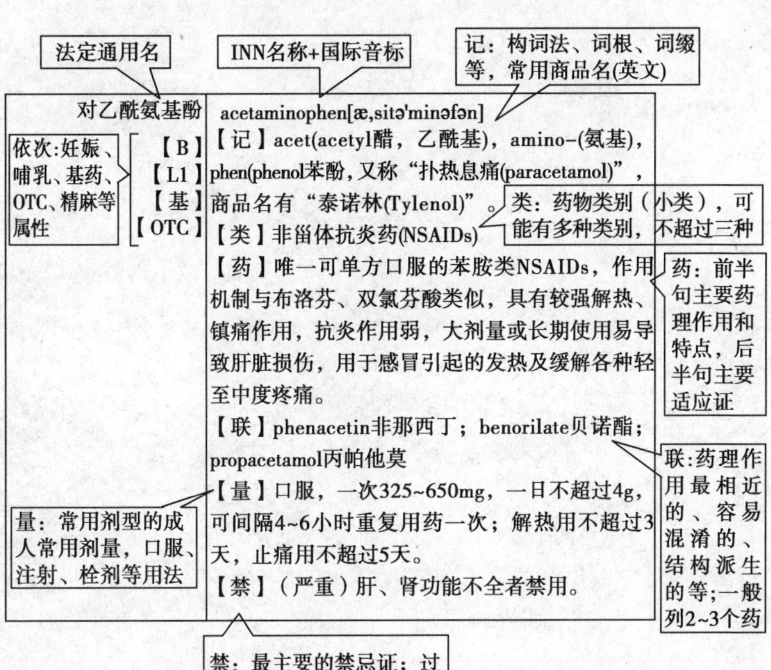

注：

1. 本手册中药物均为通用名称，但很多药物国内外生产企业众多，书中提供的信息，尤其是涉及使用方法、剂量、疗程等信息如与批准的药品说明书不同时，以药品说明书为准。

2. 本手册以收录临床常用的单方西药为主，未收录复方药物及中成药。

目　录

第 1 单元:A　阿苯达唑—奥硝唑 …… 1
第 2 单元:B　巴利昔单抗—布托啡诺 …… 29
第 3 单元:C　茶苯海明—醋氯芬酸 …… 52
第 4 单元:D　达比加群—多西他赛 …… 57
第 5 单元:E　厄贝沙坦—二氢麦角碱 …… 76
第 6 单元:F　伐地那非—福辛普利 …… 81
第 7 单元:G　钆喷酸—桂哌齐特 …… 99
第 8 单元:H　红霉素—茴拉西坦 …… 106
第 9 单元:J　吉法酯—肼屈嗪 …… 111
第 10 单元:K　咖啡因—喹硫平 …… 121
第 11 单元:L　拉贝洛尔—氯唑西林 …… 133
第 12 单元:M　麻黄碱—莫西沙星 …… 162
第 13 单元:N　那格列奈—诺氟沙星 …… 175
第 14 单元:P　帕利哌酮—普瑞巴林 …… 180
第 15 单元:Q　七叶皂苷钠—炔诺酮 …… 193
第 16 单元:R　绒促性素—瑞替普酶 …… 206
第 17 单元:S　塞来昔布—索利那辛 …… 210
第 18 单元:T　他克林—妥布霉素 …… 226
第 19 单元:W　万古霉素—五氟利多 …… 245
第 20 单元:X　西地那非—血凝酶 …… 250

第 21 单元:Y　亚胺培南—愈创甘油醚 ······ 263
第 22 单元:Z　扎鲁司特—唑来膦酸 ······ 280
附录 ······ 285
附录 1　常用药名词干中英文对照、定义及举例 ······ 285
附录 2　美国 FDA 药物妊娠安全分类说明 ······ 300
附录 3　Hale 博士哺乳期用药危险性等级说明 ······ 302
附录 4　《处方管理办法》 ······ 304
附录 5　特殊药品目录 ······ 314
药理分类索引 ······ 332
英文药名索引 ······ 343

第1单元：A

阿苯达唑 【C】 【L3】 【基】 【OTC】	albendazole[æl'bendəzəul] 【记】al(音"阿"),-bendazole(苯达唑,噻苯达唑类衍生物),商品名有"肠虫清""Albenza"。 【类】抗感染药;抗寄生虫药 【药】高效低毒的广谱抗寄生虫药,作用机制与甲苯达唑类似,在体内迅速代谢为砜结构,阻断虫体对多种营养和葡萄糖摄取,抑制寄生虫胞浆微管系统聚合,导致虫体糖原耗竭,用于蛔虫病、蛲虫病等寄生虫病。 【联】甲苯达唑 mebendazole;奥苯达唑 oxibendazole 【量】口服,一次 400～800mg,一日 1～2 次。 【禁】2 岁以下小儿及妊娠期妇女禁用;蛋白尿等各种急性疾病患者、严重肝肾功能不全、活动性溃疡患者禁用。
阿达帕林 【C】 【L3】	adapalene[ə:'dəpa:li:n] 【记】ada(音"阿达",adamantyl 金刚烷基),palene(音"帕林",naphthalene 萘,萘衍生物),商品名有"达芙文(Differin)"。 【类】祛痤疮药;皮肤科用药 【药】维 A 酸类似物,具有抑制角质形成细胞过度增生并促进其分化作用,作用于维 A 酸核受体,选择性作用更高,还具有抗炎作用,用于粉刺、丘疹、脓疱等寻常型痤疮,不得用于皮肤破损处及严重性痤疮。 【联】阿维 A acitretin;过氧化苯甲酰 benzoly peroxide 【量】涂患处,一日 1 次,睡前清洗患处后使用。 【禁】对本品成分过敏者禁用。

续表

阿德福韦 【C】 【L4】	adefovir[ˈædəfəviə] 【记】ade(音"阿德",表 adenine 腺嘌呤),-fovir(福韦,抗病毒药),商品名有"贺维力(Hepsera)"。 【类】抗肝炎病毒药;核苷类逆转录酶抑制剂(NRTI) 【药】核苷类似物,作用机制及适应证与拉米夫定类似,在体内后转化成有活性的二磷酸酯,抑制病毒 DNA 聚合酶而起抗病毒作用,用于 HBV 复制活跃或血清转氨酶 ALT 持续升高的慢性乙型病毒性肝炎。 【联】拉米夫定 lamivudine;替诺福韦 tenofovir 【量】口服,一次 10mg,一日 1 次。 【禁】对本品过敏者禁用。
阿伐斯汀 【B】	acrivastine[ækriːˈvəstiːn] 【记】acriv(音"阿伐",acrylic 丙烯酸的),-astine(斯汀,H_1 受体拮抗剂),商品名有"欣民立(Semprex)"。注意与抗肿瘤药贝伐珠单抗商品名阿瓦斯丁(Avastin)区别。 【类】抗组胺药;H_1 受体拮抗剂 【药】第二代抗组胺药,竞争性拮抗组胺 H_1 受体,抑制组胺引起的过敏反应,镇静等中枢副作用少,作用与咪唑斯汀类似,半衰期较短(2～3 小时),用于变应性鼻炎、荨麻疹、湿疹、皮肤瘙痒等过敏性病症。 【联】咪唑斯汀 mizolastine;依美斯汀 emedastine 【量】口服,一次 8mg,一日 2 次。 【禁】对阿伐斯汀或曲普利啶过敏者禁用。
阿法骨化醇 【基】	alfacalcidol[ælfəˈkælsidɔl] 【记】alfa(音"阿法",α 位羟基修饰),calci-(维生素 D 类似物,calcium 钙,钙相关的),-ol(醇或酚),商品名有"阿法迪三(Alpha D3)"。 【类】维生素 D 类药;骨密度保护剂 【药】经肝脏转化为有活性的骨化三醇,促进肠道对钙、磷酸盐的吸收,促进骨矿化及降低甲状旁腺激素水平,用于防治骨质疏松症、佝偻病、甲状旁腺功能异常等引起的钙缺乏相关疾病。

续表

阿法骨化醇 【基】	【联】骨化三醇 calcitriol;维生素 D_2 vitamin D_2;他卡西醇(外用治疗银屑病)tacalcitol 【量】口服,一次 0.5～1μg,一日 1 次。 【禁】高钙血症、高磷酸盐血症(伴有甲状旁腺功能减退者除外)、高镁血症及维生素 D 中毒症状患者禁用。
阿芬太尼 【麻】	alfentanil[æl'fentənil] 【记】al(音"阿"),-fentanil(芬太尼,芬太尼类衍生物药),商品名有"Rapifen"。 【类】麻醉性镇痛药;阿片类药 【药】静脉速效麻醉性镇痛药,芬太尼的四氮唑衍生物,亲脂性强,起效快,给药后 1 分钟即达最大镇痛作用,作用维持时间短,镇痛强度约为芬太尼的 1/4,用于小手术麻醉时快速镇痛及复合全麻等。 【联】瑞芬太尼 remifentanil;舒芬太尼 sufentanil 【量】静脉注射,7～15μg/kg,按需给药。 【禁】对阿片类药物过敏及明显不能耐受吗啡类药物患者禁用。
阿加曲班 【B】 【L4】	argatroban[ɑːgə'trəbæn] 【记】arga(音"阿加",arginine 精氨酸),-troban(曲班,血栓抑制剂,血栓素 A_2 受体拮抗剂),商品名有"诺保思泰(Novastan)"。 【类】抗凝血药 【药】人工合成的选择性凝血酶抑制剂,能选择性抑制由凝血酶引起的血小板聚集,有纤维溶解的促进作用,用于防治慢性动脉闭塞症,改善四肢溃疡、静息痛及冷感等症状。 【联】达曲班 daltroban;达比加群 dabigatran;阿哌沙班 apixaban 【量】静脉滴注,一次 10mg,一日 2 次,疗程不超过 4 周。 【禁】出血性患者、脑栓塞或有可能患脑栓塞症的患者、伴有严重意识障碍的梗死患者禁用。

A

续表

阿卡波糖 【B】 【L3】 【基】	acarbose[ə'kɑːbəus] 【记】a(表加强),carb(carbo-碳,含碳的),-ose(糖,葡萄糖衍生物),一种微生物来源的假性四糖,商品名有"拜唐苹(Glucobay)"。 【类】口服降糖药;α-糖苷酶抑制剂 【药】口服糖苷酶抑制剂,在胃肠道内竞争性抑制 α-葡萄糖苷水解酶,降低多糖分解为葡萄糖,减少机体对葡萄糖的吸收利用,配合饮食控制,用于 2 型糖尿病及降低糖耐量低减者的餐后血糖。 【联】伏格列波糖 voglibose;二甲双胍 metformin 【量】口服,餐前即刻整片吞服或与前几口食物一起咀嚼服用,一次 50~100mg,一日 3 次。 【禁】有明显慢性胃肠功能紊乱患者、患有肠胀气且可能恶化的患者、严重肾功能损害(肌酐清除率低于 25ml/min)患者禁用。
阿立哌唑 【C】 【L3】 【基】	aripiprazole[æri'paiprəzəul] 【记】ari(音"阿立"),-piprazole(哌唑,苯基哌嗪衍生物),商品名有"安律凡(Abilify)"。 【类】非典型性抗精神病药 【药】第二代非典型抗精神病药物,是多巴胺(DA)、5-羟色胺(5-HT)部分激动剂,部分激动 D_2 和 5-HT_{1A} 受体,拮抗 5-HT_{2A} 受体,同时具有 α 受体阻断作用,用于治疗精神分裂症、双相情感障碍等。 【联】达哌唑 dapiprazole;氯氮平 clozapine;帕利哌酮 paliperidone 【量】口服,一次 5~30mg,一日 1 次。 【禁】对本品过敏的患者禁用。
阿仑膦酸 【C】 【L3】	alendronate[ə'lendrəneit] 【记】alen(音"阿仑"),-dronate(膦酸盐,钙代谢调节药),商品名有"福善美(Fosamax)"。 【类】钙代谢调节药;骨密度保护剂

续表

阿仑膦酸 【C】 【L3】	【药】双膦酸盐衍生物,对骨吸收部位特别是破骨细胞作用的部位有高亲嗜性,能抑制破骨细胞活性,增加骨密度,用于治疗绝经后妇女的骨质疏松症以预防髋部和脊柱骨折,也可用于治疗男性骨质疏松。 【联】唑来膦酸 zoledronic acid;伊班膦酸 ibandronic acid 【量】口服,一次 10mg,一日 1 次;或一次 70mg,一周 1 次,早餐前 30 分钟用至少 200ml 开水送服,不要咀嚼或吮吸药片。 【禁】低钙血症、食管动力障碍、严重肾功能不全者禁用。
阿罗洛尔	arotinolol[ærəu'tinələl] 【记】arotin(音"阿罗",arotinoids 芳维 A 酸类衍生物),-olol(洛尔,普萘洛尔类衍生物),商品名有"阿尔马尔(Almarl)"。 【类】抗肾上腺素药;α、β 受体阻断药 【药】选择性肾上腺受体阻断药,可阻断 α 及 β 受体,但阻断 α 受体的作用较弱,故直立性低血压作用弱,其阻断 β 受体的作用比普萘洛尔强,用于高血压、心绞痛、心动过速及特发性震颤,也可用于青光眼。 【联】普萘洛尔 propranolol;阿替洛尔 atenolol 【量】口服,一次 10mg,一日 2 次;滴眼,一次 1 滴,一日 2 次。 【禁】严重心动过缓、房室传导阻滞、充血性心力衰竭、支气管哮喘及糖尿病性酮症酸中毒者及哺乳期妇女禁用。
阿洛西林	azlocillin[æzləu'silin] 【记】azlo(音"阿洛"),-cillin(西林,青霉素类抗生素),苯咪唑青霉素,商品名有"阿乐欣"。 【类】青霉素类;抗铜绿假单胞菌广谱青霉素类 【药】氨苄西林的酰基衍生物,抗菌作用与哌拉西林、美洛西林相似,体内分布良好,抗铜绿假单胞菌活性较强,用于治疗铜绿假单胞菌等革兰阴性菌所引起的各种感染,治疗严重感染时常与氨基糖苷类联合使用。

续表

阿洛西林	【联】哌拉西林 piperacillin;氨苄西林 ampicillin 【量】静脉滴注,一次 1000～3000mg,一日 2～4 次。 【禁】有青霉素类药物过敏史者或青霉素皮试阳性反应者禁用。
阿米卡星 【D】 【L2】 【基】	amikacin['æmikəsin] 【记】ami(音"阿米",amino 氨基),-kacin(卡星,卡那霉素衍生物),又称"丁胺卡那霉素",商品名有"Amikin"。 【类】氨基糖苷类抗生素 【药】作用机制与链霉素、庆大霉素类似,抗菌活性强,抗菌谱广,与其他类抗菌药协同作用好,耐药率较低,不良反应与庆大霉素相当,用于对庆大霉素、卡那霉素耐药革兰阴性杆菌引起的感染。 【联】卡那霉素 kanamycin;依替米星 etimicin;布替卡星 butikacin 【量】肌内注射或静脉滴注,一次 200～600mg,一日 2 次。 【禁】对阿米卡星或其他氨基糖苷类过敏的患者禁用。
阿米洛利 【B】 【L3】	amiloride[ə'miləraid] 【记】ami(音"阿米",amino 氨基),loride(音"洛利",chloride 氯化物),又称"氨氯吡咪",商品名有"必达疏""Midamor"。 【类】保钾利尿药 【药】保钾利尿药,氨苯蝶啶的衍生物,作用与氨苯蝶啶类似,抑制肾脏远端小管和集合管的 Na^+ 重吸收,利尿作用弱,保钾效果强,不需经肝脏代谢,用于水肿性疾病及难治性低钾血症的辅助治疗。 【联】氨苯蝶啶 triamterene;螺内酯 spirolactone 【量】口服,一次 2.5～5mg,一日 1～2 次。 【禁】严重肾功能减退、高钾血症患者禁用。

续表

阿米替林 【C】 【L2】 【基】	amitriptyline[æmiˈtriptliːn] 【记】ami(音"阿米",amino 氨基),-triptyline(替林,三环类衍生物),商品名有"依拉维(Elavil)"。 【类】三环类抗抑郁药(TCA) 【药】最常用的 TCA 药之一,抗抑郁作用与丙米嗪相似,能抑制 5-羟色胺(5-HT)和去甲肾上腺素(NA)再摄取,其镇静作用在三环类中最强,有抗胆碱作用,用于治疗焦虑性或激动性抑郁症,也用于神经病理性疼痛及小儿遗尿症和多动症等。 【联】马普替林 maprotiline;氯米帕明 clomipramine 【量】口服,一日 150～250mg,一日 2～4 次,一日不超过 300mg。 【禁】严重心脏病、青光眼、尿潴留、癫痫史、甲状腺功能亢进、重症肌无力及使用单胺氧化酶抑制剂(MAOIs)者禁用。
阿莫罗芬	amorolfine[ˈæməurəlfiːn] 【记】a(表强调),morolfine(morpholine 吗啉,吗啉衍生物),商品名有"罗每乐(Loceryl)"。 【类】抗真菌药;皮肤科用药 【药】吗啉类新型结构的外用广谱抗真菌药,能抑制真菌细胞膜麦角固醇生物合成,发挥抑菌及杀菌作用,抗菌谱广,全身吸收少,对指(趾)甲感染效果好,用于足癣、体癣等皮肤及黏膜浅表真菌感染。 【联】吗啉(一种有氨刺激气味的无色有机溶剂) morpholine;特比萘芬 terbinafine 【量】外用,一日 1 次。 【禁】妊娠期妇女及准备怀孕的妇女禁用。
阿莫西林 【B】 【L1】 【基】	amoxicillin[əˌmɔksiˈsilin] 【记】amo(amino 氨基),-cillin(西林,青霉素衍生物),对羟基氨苄西林,商品名有"阿莫仙(Uni-Amocin)"。 【类】青霉素类抗生素

A

续表

阿莫西林 【B】 【L1】 【基】	【药】半合成广谱青霉素类,抗菌谱及抗菌活性与氨苄西林相似,耐酸性更强,口服吸收快且完全,杀菌作用较强,用于敏感菌所致呼吸道、尿路、胆道等轻至中度感染及伤寒治疗。 【联】氨苄西林 ampicillin;阿洛西林 azlocillin;甲氧西林 meticillin 【量】口服,一次 500～1000mg,一日 3～4 次;肌内注射或静脉滴注,一次 500～1000mg,一日 3～4 次。 【禁】青霉素过敏者禁用。
阿那曲唑 【X】 【L5】	anastrozole[əˈnæstrəzəul] 【记】anas(音"阿那"),-trozole(曲唑,三氮唑类芳香酶抑制剂),商品名有"瑞宁得(Arimidex)"。 【类】抗肿瘤药;芳香酶抑制剂 【药】第三代强效芳香酶抑制剂,作用与来曲唑相似,通过降低雌激素水平抑制肿瘤生长,选择性高,无孕激素、性激素样作用,不影响肾上腺素皮质激素分泌,用于绝经后妇女晚期乳腺癌及卵巢癌。 【联】来曲唑 letrozole;磺胺曲唑 sulfatrozole 【量】口服,一次 1mg,一日 1 次。 【禁】绝经前妇女、怀孕或哺乳期妇女、严重肾功能损害、中重度肝病患者禁用。
阿扑吗啡 【C】	apomorphine[ˌæpəuˈmɔːfin] 【记】apo-(音"阿扑",远,分离),morphine(吗啡),由吗啡分子中去除一个水分子而得,又称"去水吗啡",商品名有"优立玛(Uprima)"。 【类】催吐药;多巴胺激动剂 【药】其结构与多巴胺相近,具有激动多巴胺 D_2 受体作用,可直接兴奋催吐化学敏感区,用于抢救意外中毒及不能洗胃患者的催吐,也可用于治疗男性勃起功能障碍及帕金森病。

续表

阿扑吗啡 【C】	【联】去甲吗啡 normorphine;丁丙诺啡 buprenorphine 【量】皮下注射,一次 2～5mg。 【禁】心力衰竭或心衰先兆、张口反射抑制、昏迷或有严重呼吸抑制、药物导致的麻痹状态等禁用。
阿普唑仑 【D】 【L3】 【基】 【精 2】	alprazolam[æl'præzəuləm] 【记】alpr(音"阿普"),-azolam(唑仑,BDZ 衍生物),别名"佳乐定""Xanax"等。 【类】抗焦虑药;镇静催眠药;苯二氮䓬(BDZ)类 【药】中长效的 BDZ 药,作用机制与地西泮类似,作用较强、起效快,代谢产物无镇静催眠活性,后遗效应小,用于焦虑、紧张、惊恐及激动等症状控制,也可用于镇静催眠,对药源性顽固性呃逆有治疗作用。 【联】地西泮 diazepam;艾司唑仑 estazolam;咪达唑仑 midazolam 【量】口服,一次 0.4～0.8mg,一日 1～3 次,每日最大量为 10mg。 【禁】青光眼、睡眠呼吸暂停综合征、严重呼吸功能不全、严重肝功能不全、妊娠及哺乳期妇女禁用。
阿奇霉素 【B】 【L2】 【基】	azithromycin[æziθrə'maisin] 【记】azi(音"阿奇",同 azo-氮,含氮的),-thromycin(红霉素,红霉素衍生物),商品名有"希舒美(Zithromax)"。 【类】大环内酯类抗生素 【药】唯一半合成的 15 元大环内酯,抗菌谱较红霉素广,且细胞渗透性强,半衰期长(59～70 小时),连续给药 3 天,可维持有效浓度 8～10 天,用于敏感菌所致的呼吸道、皮肤软组织感染及衣原体感染等。 【联】红霉素 erythromycin;克拉霉素 clarithromycin;罗红霉素 roxithromycin 【量】口服,一次 250～500mg,一日 1 次;静脉滴注,一次 500mg,一日 1 次。 【禁】对红霉素等其他大环内酯类或酮内酯类抗生素过敏者禁用。

A

续表

阿曲库铵 【B/C】	atracurium[ætrəˈkjuriəm] 【记】atra(音"阿曲"),-curium(库铵,神经肌肉阻断剂),商品名有"赛机宁(Nimbex)"。 【类】神经肌肉阻断剂;非去极化肌松药 【药】筒箭毒碱的季铵盐衍生物,属非去极化肌松药,作用与筒箭毒碱类似,神经阻滞和组胺释放作用较小,亦不产生心动过缓等副作用,起效快、作用持续时间短,用于气管内插管术及各类手术所需的肌肉松弛。 【联】筒箭毒碱 tubocurarine;维库溴铵 vecuronium;罗库溴铵 rocuronium 【量】静脉滴注,一次 20～100mg,必要时重复。 【禁】缺乏通气支持、神经肌肉疾病禁用。
阿司咪唑 【C】	astemizole[əˈstemizəul] 【记】aste(音"阿司"),mizole(imidazole 咪唑类化合物),商品名有"息斯敏(Hismanal)"。 【类】抗组胺药 【药】第二代长效、高选择性组胺 H_1 受体拮抗剂,中枢镇静和抗胆碱作用弱,抗组胺作用维持时间长,会引起罕见且严重的药物不良反应——QT 间期延长,多国已退市,用于变应性鼻炎、荨麻疹等过敏症状。 【联】氮䓬斯汀 azelastine;咪唑斯汀 mizolastine 【量】口服,一次 10mg,一日 1 次。 【禁】有心脏病、严重肝功能障碍、QT 间期延长患者禁用。
阿司匹林 【C/D】 【L3】 【基】 【OTC】	aspirin[ˈæspərin] 【记】源于柳树皮及绣线菊(*Spiraea*),最初为乙酰水杨酸(acetylsalicylic acid)商品名,后沿用为通用名,商品名有"拜阿司匹灵(Bayaspirin)"。 【类】NSAIDs;抗血小板药 【药】最早使用的 NSAIDs,抑制环加氧酶(COX)阻碍前列腺素合成发挥作用,根据剂量不同,具有抗血小板聚集、

续表

阿司匹林 【C/D】 【L3】 【基】 【OTC】	解热、镇痛、抗炎、抗风湿等作用,目前主要用于防治心肌梗死、脑卒中及动脉或介入手术后。 【联】卡巴匹林 carbaspirin;二氟尼柳 diflunisal 【量】口服,一次 75～300mg,一日 1 次(抗血小板剂量)。 【禁】活动性溃疡病或其他原因引起的消化道出血、血友病或血小板减少症者禁用。
阿糖胞苷 【D】 【基】 【L5】	cytarabine[saiˈtɛərəbiːn] 【记】cyt(cytosine 胞嘧啶),-arabine(拉滨,阿拉伯糖呋喃衍生物,抗肿瘤或抗病毒药),商品名有“赛德萨(Cytosar)”。 【类】抗肿瘤药;抗代谢药 【药】合成的胞嘧啶阿拉伯糖苷,作用于细胞 S 增殖期的嘧啶类抗代谢药物,通过抑制 DNA 聚合酶干扰 DNA 合成发挥干扰细胞增殖作用,用于急性白血病及消化道癌,对病毒性角膜炎也有一定疗效。 【联】吉西他滨 gemcitabine;阿糖腺苷(抗病毒药)vidarabine 【量】静脉滴注,一次 1～3mg/kg,一日 1 次,连用 10～14 天为一疗程。 【禁】严重肝肾功能损伤者、孕妇及哺乳期妇女禁用。
阿替洛尔 【D】 【L3】 【基】	atenolol[əˈtenələul] 【记】aten(音“阿替”),-olol(洛尔,普萘洛尔类衍生物),商品名有“氨酰心安”。 【类】抗肾上腺素药;β_1 受体阻断药 【药】作用机制同普萘洛尔,具有较强的心脏选择性,选择性抑制 β_1 受体,无内源性拟交感活性,无负性肌力作用,无膜稳定作用,用于心绞痛、高血压及心律失常、甲状腺功能亢进、嗜铬细胞瘤等。 【联】比索洛尔 bisoprolol;美托洛尔 metoprolol;倍他洛尔 betaxolol 【量】口服,一次 25～100mg,一日 1～2 次。 【禁】心源性休克、Ⅱ或Ⅲ度房室传导阻滞、严重窦性心动过缓及孕妇禁用。

A

续表

阿替普酶 【C】 【L3】	alteplase[ˈæltəpleis] 【记】al(表加强),-teplase(替普酶,组织型纤溶酶原激活剂),又称"rt-PA",商品名有"爱通立(Actilyse)"。 【类】溶栓药;组织型纤溶酶原激活剂(t-PA) 【药】通过基因重组技术生产的组织型纤溶酶原激活剂(rt-PA),是血管内皮细胞产生的一种蛋白水解酶,能激活纤溶酶原,使血栓得以溶解,用于急性心肌梗死、急性缺血性卒中及肺栓塞的溶栓治疗。 【联】瑞替普酶 reteplase;度替普酶 duteplase;尿激酶 urokinase 【量】静脉滴注,一次 60～150mg。 【禁】有高危出血倾向患者禁用。
阿托伐他汀 【X】 【L3】	atorvastatin[ətɔːvəˈstætən] 【记】ator(音"阿托"),-vastatin(伐他汀,洛伐他汀类降血脂药),商品名有"立普妥(Lipitor)"。 【类】调节血脂药 【药】胆固醇合成限速酶羟甲戊二酸单酰辅酶 A(HMG-CoA)还原酶选择性抑制剂,抑制胆固醇及其前体的合成,可以显著降低低密度脂蛋白胆固醇(LDL-C),用于高脂血症及冠心病和脑卒中的防治。 【联】辛伐他汀 simvastatin;普伐他汀 pravastatin 【量】口服,一次 10～20mg,一日 1 次。 【禁】活动性肝病患者、妊娠期和哺乳期妇女禁用。
阿托品 【C】 【L3】 【基】	atropine[ˈætrəpiːn] 【记】源自植物颠茄(*Atropa belladonna*)的一种生物碱,trop-(托品,阿托品衍生物),-ine(素,生物碱,与…相关的)。 【类】抗胆碱能药;M 胆碱受体拮抗剂 【药】M 胆碱受体拮抗剂,具有解除平滑肌痉挛、抑制腺体分泌、加快心跳、升高眼压、兴奋呼吸中枢、扩瞳等多种作用,用于内脏绞痛、抗休克、有机磷中毒解救及麻醉前给药。

续表

阿托品 【C】 【L3】 【基】	【联】托吡卡胺 tropicamide;托烷司琼 tropisetron;山莨菪碱 scopolamine 【量】皮下、肌内或静脉注射,一次0.3~0.5mg,一日0.5~3mg;口服极量一次1mg,静脉或皮下注射极量一次2mg。用于有机磷中毒时,剂量可加大。 【禁】青光眼及前列腺肥大者、高热者禁用。
阿托西班	atosiban[ətəu'səbæn] 【记】ato(音"阿托"),-siban(西班,缩宫素受体拮抗剂),商品名有"依保(Tractocile)"。 【类】抗早产药;缩宫素受体拮抗剂 【药】首个合成的多肽类缩宫素受体拮抗剂,是催产素和血管加压素竞争性拮抗剂,可抵抗催产素引起的子宫收缩,降低子宫收缩的频率和张力,用于延迟即将来临的早产。 【联】巴芦西班 barusiban;利托君 ritodrine;缩宫素 oxytocin 【量】静脉滴注,一次50~100mg。 【禁】孕龄小于24周或大于33周、产前子宫出血、子痫和重度先兆子痫、可疑宫内胎儿死亡等禁用。
阿维A 【X】 【L5】	acitretin[æ'sitretin] 【记】acit(表acid酸),-retin(维A,视黄醇衍生物),又称"阿维A酸""新银屑灵",商品名有"新体卡松(Neotigason)"。 【类】抗银屑病药;维生素类药 【药】维A酸的甲氧基衍生物,角质分化诱导剂,作用与维A酸、维胺酯类似,能促进表皮细胞增殖、分化及角化正常,脂溶性较强,易渗透进入皮肤组织,用于严重银屑病及各类皮肤角质化异常疾病。 【联】维A酸 tretinoin;维胺酯 viaminate;维生素A vitamin A;阿维A酯 etretinate 【量】口服,一次25~50mg,一日1次。

续表

阿维 A 【X】 【L5】	【禁】孕妇、哺乳期妇女及计划 2 年内怀孕者、严重肝肾功能不全禁用。禁止与四环素、甲氨蝶呤、维生素 A 或其他维 A 酸类药物合用。
阿昔单抗 【C】	abciximab[ˈæbsəksimæb] 【记】abci(音"阿昔"),-ximab(昔单抗,鼠人嵌合单克隆抗体),商品名"ReoPro"。 【类】抗血小板药;糖蛋白Ⅱb/Ⅲa 抑制剂 【药】抗血小板凝聚单克隆抗体,选择性阻断血小板糖蛋白Ⅱb/Ⅲa 受体激活,抑制纤维蛋白原介导的血小板聚集,防止血栓形成,用于经皮冠脉介入术(PCI)、动脉粥样硬化切除术及难治性不稳定型心绞痛。 【联】英夫利昔单抗 infliximab;替罗非班 tirofiban 【量】先静注 0.25mg/kg,继之以 0.125μg/(kg·min)滴注,直至病情稳定。 【禁】急性内出血、有出血倾向、血小板减少症、颅内肿瘤、动静脉畸形或动脉瘤及近 6 周内大手术或严重创伤患者禁用。
阿昔洛韦 【B】 【L2】 【基】 【OTC】	acyclovir[æsiˈkləuviə] 【记】a(表否定,无),-cyclovir(昔洛韦,阿昔洛韦类抗病毒药),又称"无环鸟苷",商品名有"苏维乐(Zovirax)"。 【类】抗病毒药 【药】首个鸟嘌呤核苷类抗病毒药,通过抑制病毒 DNA 聚合酶阻断其复制,对单纯疱疹病毒(HSV)具有高选择性,抗病毒作用强,口服有效,组织分布广,用于单纯疱疹病毒所致的各种感染。 【联】泛昔洛韦 famciclovir;更昔洛韦 ganciclovir 【量】局部外用,一日 4~6 次;口服,一次 200~400mg,一日 3~5 次;静脉滴注,一次 5~10mg/kg,一日 3 次。 【禁】对本品过敏者禁用。

续表

阿昔莫司	acipimox[ə'sipimɔks] 【记】aci(acid 酸),pim(methylpyrazine 甲基吡嗪),ox(oxide 氧化物),一种烟酸氧化衍生物,商品名有"乐知苹(Olbetam)"。 【类】调节血脂药 【药】烟酸类降脂药,作用机制与烟酸类似,能抑制脂肪组织释放游离脂肪酸,降低低密度脂蛋白(LDL)、甘油三酯及总胆固醇含量,口服易吸收,不经肝脏代谢,用于高甘油三酯血症、高胆固醇血症。 【联】烟酸 nicotinic acid;他克莫司 tacrolimus(注意区别,-imus 莫司,免疫抑制药) 【量】口服,一次 250mg,一日 2～3 次。 【禁】消化道溃疡者、严重肾损伤(肌酐清除率小于 30ml/min)患者禁用。
阿扎司琼	azasetron[æzə'sətrɔn] 【记】aza-(音"阿扎",含氮杂环的),-setron(司琼,5-HT_3受体拮抗剂),商品名有"天晴日安""欧亭"等。 【类】止吐药;5-羟色胺(5-HT)受体拮抗剂 【药】强效选择性 5-HT_3受体拮抗剂,通过抑制 5-HT_3受体而阻断呕吐反射,受体亲和力比甲氧氯普胺、昂丹司琼均强,与格拉司琼基本相同,作用迅速并可持续 24 小时,用于放化疗所引起的恶心和呕吐等症状。 【联】甲氧氯普胺 metoclopramide;昂丹司琼 ondansetron 【量】口服,一次 10mg,一日 1 次;静脉滴注,一次 10～20mg,一日 1 次。 【禁】胃肠道梗阻者禁用。
艾塞那肽 【C】 【L3】	exenatide[ekz'enətaid] 【记】exena(音"艾塞那",exendin 外泌肽),-tide(肽,多肽),商品名有"百泌达(Byetta)"。 【类】降糖药;胰高血糖素样肽-1(GLP-1)受体激动剂

续表

艾塞那肽 【C】 【L3】	【药】首个合成的肠促胰素(incretin),GLP-1类似物,能促进β细胞葡萄糖依赖性胰岛素分泌,抑制胰高血糖素过量分泌并能够延缓胃排空,用于单用口服降糖药血糖仍控制不佳的2型糖尿病患者。 【联】利拉鲁肽 liraglutide;西格列汀 sitagliptin 【量】皮下注射,一次5~10μg,一日2次。 【禁】1型糖尿病或糖尿病酮症酸中毒患者禁用。
艾司唑仑 【X】 【L3】 【基】 【精2】	estazolam[estə'zəuləm] 【记】esta(音“艾司”),-azolam(唑仑,BDZ衍生物),商品名有“舒乐安定”“ProSom”。 【类】镇静催眠药;苯二氮䓬(BDZ)类 【药】中长效BDZ类镇静催眠药,作用机制同地西泮,不同剂量具有镇静催眠、抗焦虑、抗惊厥等药效,作用较地西泮、硝西泮强,代谢产物无活性,蓄积少,用于焦虑、失眠、恐惧及癫痫大小发作和术前镇静等。 【联】地西泮 diazepam;咪达唑仑 midazolam;三唑仑 triazolam 【量】口服,一次1~2mg,一日1或3次。 【禁】严重呼吸抑制、急性酒精中毒患者禁用。
爱普列特	epristeride[ə'pristəraid] 【记】epri(音“爱普列”),-steride(同雄胺,5α-还原酶抑制剂),又称“依立雄胺”,商品名有“川流”等。 【类】雄激素拮抗剂;5α-还原酶抑制剂 【药】5α-还原酶抑制剂,作用与非那雄胺类似,能阻断睾酮代谢为作用更强的二氢睾酮(DHT),选择性更高,作用专一,用于良性前列腺增生症(BPH),也可用于男性脱发、女性多毛和痤疮等。 【联】非那雄胺 finasteride;度他雄胺 dutasteride 【量】口服,一次5mg,每日早晚各一次,疗程4个月。 【禁】儿童、妊娠或可能妊娠的妇女禁用。

续表

安吖啶	amsacrine[ˈæmsəkri:n] 【记】am(amino 氨基),acrine(acridine 吖啶,吖啶类衍生物),又称“安沙克林”。 【类】其他类抗肿瘤药 【药】吖啶衍生物,具有广谱抗肿瘤活性、免疫抑制和抗病毒作用,抗癌机制类似于蒽环类,通过破坏碱基对从而阻止核酸合成,与蒽环类和阿糖胞苷无明显交叉耐药性,用于治疗急性骨髓性白血病。 【联】他克林 tacrine;依沙吖啶 ethacridine;阿糖胞苷 cytarabine 【量】静脉注射,一次 75～120mg/m^2,每 3～4 周 1 次。 【禁】对本品过敏者、孕妇禁用。
安他唑啉	antazoline[ænˈtæzəli:n] 【记】ant(音“安他”),-azoline(唑啉,唑啉类衍生物),商品名有“安阳”。 【类】抗组胺药;抗心律失常药 【药】第一代抗组胺药,同时具有 α_1 受体激动作用,能干扰心肌细胞膜对钠、钾离子的渗透,减慢心肌的传导,用于房性、室性期前收缩,室性心动过速,房颤等心律失常及过敏性疾病。长期服用可致免疫性血小板减少。 【联】羟甲唑啉 oxymetazoline;萘甲唑林 naphazoline 【量】口服,一次 100～200mg,一日 3～4 次。 【禁】心力衰竭患者禁用。
安替比林【C】	antipyrine[æntiˈpaiərin] 【记】anti-(音“安替”,反,对抗),pyro-(火的,灼烧的),-ine(素,碱,有机碱),可译为“抗热素”,又名“非那宗(phenazone)”。 【类】非甾体类抗炎药(NSAIDs) 【药】非有机酸类 NSAIDs,解热镇痛作用与非那西丁类似,几乎无抗炎抗风湿作用,由于皮疹、消化不良、粒细胞减少等副作用较大,已不单独用,仅有复方制剂用于感冒、发热等短期对症治疗。

续表

安替比林 【C】	【联】非那西丁 phenacetin;氨基比林 aminophenazone;对乙酰氨基酚 paracetamol 【量】口服,一次 150～300mg,一日 3 次。 【禁】对本品过敏者禁用。
氨苯蝶啶 【C】 【基】	triamterene[traiˈæmtəriːn] 【记】tri(三,三倍的),am(amino 氨基),terene(pteridine 蝶啶衍生物),商品名有"Dyrenium"。 【类】保钾利尿药 【药】非甾体类保钾利尿剂,能抑制肾脏远端小管和集合管的 Na^+-K^+ 交换,促使 Na^+、Cl^-、水排泄增多,K^+ 排泄减少,作用较迅速,利尿作用较弱,常与氢氯噻嗪类利尿剂合用,用于各种高血压及全身性水肿。 【联】螺内酯 spironolactone;阿米洛利 amiloride;氢氯噻嗪 hydrochlorothiazide 【量】口服,一次 25～50mg,一日 1～2 次,最大日剂量不超过 300mg。 【禁】无尿、严重肝病、肾衰竭、高钾血症患者禁用;禁与保钾利尿药或补钾药物合用。
氨苯砜 【C】 【基】	dapsone[ˈdæpsəun] 【记】二氨基二苯砜(diaminodiphenylsulfone),-dapsone(苯砜,二氨基苯砜衍生物,抗麻风病药),又称"DDS"。 【类】抗麻风病药 【药】砜类抑菌剂,作用机制与磺胺类药相似,对麻风分枝杆菌有较强的抑菌作用,口服吸收缓慢而完全,用于治疗各种类型麻风和疱疹样皮炎等,亦可作为二氢叶酸还原酶抑制剂与乙胺嘧啶联合用于抗疟疾。 【联】醋氨苯砜 acedapsone;氯法齐明 clofazimine 【量】口服,一次 50～200mg,一日 1 次。 【禁】磺胺过敏、严重肝功能损害、严重贫血、精神障碍者禁用。

续表

氨苄西林 【B】 【L1】 【基】	ampicillin[ˌæmpi'silin] 【记】am(amino 氨基),pi(音"苄",含苯甲基),-cillin(西林,青霉素类),商品名有"安必仙(Ampi)"。 【类】青霉素类抗生素 【药】首个半合成广谱抗生素,抗菌谱与青霉素相似,其优势是对胃酸稳定,口服有效,毒性较低,但易产生耐药性,用于敏感菌所致呼吸道、尿路、肠道等感染,严重感染仍需注射给药。 【联】阿莫西林 amoxicillin;甲氧西林 meticillin 【量】口服,一次 250~750mg,一日 3~4 次;肌内注射或静脉滴注,一次 500~1000mg,一日 3~4 次。 【禁】有青霉素类药物过敏史者或青霉素皮肤试验阳性患者禁用。
氨茶碱 【C】 【基】	aminophylline[ˌæminəu'filin] 【记】amino-(氨基),-phylline(同-fylline 茶碱,甲基黄嘌呤衍生物)。 【类】平喘药;黄嘌呤类药物 【药】为茶碱与乙二胺的复合物,增加了茶碱的水溶性,具有松弛支气管平滑肌、增强心肌收缩、增加肾血流量、兴奋中枢等作用,作用较茶碱强,用于哮喘持续状态或急性支气管痉挛发作的患者。 【联】茶碱 theophylline;多索茶碱 doxofylline 【量】口服,一次 100~200mg,一日 3 次;静脉注射或静脉滴注,一次 125~500mg,一日 2 次。 【禁】急性心梗伴血压降低者、严重心律失常、活动性消化溃疡患者禁用。
氨碘肽	amiotide[ə'miəutaid] 【记】am(amino 氨基),io-(iodine 碘),-tide(肽,多肽类),商品名有"舒视明"。 【类】眼科用药

续表

氨碘肽	【药】系猪全眼与甲状腺经酶水解提取精制而成的生物制剂,含有机碘和多种氨基酸,能改善眼部血液循环和新陈代谢,促进玻璃体混浊吸收,用于早期老年性白内障、玻璃体混浊等眼病的治疗。 【联】奥曲肽 octreotide;艾塞那肽 exenatide 【量】滴眼,一次 1 滴,一日 2~4 次。 【禁】眼部有严重炎症或溃疡者禁用,与汞制剂配伍无论是内服或眼用均应禁用。
氨基己酸 【C】 【L4】	aminocaproic acid[æminəˈkæprəuic ˈæsid] 【记】amino-(氨基),caproic acid(山羊酸,己酸),己酸又称山羊酸,最早发现于山羊乳中的一种天然脂肪酸。 【类】促凝血药;抗纤溶药 【药】抗纤维蛋白溶解药,能抑制纤维蛋白溶酶原与纤维蛋白结合,防止其激活,从而抑制纤维蛋白溶解,产生止血作用,用于防治血纤维蛋白溶解亢进引起的各种出血。 【联】氨甲环酸 tranexamic acid;氨甲苯酸 aminomethylbenzoic acid 【量】静脉滴注,一次 4~6g,必要时重复;口服,一次 2g,一日 3~4 次。 【禁】弥散性血管内凝血(DIC)的高凝期患者、有血栓形成倾向或有栓塞性血管疾病史者禁用。
氨基葡萄糖 【C】 【L3】 【OTC】	glucosamine[gluːˈkəusəmiːn] 【记】glucos(glucose 葡萄糖),-amine(胺,胺类),又称“葡萄糖胺”,商品名有“维固力(Viartril S)”。 【类】抗骨关节炎药 【药】有机体内广泛存在的多糖组分之一,是合成糖基化蛋白和脂质的重要前体,具有修复和维护软骨作用,并能刺激软骨细胞的生长,同时具有轻度抗炎作用,口服易吸收,用于防治各种骨关节炎。 【联】软骨素 chondroitin;葡萄糖酸锌 zinc gluconate; 【量】口服,一次 250~500mg,一日 3 次,一般疗程 4~12 周。 【禁】对本品过敏者禁用。

续表

氨甲苯酸 【基】	aminomethylbenzoic acid[æminəˈmeθilbenzəuik ˈæsid] 【记】amino-(氨基),methyl(甲基),benzoic acid(苯甲酸),对氨甲基苯甲酸,又称"止血芳酸",临床缩写为"PAMBA"。 【类】促凝血药;抗纤溶药 【药】各种纤溶酶(原)的天然拮抗物,能竞争性抑制纤溶酶原被纤维蛋白吸附,保护纤维蛋白不被降解从而达到止血作用,作用是氨基己酸 4~5 倍,用于手术及纤维蛋白溶解过程亢进所致的各种出血。 【联】氨基己酸 aminocaproic acid;氨甲环酸 tranexamic acid 【量】静脉注射或滴注,一次 0.1~0.3g,一日 1~2 次;口服,一日 0.25~0.5g,一日 2~3 次。 【禁】有血栓形成倾向或有栓塞性血管疾病史者禁用或慎用。
氨甲环酸 【B】 【L3】 【基】	tranexamic acid[trænəkˈsæmik ˈæsid] 【记】tran(trans-反式的),examic(hexamethylene 环己烷),acid(酸),又称"凝血酸""止血环酸",商品名有"妥塞敏(Transamin)"。 【类】促凝血药;抗纤溶药 【药】与氨甲苯酸相似的合成促凝血药,能竞争性抑制纤溶酶原在纤维蛋白上吸附,防止其激活,保护纤维蛋白不被纤溶酶所降解或溶解,主要用于急性纤维蛋白溶解亢进所致的各种出血,也可用于治疗黄褐斑。 【联】氨甲苯酸 aminomethylbenzoic acid(即 PAMBA,止血芳酸);酚磺乙胺 etamsylate 【量】口服,一次 1000~1500mg,一日 2~4 次;静脉滴注,一次 250~500mg,一日 1~2 次。 【禁】禁与激素类避孕药合用;活动性血栓病禁用。

续表

氨力农 【C】	amrinone[ˈæmrinəun] 【记】am(amino 氨基),-rinone(力农,氨力农衍生物)。 【类】强心药;抗心力衰竭药 【药】非苷类磷酸二酯酶抑制剂,兼有正性肌力和血管扩张作用,能增强心肌收缩力,降低心脏前、后负荷,改善左心室功能,一般不引起心律失常,用于对洋地黄、利尿剂等治疗效果欠佳的顽固性充血性心力衰竭。 【联】米力农 milrinone;奥普力农 olprinone 【量】静脉注射负荷量 0.5～1.0mg/kg,5～10 分钟缓慢静脉注射维持剂量,每日最大量＜10mg/kg。疗程不超过 2 周。 【禁】严重低血压、室性心律失常及室性心动过速、严重肾功能不全者禁用。
氨磷汀 【C】	amifostine[æmiˈfɔstiːn] 【记】ami(amino 氨基),fos-(磷,磷衍生物),tine(音"汀",amine 胺),又称"阿米福汀",商品名有"安福定"。 【类】辅助化疗用药;细胞保护剂 【药】一种有机硫化磷酸化合物,巯基(—SH)前体药物,经代谢后产生含—SH 的活性代谢产物,可减少因放化疗产生的氧自由基等有害物质,减轻对肾脏及口腔组织的毒性,用于各种癌症的辅助治疗。 【联】解磷定 pralidoximes(有机磷解毒药);右丙亚胺 dexrazoxane 【量】静脉滴注,一次 300～1000mg,放化疗前用。 【禁】对本品及异丙醇(溶媒)过敏者禁用;低血压及低钙血症患者慎用。
氨鲁米特 【D】	aminoglutethimide[əminəugluˈteθimaid] 【记】amino-(氨基),glut(glutamic 谷氨酸的),ethimide(乙硫酰胺),是镇静催眠药格鲁米特(glutethimide)的氨基衍生物。

续表

氨鲁米特 【D】	【类】抗肿瘤药;芳香酶抑制剂 【药】皮质激素抑制剂,能抑制外周组织中的芳香酶,减少雌激素生成,同时抑制其他皮质激素生物合成,用于绝经后晚期乳腺癌(需口服氢化可的松补充皮质激素),也可用于库欣综合征。 【联】他莫昔芬 tamoxifen;来曲唑 letrozole;阿那曲唑 anastrozole 【量】口服,一次 250mg,一日 2~3 次。 【禁】妊娠或哺乳期妇女及儿童禁用。
氨氯地平 【C】 【L3】 【基】	amlodipine[əmˈlɔdipin] 【记】am(amino-氨基),lo(clo-氯),-dipine(地平,硝苯地平衍生物),商品名有“络活喜(Norvasc)”。 【类】降压药;钙离子通道阻滞剂 【药】长效二氢吡啶类钙离子通道阻滞剂,作用与硝苯地平类似,对血管平滑肌的选择性更强,可舒张冠状血管和全身血管从而降低血压,半衰期长(30~50 小时),用于各型高血压、冠心病及心绞痛等。 【联】硝苯地平 nifedipine;非洛地平 felodipine 【量】口服,一次 5~10mg,一日 1 次。 【禁】低血压、重度主动脉瓣狭窄、肝功能不全者禁用。
氨曲南 【B】 【L2】	aztreonam[ˈæztriɔnæm] 【记】az(音“氨”,azo-氮,含氮的),treonam(音“曲南”,同-monam 莫南,单环类内酰胺抗生素),商品名有“君刻单(Azactam)”。 【类】β-内酰胺抗生素 【药】首个也是目前唯一用于临床的单环类 β-内酰胺抗生素,抑制细菌细胞壁合成,对大多数 β-内酰胺酶高度稳定,抗菌谱广,口服不吸收,用于治疗敏感需氧革兰阴性菌所致的各种感染。 【联】亚胺培南 imipenem

续表

氨曲南 【B】 【L2】	【量】肌内注射或静脉滴注,一次 1000~2000mg,一日 2~3 次。 【禁】对氨曲南有过敏史者禁用。
氨溴索 【基】 【OTC】	ambroxol[ˈæmbrɔksəl] 【记】am(amino-氨基),bro-(溴,含溴的),xol(hexanol 己醇),商品名有"沐舒坦(Mucosolvan)"。 【类】祛痰药 【药】黏液溶解剂溴己新的活性代谢物,作用与溴己新、愈创木酚类似,能促进呼吸道内黏稠分泌物排出及减少黏液滞留,改善呼吸状态,用于伴有痰液不易咳出的急慢性肺部疾病,是临床广泛使用祛痰药之一。 【联】溴己新 bromhexine;愈创甘油醚 guaifenesin 【量】口服,一日 30~60mg,一日 3 次;静脉滴注,一次 15mg,一日 2~3 次。 【禁】对本品过敏者禁用。
胺碘酮 【D】 【L4/L5】	amiodarone[ˈæmiɔːdərəun] 【记】am(amino 氨基),io-(iodine 碘),-darone(达隆,胺碘酮衍生物),商品名有"可达龙(Cordarone)"。 【类】Ⅲ类抗心律失常药 【药】原为抗心绞痛药,现属于Ⅲ类抗心律失常药,具有延长各部心肌组织的动作电位及不应期等多种机制,半衰期长(13~30 天)、治疗指数高,用于心房扑动、心房颤动、室性心律失常等多种类型的心律失常。 【联】苯碘达隆 benziodaron;氨力农 amrinone 【量】口服,一次 100~200mg,一日 1~4 次;静脉滴注,一次 300~600mg,一日 1 次。 【禁】房室传导阻滞、心动过缓、甲状腺功能障碍及对碘过敏者禁用。

续表

昂丹司琼 【B】 【L2】 【基】	ondansetron[ɔn'dænsətrɔn] 【记】ondan(音"昂丹"),-setron(司琼,5-HT_3受体拮抗剂),商品名有"枢复宁(Zofran)"。 【类】止吐药;5-HT受体拮抗剂 【药】高选择性5-HT_3受体拮抗剂,通过抑制外周神经元和中枢神经系统内5-HT_3受体而抑制呕吐反射,对多巴胺受体、M受体几乎无作用,副作用较少,适用于放化疗所引起的恶心、呕吐症状及预防手术后恶心、呕吐。 【联】甲氧氯普胺 metoclopramide;托烷司琼 tropisetron 【量】口服,一次4~8mg,一日2~3次;静脉滴注,一次4~8mg,一日2~3次。 【禁】胃肠梗阻者禁用。
奥氮平 【C】 【L2】	olanzapine[ɔ'lænzəpi:n] 【记】ol(音"奥"),-apine(平或氮平,BDZ类衍生物),商品名有"再普乐(Zyprexa)"。 【类】非典型抗精神病药;苯二氮䓬类(BDZ类) 【药】非典型抗精神病药,作用与氯氮平相似,对5-HT和M受体亲和力较高,对多巴胺等其他神经递质受体也有一定亲和力,不易引起粒细胞缺乏症,对精神分裂症阴性症状的作用明显,适用于治疗精神分裂症。 【联】氯氮平 clozapine;米氮平 mitrazapine 【量】口服,一次5~20mg,一日1次。 【禁】已知有闭角性青光眼危险的患者禁用。
奥拉西坦	oxiracetam['ɔksirəsitæm] 【记】oxi-(hyroxy羟基),-racetam(拉西坦,吡拉西坦衍生物),商品名有"欧来宁""倍清星"。 【类】脑功能改善药;促智药 【药】神经递质γ-氨基丁酸(GABA)结构类似物,能促进脑内磷酰胆碱和磷酰乙醇胺合成,使大脑中蛋白质和核酸合成增加,改善老年性痴呆及记忆障碍等,用于脑损伤及引起的神经功能缺失、记忆与智能障碍的治疗。

续表

<table>
<tr><td>奥拉西坦</td><td>【联】乙拉西坦 etiracetam;吡拉西坦 piracetan;阿尼西坦 aniracetam
【量】口服,一次 800mg,一日 2～3 次;静脉滴注,一次 4g,一日 1 次。通常疗程 2～3 周。
【禁】对本品过敏者、严重肾功能不全者、妊娠期及哺乳期妇女禁用。</td></tr>
<tr><td>奥利司他
【B】
【L3】
【OTC】</td><td>orlistat[ɔ:li'stæt]
【记】orli(音"奥利"),-stat(司他,酶抑制剂),商品名有"赛尼可 Xenical""Alli"。
【类】减肥药
【药】强效特异性胃肠道脂肪酶抑制剂,减少食物中脂肪(主要是甘油三酯)的水解和吸收,达到减重效果,全身吸收少,安全性好,是 OTC 减肥药,用于肥胖症或体重超重患者的治疗。
【联】西司他丁 cilastatin;非布司他 febuxostat
【量】口服,一次 120mg,一日 3 次,餐中或餐后 1 小时服用。
【禁】慢性吸收不良综合征、胆汁淤积者、器质性肥胖患者(如甲状腺功能减退)、妊娠期妇女禁用。</td></tr>
<tr><td>奥美拉唑
【C】
【L2】
【基】</td><td>omeprazole[ɔ:'mepræzəul]
【记】ome(音"奥美"),-prazole(拉唑,质子泵抑制剂),商品名有"洛赛克(Losec)"。
【类】抗胃溃疡药;抗酸药
【药】首个用于临床的质子泵抑制剂,特异性作用于胃壁细胞质子泵(H^+,K^+-ATP 酶),使壁细胞内的 H^+ 不能转运到胃腔中,强效抑制胃酸分泌,适用于胃及十二指肠溃疡、佐林格-埃利森综合征和胃食管反流病等。
【联】兰索拉唑 lansoprazole;泮托拉唑 pantoprazole
【量】口服,一次 10～20mg,一日 1～2 次;静脉滴注,一次 40mg,一日 1～2 次。
【禁】严重肾功能不全者及婴幼儿禁用,且不应与阿扎那韦合用。</td></tr>
</table>

续表

奥曲肽 【B】 【L3】	octreotide[ˈɔktriəutaid] 【记】octreo-(同 octo-,八,辛),-tide(肽,肽类),商品名有"善宁(Sandostatin)"。 【类】抗肿瘤药;生长抑素类药 【药】人工合成的生长抑素类似物,作用与生长抑素相似,广泛抑制生长激素、消化道内分泌激素、胃酸等病理性分泌,作用强且持久,适用于应激性溃疡和消化道出血、重型胰腺炎及内分泌系统肿瘤所引起的症状。 【联】生长抑素 somatostatin;加贝酯 gabexate 【量】皮下注射,一次 100μg,一日 3 次。持续静脉滴注,0.025mg/h。 【禁】对奥曲肽或任一赋形剂过敏者禁用。
奥沙拉秦 【C】 【L3】	olsalazine[ˈɔlsələziːn] 【记】ol(音"奥"),-salazine(沙拉秦,柳氮磺吡啶衍生物),商品名有"帕斯坦"。 【类】NSAIDs;5-氨基水杨酸(5-ASA)类药物 【药】5-ASA 前体药物,口服几乎不易吸收,在结肠微生物作用下分解成 2 分子 5-ASA,作用于结肠炎症黏膜,抑制前列腺素等炎症介质合成,发挥局部抗炎作用,适用于轻中度急性或慢性炎症性肠病的治疗。 【联】柳氮磺吡啶 sulfasalazine;美沙拉秦 mesalazine 【量】口服,一次 250~500mg,一日 2 次。 【禁】水杨酸过敏或严重肾功能损害者禁用。
奥沙利铂 【D】 【L5】 【基】	oxaliplatin[ɔksəliˈplætin] 【记】oxali-(oxalic 草酸的),-platin(铂,铂类抗肿瘤药),商品名有"乐沙定(Eloxatin)"。 【类】抗肿瘤药;烷化剂类 【药】第三代新型铂类烷化剂,细胞周期非特异性药,作用机制与顺铂类似,抑制肿瘤细胞 DNA 复制和转录作用较快,对某些顺铂耐药的肿瘤细胞有效,用于转移性结直肠癌的治疗,可单独或联合氟尿嘧啶使用。

续表

奥沙利铂 【D】 【L5】 【基】	【联】顺铂 cisplatin;卡铂 carboplatin;奈达铂 nedaplatin 【量】静脉滴注,一次 100～200mg,每 2～3 周 1 次。 【禁】对铂类衍生物过敏者、严重肾功能不全(肌酐清除率 <30ml/min)者、第 1 疗程开始有周围感觉神经病变伴功能障碍者禁用。
奥司他韦 【C】	oseltamivir[ɔsəl'tæmivə] 【记】oselt(音"奥司他"),-amivir(米韦,神经氨酸酶抑制剂;-vir,抗病毒药),商品名有"达菲(Tamiflu)"。 【类】抗病毒药 【药】选择性流感病毒神经氨酸酶抑制剂,口服后在体内大部分转化为活性成分,能有效抑制病毒体表面神经氨酸酶,抑制病毒从被感染的细胞中释放,减少流感病毒播散,用于甲型和乙型流感治疗及预防。 【联】扎那米韦 zanamivir;替诺福韦 tenofovir 【量】口服,一次 75mg,一日 2 次,疗程 5 天。流感治疗应在首次出现症状 48 小时以内使用。 【禁】对本品的任何成分过敏者禁用。
奥硝唑 【C】	ornidazole[ɔː'nidæzəul] 【记】or(音"奥"),-nidazole(硝唑,甲硝唑衍生物),商品名有"傲宁""普司立"。 【类】合成抗菌药;硝基咪唑类 【药】甲硝唑的氯取代衍生物,抗厌氧菌和抗原虫感染的作用更强,起效更快,且半衰期长(11～14 小时),体内分布广,所需疗程短,用于原虫和厌氧菌引起的多种感染性疾病及预防术后厌氧菌感染。 【联】甲硝唑 metronidazole;替硝唑 tinidazole 【量】口服,一次 500～1000mg,一日 1～2 次;静脉滴注,一次 500～1000mg,一日 1～2 次。 【禁】多种器官硬化症、造血功能低下、慢性酒精中毒、有脑病变者(如癫痫)或脊髓病变者禁用。

第2单元：B

巴利昔单抗 【B】	basiliximab[baːsə'liksimæb] 【记】basili(音"巴利"),-ximab(昔单抗,鼠人嵌合单克隆抗体),商品名"舒莱(Simulect)"。 【类】免疫抑制剂;单抗类药 【药】白介素-2(IL-2)受体拮抗剂,特异性与T淋巴细胞上的CD25抗原结合,阻断IL-2与T淋巴细胞结合而发挥免疫抑制作用,常与环孢素、糖皮质激素合用,用于预防肾移植术后早期急性器官排斥反应。 【联】阿昔单抗 abciximab;利妥昔单抗 rituximab;西妥昔单抗 cetuximab;英夫利昔单抗 infliximab 【量】静脉滴注,一次20mg。 【禁】对本品过敏者禁用。
巴柳氮 【B】 【L3】	balsalazide[bɔl'sæləzaid] 【记】bal(音"巴",carbamoyl 氨基甲酰),-salazide(salazine 柳氮或沙拉秦,5-氨基水杨酸衍生物),商品名有"贝乐司""塞莱得"。 【类】消化道抗炎药;5-氨基水杨酸类药(5-ASA) 【药】5-ASA的偶氮化前体药物,口服后以原形药物到达结肠,在结肠细菌偶氮还原酶作用下转化为有抗炎活性的5-ASA,发挥局部抗炎作用,全身吸收少,作用机制同$NSAID_S$,用于轻中度活动性溃疡性结肠炎。 【联】柳氮磺吡啶 sulfasalazine;美沙拉秦 mesalazine;奥沙拉秦 olsalazine 【量】口服,一次1500mg,一日3次。 【禁】对水杨酸类药物过敏者、支气管哮喘史者及严重肝肾功能损害者禁用。

B

续表

巴氯芬 【C】 【L2】	baclofen[ˈbækləfən] 【记】ba(音"巴",β位氨基取代),clo-(氯,含氯的),-fen(音"芬",芳香酸衍生物),商品名有"力奥来素(Lioresal)"。 【类】骨骼肌松弛药 【药】γ-氨基丁酸(GABA)衍生物,通过激动 $GABA_B$ 受体干扰兴奋性氨基酸的释放,抑制突触反射,作用与氯唑沙宗类似,用于缓解多发性硬化症等各种脊髓疾病及脑外伤引起的骨骼肌痉挛。 【联】氯唑沙宗 chlorzoxazone;芬布芬 fenbufen;双氯芬酸 diclofenac 【量】口服,一次 10～20mg,一日 3 次。 【禁】妊娠期头三个月禁用。
巴曲酶	batroxobin[ˈbætrəksəbin] 【记】源自美洲毒蛇矛头蝮(*B. atrox*)毒液中提纯精制的蛋白成分,又称"东菱克栓酶",商品名有"东菱迪芙"。 【类】抗凝血药;纤维蛋白溶解药 【药】强效溶血栓、改善微循环药物,具有降低血黏度、分解纤维蛋白原、抑制血栓形成及溶解血栓的作用,不促进血小板聚集,用于急性脑梗死,改善各种闭塞性血管病引起的缺血性症状及微循环障碍。 【联】血凝酶 hemocoagulase;瑞替普酶 reteplase(r-PA);降纤酶 defibrase 【量】静脉滴注,一次 5～20BU,隔日 1 次。 【禁】有出血或出血倾向患者、新近手术患者、重度肝肾功能障碍者禁用。
白消安 【D】 【L5】 【基】	busulfan[bjuˈsʌlfən] 【记】bu(butanediol 丁二醇),-sulfan(舒凡,抗肿瘤药,sulfonate 磺酸酯),为丁二醇的甲磺酸酯,商品名有"白舒非(Busulfex)""马利兰(Myleran)"。 【类】抗肿瘤药;烷化剂

续表

白消安 【D】 【L5】 【基】	【药】为具有双功能团的烷化剂,属细胞周期非特异性药物,主要作用于 G_1 及 G_0 期,对非增殖细胞也有效,主要作用为对造血功能的抑制,可引起深度骨髓抑制,用于慢性粒细胞白血病及慢性骨髓增生性疾病。 【联】利曲舒凡 ritrosulfan;卡莫司汀 carmustine 【量】静脉滴注,一次 50mg,一日 4 次;口服,一次 1~2mg,一日 1 次。 【禁】妊娠初期三个月内禁用。
班布特罗	bambuterol[ˈbæmbjutərɔl] 【记】bambu(音"班布"),-terol(特罗,苯乙胺衍生物,β 受体激动剂),商品名有"帮备(Bambec)"。 【类】支气管扩张药;长效 β 受体激动剂(LABA) 【药】特布他林的前体药物,口服吸收后代谢为特布他林,选择性激活 β_2 受体,舒张支气管平滑肌,改善通气功能,半衰期较长(约 17 小时),用于支气管哮喘、COPD 和其他伴有支气管痉挛的肺部疾病。 【联】特布他林 terbutaline;沙丁胺醇 salbutamol;沙美特罗 salmeterol 【量】睡前口服,一次 10~20mg,一日 1 次。 【禁】对特布他林及拟交感胺类药过敏者、快速性心律失常患者禁用。
胞磷胆碱 【基】	citicoline[sitiˈkəuli:n] 【记】citi(cytidine 胞苷,胞嘧啶核苷),-coline(choline 胆碱衍生物),商品名有"尼可林""思考林"等。 【类】中枢兴奋药 【药】人体的正常成分,一种辅酶,参与卵磷脂的生物合成,能透过血脑屏障进入脑组织,有增加脑血流而促进脑物质代谢、改善脑循环的作用,用于急性颅脑外伤及脑手术后等的意识障碍。 【联】乙酰胆碱 acetylcholine;卵磷脂 egglecithin

B

续表

胞磷胆碱 【基】	【量】静脉滴注,一日 250～500mg,每 5～10 日为一疗程;静脉注射或肌内注射,一次 100～200mg,一日 1～2 次;口服,一次 100～200mg,一日 3 次。 【禁】禁与甲氯芬酯合用。
贝伐珠单抗 【C】 【L3】	bevacizumab[bevəsiˈzumæb] 【记】bevaci(音"贝伐"),-zumab(珠单抗,人源化单克隆抗体),商品名"安维汀(Avastin)"。 【类】抗肿瘤药;血管内皮生长因子(VEGF)抑制剂;单抗类 【药】第一个获准上市的单抗类 VEGF 抑制剂,选择性与肿瘤 VEGF 结合并阻断其生物活性,抑制肿瘤组织生长,用于以氟尿嘧啶(5-FU)为基础化疗方案的转移性结直肠癌治疗。 【联】西利珠单抗 cedelizumab;曲妥珠单抗 trastuzumab;索拉非尼 sorafenib;舒尼替尼 sunitinib 【量】静脉滴注,一次 5mg/kg,每 2 周 1 次。 【禁】对仓鼠卵巢细胞产物或其他重组人类或人源化抗体过敏者禁用。
贝美格	bemegride[ˈbemigraid] 【记】be(beta,β 位),me(methyl,甲基),gride(glutarimide,戊二酰亚胺),商品名有"美解眠"。 【类】中枢兴奋药;解毒药 【药】中枢性兴奋药,中枢兴奋作用类似戊四氮,能直接兴奋延髓呼吸中枢及血管运动中枢,作用迅速,维持时间短,对巴比妥类及其他催眠药有对抗作用,用于巴比妥类、水合氯醛等催眠药的中毒和催醒。 【联】戊四氮 pentetrazole;尼可刹米 nikethamide 【量】静脉滴注,一次 50mg,必要时重复给药。 【禁】吗啡中毒者禁用。

续表

贝那普利 【C/D】 【L2】	benazepril[ˈbenəzepril] 【记】ben（苯，benzyl 苯甲基），aze（氮，含氮的），-pril（普利，ACEI 类降压药），商品名有“洛汀新（Lotensin）”。 【类】抗高血压药；血管紧张素转化酶抑制剂（ACEI） 【药】不含巯基的强效、长效羧酸类前体 ACEI，在体内代谢为贝那普利拉而起作用，口服吸收迅速，起效快且持效时间长，但生物利用度低（约 28%），疗效与卡托普利、依那普利相似，用于各期高血压及充血性心力衰竭。 【联】卡托普利 captopril；依那普利 enalapril；雷米普利 ramipril 【量】口服，一次 10～20mg，一日 1 次。 【禁】有血管性水肿病史、孕妇禁用。
贝诺酯 【D】	benorilate[ˈbenəurəleit] 【记】benoril（音“贝诺”，benzoyl 苯甲酰基），-ate（盐或酯），商品名有“扑炎痛”“佰乐来”等。 【类】非甾体抗炎药（NSAIDs） 【药】阿司匹林与对乙酰氨基酚的酯化物，在胃肠道不被水解，以原形药被吸收后迅速代谢为水杨酸和对乙酰氨基酚，生物利用度高（83%），胃肠道刺激较小，用于感冒引起的发热及缓解轻至中度疼痛。 【联】对乙酰氨基酚 paracetamol；阿司匹林 aspirin 【量】口服，一次 400～1200mg，一日 2～4 次。 【禁】对其他解热镇痛药过敏者、严重肝肾功能不全者禁用。
贝前列素	beraprost[ˈberəprəust] 【记】bera（音“贝”，benzofuran 苯并呋喃），-prost（前列素，前列腺素衍生物），商品名有“德纳（Dorner）”。 【类】抗血小板药；前列腺素类药 【药】首个可口服前列环素 PGI_2 类似物，作用同前列环素，具有抗血小板、扩张血管、保护血管内皮细胞等药理作用，稳定不易分解，口服有效，用于周围血管闭塞性疾病、动脉硬化、间隙性跛行及糖尿病肾病等。

B

续表

贝前列素	【联】前列地尔 alprostadil;依前列醇 epoprostenol;曲伏前列素 travoprost 【量】口服,一次 40μg,一日 3 次。 【禁】妊娠妇女和出血性疾病患者禁用。
倍氯米松 【C】 【L3】 【基】	beclometasone[bekləu'metəsəun] 【记】be(beta,β 位),clo-(氯,含氯的),-metasone(米松,合成糖皮质激素类药),商品名有“必可酮(Becotide)”。 【类】糖皮质激素药 【药】强效肾上腺皮质激素,作用与倍他米松类似,亲脂性较强,易渗透,局部使用抗炎作用强,全身吸收少,常局部外用或气雾吸入,用于防治支气管哮喘、慢性阻塞性肺疾病和局部消炎止痛等。 【联】倍他米松 betamethasone;地塞米松 dexamethasone;氟米松 flumetasone 【量】吸入,一次 50~100μg,一日 3~4 次;外用,一日 2~3 次。 【禁】哮喘持续状态或其他急性哮喘发作患者禁用。
倍他洛尔 【C/D】 【L3】	betaxolol[bi:'tæksələul] 【记】beta(倍他,希腊字母第二位 β),-olol(洛尔,β 受体阻断药),商品名有“卡尔仑(Kerlone)”。 【类】抗交感神经药;选择性 β_1 受体阻断药 【药】心脏选择性 β_1 肾上腺素受体阻断药,作用与美托洛尔等类似,还具有减少睫状体房水产生的作用,无内源性拟交感活性,首过代谢低,半衰期较长(16~22 小时),用于轻中度高血压及开角型青光眼和眼内高压。 【联】阿替洛尔 atenolol;噻吗洛尔 timolol;比索洛尔 bisoprolol 【量】口服,一次 10~20mg,一日 1~2 次;滴眼,一次 1~2 滴,一日 2 次。 【禁】心力衰竭、房室传导阻滞、严重哮喘及慢性阻塞性肺疾病、孕妇禁用。

续表

倍他米松 【C/D】 【L3】	betamethasone[beitə'meθəsəun] 【记】beta(倍他,希腊字母第二位 β),-methasone(米松,可的松衍生物,合成糖皮质激素),商品名“得宝松(Diprospan)” 【类】糖皮质激素类药物 【药】地塞米松的差向异构体,抗炎作用更强,且盐皮质激素样作用弱,引起水钠潴留的副作用较轻,用于活动性风湿病、红斑狼疮等免疫性疾病及过敏性炎症、感染综合治疗等。 【联】倍氯米松 beclometasone;卤米松 halometasone 【量】口服,一次 0.25～1mg,一日 2～4 次;静脉或肌内注射,一日 2～20mg,分次给药或一次 1～5mg,一日 2～4 次;外用,一日 2～4 次。 【禁】全身真菌感染、对其他糖皮质激素类药物过敏患者禁用。
倍他司汀 【L4】 【基】	betahistine[beitə'histi:n] 【记】beta(倍他,希腊字母第二位 β),histine(司汀,组胺衍生物),商品名有“敏使朗(Merislon)”。 【类】拟组胺药;H_1受体激动剂 【药】组胺类似物,H_1受体激动剂,能扩张毛细血管,增加脑及内耳血流量,消除内耳性眩晕及耳鸣症状,注意会加重支气管哮喘及胃溃疡病症,用于梅尼埃病、眩晕症伴发的眩晕和头晕感。 【联】组胺 histamine;咪唑斯汀(H_1受体拮抗剂)mizolastine 【量】口服,一次 6～12mg,一日 3 次;肌内注射或静脉滴注,一次 20mg,一日 1～2 次。 【禁】嗜铬细胞瘤患者禁用。

B

续表

苯巴比妥 【D】 【L3】 【基】	phenobarbital[ˌfi:nəuˈbɑ:bitæl] 【记】pheno(phenyl 苯基),-barbital(巴比妥,巴比妥衍生物),商品名有"鲁米那(Luminal)"。 【类】镇静催眠药;抗惊厥药 【药】首个用于抗癫痫的有机化合物,属长效巴比妥类,具有广泛中枢抑制作用,特异性较苯二氮䓬(BDZ)类低,但具有起效快、毒性小等特点,用于治疗焦虑、失眠(睡眠时间短、早醒患者)、癫痫及运动障碍。 【联】司可巴比妥 secobarbital;异戊巴比妥 amobarbital 【量】口服,根据治疗目的不同,一次 15～100mg,一日 2～3 次,日剂量不超过 500mg。 【禁】贫血患者、血卟啉病及有既往史患者、未控制的糖尿病、严重肝肾功能不全者禁用。
苯丁酸氮芥 【D】 【L5】	chlorambucil[klɔ:ˈræmbjusil] 【记】chlor-(氯,含氯的),ambucil(amino-butyric-acid,氨基丁酸的缩写),氮芥的苯丁酸衍生物,商品名有"留可然(Leukeran)"。 【类】烷化剂 【药】芳香族氮芥衍生物,具有双重功能的烷化剂,通过形成高活性的乙撑亚胺基团产生对 DNA 的烷基化作用,用于白血病、淋巴瘤、卵巢癌、乳腺癌、多发性骨髓瘤等。 【联】氮芥 chlormethine;美法仑 melphalan;尼莫司汀 nimustine 【量】口服,一次 0.1～0.2mg/kg,一日 1 次。 【禁】严重骨髓抑制、严重肝肾损伤、妊娠及哺乳期妇女禁用。
苯海拉明 【B】 【L2】 【基】 【OTC】	diphenhydramine[daifenˈhydrəmin] 【记】di-(二),phen(phenyl,苯基,苯),hydr(hydroxyl,羟基),amine(胺类)。 【类】抗组胺药;第一代抗组胺药 【药】乙醇胺类抗组胺药,作用与异丙嗪类似,抗组胺效应

续表

苯海拉明 【B】 【L2】 【基】 【OTC】	较弱,作用持续时间较短,口服吸收良好,但首过代谢明显(50%),用于皮肤黏膜的过敏,防治晕动病及帕金森病和锥体外系症状等。 【联】茶苯海明 dimenhydrinate;氯苯那敏 chlorphenamine 【量】口服,一次 25~50mg,一日 2~3 次。 【禁】新生儿、早产儿、重症肌无力者、闭角型青光眼、前列腺肥大患者禁用。
苯海索 【C】 【基】	trihexyphenidyl[traiˈheksifenidil] 【记】 tri-(三,三倍的),hexy(hexyl 已基),phenidyl(phenyl-piperidyl 苯哌啶基),又称“benzhexol”,商品名有“安坦(Artane)”。 【类】抗帕金森病药;中枢性抗胆碱药 【药】中枢性 M、N 受体阻断药,能选择性阻断黑质-纹状体通路中的胆碱能神经通路,发挥抗震颤作用,外周抗胆碱作用弱(为阿托品的 1/10~1/3),口服易吸收,易透过血脑屏障,用于帕金森综合征及药物引起的锥体外系反应。 【联】阿托品 atropine;苯扎托品 benztropine;溴隐亭 bromocriptine 【量】口服,开始一日 1~2mg,逐渐加量至一日 5~10mg,分 3~4 次服用,须长期用药。极量一日 20mg。 【禁】青光眼、尿潴留、前列腺肥大患者禁用。
苯妥英 【D】 【L2】 【基】	phenytoin[ˈfenitɔin] 【记】phen-(苯),-toin(妥因,抗癫痫药),商品名有“大仑丁(Dilantin)”。 【类】抗癫痫药;I_B类抗心律失常药 【药】钠通道调节剂,为非镇静催眠性抗癫痫药,主要通过使膜电位趋于稳定,防止病灶异常放电的传播而发挥抗癫痫作用,是大发作和局限性发作的首选药物,对癫痫小发作无效,也用于三叉神经痛及心律失常等。

B

续表

苯妥英 【D】 【L2】 【基】	【联】卡马西平 carbamazepine;美西律 mexiletine 【量】口服,一次 50～100mg,一日 2～3 次,每日极量 500mg。 【禁】对乙内酰脲类药有过敏史或阿斯综合征、Ⅱ或Ⅲ度房室传导阻滞、窦性心动过缓等患者禁用。
苯溴马隆 【X】	benzbromarone[benz'brəumərəun] 【记】benz(苯,benzo-苯基),brom-(溴,溴化物的),-arone(隆,酮化合物),商品名有"立加利仙(Narcaricin Mite)"。 【类】抗痛风药;促进尿酸排泄药 【药】苯骈呋喃衍生物,作用与丙磺舒类似,能抑制肾近曲小管尿酸重吸收,促进尿酸排泄,降血尿酸作用比丙磺舒强,用于原发性高尿酸血症、各种原因引起的痛风及痛风性关节炎非急性发作期。 【联】丙磺舒 probenecid;非布司他 febuxostat 【量】口服,一次 50～100mg,一日 1 次。 【禁】中至重度肾功能不全及肾结石者、孕妇或计划怀孕的妇女、哺乳期妇女禁用。
苯乙双胍	phenformin['fenfɔ:min] 【记】phen-(苯),-formin(福明或双胍,双胍类降糖药),又称"苯乙福明",商品名有"降糖灵"。 【类】双胍类口服降糖药 【药】不刺激 β 细胞分泌胰岛素,增加周围组织对胰岛素的敏感性,增加胰岛素介导的葡萄糖利用,也能抑制肠壁细胞摄取葡萄糖,用于单纯饮食控制不满意的 2 型糖尿病,因乳酸酸中毒发生率较高,现已少用。 【联】二甲双胍 metformin;丁福明 buformin 【量】口服,一次 25～50mg,一日 2～3 次,餐前服用。 【禁】酮症酸中毒、肝及肾功能不全(血清肌酐超过 1.5mg/dl)、严重心肺疾病、严重感染和外伤、低血压及缺氧、妊娠及哺乳期妇女禁用。

续表

苯扎贝特	bezafibrate[bezəˈfaibreit] 【记】beza(benzal 苄叉基,苯亚甲基),-fibrate(贝特,氯贝丁酯衍生物),又称“必降脂”,商品名有“史达平”“阿贝他”等。 【类】调节血脂药;纤维酸类 【药】贝特类酸性降脂药,作用机制与氯贝丁酯相似,抑制羟甲戊二酸辅酶 A(HMG-CoA)还原酶,增加肝脂酶活性,降低甘油三酯作用比降胆固醇强,用于各种原因引起的高脂血症,尤适用于高脂血症合并糖尿病患者。 【联】氯贝丁酯 clofibrate;非诺贝特 fenofibrate;吉非罗齐 gemfibrozil 【量】口服,一次 200mg,一日 3 次;或一次 400mg,一日 1 次。 【禁】胆囊疾病、严重肝肾功能不全、孕妇及哺乳期妇女禁用。
苯唑西林 【B】 【L1】 【基】	oxacillin[ɔksəˈsilin] 【记】oxa(-oxazole 噁唑),-cillin(西林,青霉素类抗生素),又称“苯唑青霉素”“新青霉素Ⅱ”。 【类】青霉素类抗生素 【药】半合成青霉素,作用机制和抗菌谱与青霉素相似,抗菌作用不及青霉素,但具有耐酸、耐酶的特点,可口服给药,对产青霉素酶的葡萄球菌具有良好抗菌活性,适用于产酶葡萄球菌株所致的轻中度感染。 【联】氯唑西林 cloxacillin;氟氯西林 flucloxacillin 【量】口服,一次 500～1000mg,一日 3～4 次;静脉滴注,2000～6000mg,一日 3～4 次。 【禁】有青霉素类药物过敏史者或青霉素皮肤试验阳性患者禁用。

B

续表

比卡鲁胺 【X】	bicalutamide[baiˈkəluːtəmaid] 【记】bica(音"比卡"),-lutamide(鲁胺,氟他胺类抗雄激素药),商品名有"康士得(Casodex)"。 【类】抗肿瘤药;雄激素受体拮抗剂 【药】非甾体雄激素受体拮抗剂,作用机制同氟他胺,抗雄激素作用强,口服易吸收,半衰期长(5.8天),肝肾损伤无须调整剂量,常需与促黄体素释放激素(LHRH)类似物合用,用于晚期前列腺癌。 【联】氟他胺 flutamide;阿比特龙 abiraterone 【量】口服,一次 50～150mg,一日 1 次。 【禁】妇女和儿童禁用,不可与特非那定、阿司咪唑或西沙必利合用。
比沙可啶 【C】 【L2】 【OTC】	bisacodyl[baisəˈkəudil] 【记】bis-(双,两倍的),aco(acetyl 乙酰基),dyl(pyridyl 吡啶基),商品名有"便塞停(Biscolax)""乐可舒(Dulcolax)"。 【类】接触性泻药 【药】结构和作用与酚酞相似,属接触性缓泻药,主要作用于大肠,通过肠黏膜直接接触刺激感觉神经末梢,引起肠反射性蠕动,增加排便,不宜长期服用,用于急慢性便秘和习惯性便秘及手术前后清洁肠道。 【联】酚酞 phenolphthalein;甘油 glycerol 【量】口服,一次 5～10mg,一日 1 次;直肠给药,一次 10mg,一日 1 次。 【禁】急腹症、炎症性肠病、6 岁以下儿童及孕妇禁用。
比索洛尔 【C】 【L3】 【基】	bisoprolol[ˈbaisəuprələl] 【记】bi-(双,两倍的),isopro(isopropyl 异丙基),-olol(洛尔,β 受体阻断药),商品名有"康忻(Concor)"。 【类】抗交感神经药;选择性 β_1 受体阻断药 【药】心脏选择性 β_1 肾上腺素受体阻断药,作用强于阿替洛尔及美托洛尔,但比普萘洛尔、倍他洛尔弱,对支气管和

续表

比索洛尔 【C】 【L3】 【基】	调节代谢的 β_2 受体亲和力低,用于轻中度原发性高血压、冠心病、慢性稳定性心力衰竭。 【联】阿替洛尔 atenolol;美托洛尔 metoprolol 【量】口服,一次 2.5～10mg,一日 1 次。 【禁】急性心衰、心源性休克、房室传导阻滞、心动过缓、严重支气管哮喘或严重慢性肺梗阻等禁用。
吡格列酮 【C】 【L3】	pioglitazone[paiɔˈglitəzəul] 【记】pio(音"吡",pyridine 吡啶),-glitazone(格列酮,噻唑烷酮类降糖药),商品名有"艾可拓(Actos)"。 【类】降糖药;噻唑烷酮胰岛素增敏剂 【药】过氧化物酶体增殖物激活受体 γ(PPARγ)激动剂,激活脂肪、骨骼肌和肝脏等胰岛素作用组织中的 PPARγ,调节胰岛素应答基因转录,控制血糖的生成、转运和利用,用于 2 型糖尿病患者。 【联】罗格列酮 rosiglitazone;二甲双胍 metformin 【量】口服,一次 15～30mg,一日 1 次,最大推荐单用日剂量不超过 45mg,联合用药不超过 30mg。 【禁】1 型糖尿病患者、酮症酸中毒、心功能Ⅲ或Ⅳ级、严重肝肾功能障碍、严重感染或创伤、孕妇或有可能妊娠的妇女禁用。
吡喹酮 【B】 【L2】 【基】	praziquantel[ˌpreizəˈkwɔntəl] 【记】prazi(音"吡",pyrazine 吡嗪),quan(音"喹",quinoline 喹啉),tel("酮",-one 酮类),商品名有"Biltricide"。 【类】抗寄生虫病药;抗血吸虫病药 【药】广谱抗寄生虫病药,能使虫体肌肉发生强直性收缩而产生痉挛性麻痹,同时对虫体皮层有强效损伤作用,使其表皮糜烂溃破,对血吸虫、绦虫、囊虫、华支睾吸虫、肺吸虫和姜片虫等均有效,主要用于血吸虫病。 【联】阿苯达唑 albendazole;伊维菌素 ivermectin 【量】口服,一日 60～120mg/kg,一日量分 2～3 次餐间服用。 【禁】眼囊虫病患者禁用。

续表

吡拉西坦	piracetam[paiˈræsitəm] 【记】pi(音“吡”,pyrrole 吡咯),-racetam(西坦或拉西坦,吡拉西坦类促智药),商品名有“脑复康”“Nootropil”。 【类】脑功能改善药;促智药 【药】属于γ-氨基丁酸的环形衍生物,能促进脑内代谢作用,可对抗由物理因素、化学因素所致的脑功能损伤。用于急慢性脑血管病、脑外伤、各种中毒性脑病等多种原因所致的记忆减退及轻中度脑功能障碍。 【联】奥拉西坦 oxiracetam;左乙拉西坦 levetiracetam;茴拉西坦 aniracetam 【量】口服,一次 0.8～1.6g,一日 2～3 次,4～8 周为一个疗程;静脉注射,一次 4～6g,一日 1～2 次。 【禁】锥体外系疾病(尤其是亨廷顿病患者)、重度肝或肾功能障碍者、新生儿、妊娠期妇女、哺乳期妇女禁用。
吡罗昔康 【C】 【L2】	piroxicam[paiˈrɔksikəm] 【记】piro(音“吡罗”,pyridine 吡啶),-xicam(昔康,烯醇酸类,伊索昔康类衍生物),商品名有“特乐思特(Trast)”。 【类】非甾体抗炎药(NSAIDs) 【药】长效 NSAIDs,具有镇痛、抗炎及解热作用,对环加氧酶-2(COX-2)的选择性作用高于 COX-1,胃肠副作用较少,半衰期长(约 50 小时),用于多种关节炎及软组织风湿病变的对症治疗。 【联】美洛昔康 meloxicam;氯诺昔康 lornoxicam 【量】口服,一次 20～40mg,一日 1 次;肌内注射,一次 10～20mg,一日 1 次。 【禁】慢性胃病,胃及十二指肠溃疡,服用阿司匹林或其他 NSAIDs 后诱发哮喘、荨麻疹或过敏反应的患者禁用。
吡诺克辛 【OTC】	pirenoxine[pairəˈnɔksi:n] 【记】pire(音“吡”,pyridine 吡啶),noxine(音“诺克辛”,phenoxazine 吩噁嗪),商品名“卡林优(Kary Uni)”。

续表

吡诺克辛 【OTC】	【类】眼科用药;白内障用药 【药】本药具有比醌化物(色氨酸的异常代谢产物)更强的与晶状体水溶性蛋白的亲和力,竞争性阻碍醌化物与晶状体蛋白结合,防止其变性,用于初期老年性白内障、轻度糖尿病性白内障或并发性白内障等。 【联】谷胱甘肽 glutathione;苄达赖氨酸 bendazac lysine 【量】滴眼,一次 1~2 滴,一日 3~5 次。 【禁】眼外伤及严重感染时禁用。
吡嗪酰胺 【C】 【L3】 【基】	pyrazinamide[pirəˈzi:nəmaid] 【记】pyrazin(pyrazine 吡嗪),amide(酰胺),又称“异烟酰胺”。 【类】抗结核药 【药】异烟肼结构类似物,只对结核分枝杆菌有杀灭作用,对其他细菌无抗菌活性,与其他抗结核药物间无交叉耐药性,单用极易产生耐药性,需与异烟肼、利福平及乙胺丁醇等抗结核药联合,用于治疗结核病。 【联】异烟肼 isoniazide;利福平 rifampicin;乙胺丁醇 ethambutol 【量】口服,每日 15~30mg/kg,顿服,每日最高剂量 2g,或 50~70mg/kg,每周 2~3 次。 【禁】妊娠期妇女和 12 岁以下儿童禁用。
表柔比星 【D】 【L5】	epirubicin[epiˈru:bisin] 【记】epi-(表,在…外面的),-rubicin(柔比星,柔红霉素衍生物),商品名有“法玛新(Pharmorubicin)”。 【类】抗肿瘤抗生素 【药】蒽环类抗肿瘤抗生素,其作用机制同柔红霉素,抗肿瘤谱广,体内代谢与多柔比星类似,代谢及排出较快,相对不易蓄积,毒副作用较轻,用于治疗乳腺癌、肺癌、白血病、淋巴瘤等多种肿瘤。 【联】柔红霉素 daunorubicin;多柔比星 doxorubicin

B

续表

表柔比星 【D】 【L5】	【量】静脉滴注,一次 20～40mg,两周 1 次;或者 100～200mg/m^2 静注,间隔 21 天重复使用。 【禁】骨髓抑制患者、近期或既往有心脏受损病史者禁用;禁用于血尿患者膀胱内灌注。
别嘌醇 【C】 【L2】 【基】	allopurinol[ælәuˈpjuәrinɔl] 【记】allo-(别,异常的),purin(purine 嘌呤),-ol(醇,酚),商品名有"易达通""Zyloprim"等。 【类】抗痛风药;黄嘌呤氧化酶(XO)抑制剂 【药】最早使用的黄嘌呤氧化酶(XO)抑制剂,通过抑制 XO 的活性,阻止次黄嘌呤和黄嘌呤代谢为尿酸,减少尿酸合成及尿酸盐沉积,长期使用需注意皮疹等不良反应,用于高血尿酸症、慢性痛风和防止痛风性肾病。 【联】硫唑嘌呤 azathioprine;巯嘌呤 mercaptopurine;非布司他 febuxostat 【量】口服,一次 50～200mg,一日 1～3 次。 【禁】严重肝肾功能不全和明显血细胞低下者禁用。
丙泊酚 【B】 【L2】 【基】	propofol[prɔˈpәufәul] 【记】propo(propyl 丙基),fol(phenol 苯酚),商品名有"得普利麻(Diprivan)"。 【类】静脉麻醉药 【药】烷基酸类的短效静脉麻醉药,给药后快速进入平稳麻醉,麻醉恢复较硫喷妥迅速,且后遗效应少,镇痛效应较弱,常与麻醉性镇痛药、肌松药及吸入性麻醉药联合使用,用于全身麻醉的诱导和维持。 【联】依托咪酯 etomidate;氯胺酮 ketamine;硫喷妥 thiopental 【量】静脉推注或滴注,诱导麻醉,每 10 秒钟 40mg,直至产生麻醉;维持麻醉,每分钟 0.1～0.2mg/kg。 【禁】颅内压增高和脑循环障碍患者、产科麻醉禁用。

续表

丙谷胺	proglumide[prəu'glu:maid] 【记】pro(丙,propyl 丙基),-glumide(谷胺,抗溃疡病药),又称“gastridine”。 【类】抗溃疡药;胃泌素受体的拮抗剂 【药】能特异性和胃泌素竞争壁细胞上胃泌素受体,能明显抑制胃泌素引起的胃酸和胃蛋白酶的分泌,尚具有利胆作用,抑酸作用较质子泵抑制剂及 H_2受体拮抗剂弱,常需联用,用于胃和十二指肠溃疡、慢性浅表性胃炎等。 【联】雷尼替丁 ranitidine;奥美拉唑 omeprazole;哌仑西平 pirenzepine 【量】口服,一次 400mg,一日 3～4 次,餐前 15 分钟服用,疗程 1～2 个月。 【禁】胆囊管及胆道完全梗阻的患者禁用。
丙磺舒 【C】 【L2】	probenecid[prə'benisid] 【记】pro(propyl 丙基),ben(benzene 苯),cid(acid 酸),丙胺磺酰苯甲酸,商品名有“Benemid”。 【类】抗痛风药;降尿酸药 【药】抑制尿酸盐在近曲肾小管的主动重吸收,增加尿酸排泄,也可抑制青霉素类抗生素的排出,提高血药浓度并能维持较长时间,用于高尿酸血症伴慢性痛风性关节炎及痛风石,也可用作青霉素类增效剂。 【联】秋水仙碱 colchicine;苯溴马隆 benzbromarone 【量】口服,一次 0.25g,1 周后可增至一次 0.5～1g,一日 2 次。 【禁】肾功能不全者(肾小球滤过率小于 50ml/min)、磺胺类过敏、伴有肿瘤的高尿酸血症者、使用细胞毒抗癌药、放射治疗患者禁用。
丙硫氧嘧啶 【D】 【L2】 【基】	propylthiouracil[ˌprəupilˌθaiə'juərəsil] 【记】propyl(丙基),thiouracil(硫氧嘧啶),常缩写为“PTU”。 【类】抗甲状腺药

续表

丙硫氧嘧啶 【D】 【L2】 【基】	【药】硫脲类抗甲状腺药,通过抑制甲状腺内过氧化物酶,阻碍碘化物转变为甲状腺素(T_4)和三碘甲状腺原氨酸(T_3),用于甲状腺功能亢进及其术前准备、放射性碘治疗前用药等。 【联】甲硫氧嘧啶 methylthiouracil;甲巯咪唑 thiomazole;卡比马唑 carbimazole 【量】口服,一次 25～150mg,一天 3 次,一日极量 600mg,甲状腺功能正常后,应逐渐减量至维持量,通常每日 50～100mg。 【禁】粒细胞缺乏以及肝功能损害者禁用。
丙米嗪 【C】 【L2】	imipramine[i'miprəmi:n] 【记】imi-(imino-亚胺基),-pramine(帕明,抗抑郁药),又名"米帕明",商品名有"Tofranil"。 【类】抗抑郁药;三环类抗抑郁药(TCAs) 【药】首个 TCAs,源自对抗组胺药异丙嗪的副作用研究,能选择性阻断中枢神经系统对去甲肾上腺素(NE)和 5-羟色胺(5-HT)的再摄取,使突触间隙中递质浓度增高而发挥抗抑郁作用,镇静副作用较小,用于各种抑郁症。 【联】氯米帕明 clomipramine;曲米帕明 trimipramine;异丙嗪 promethazine 【量】口服,一次 50～100mg,一日 1 次,最大日剂量不超过 300mg。 【禁】高血压、严重心脏病、青光眼、排尿困难、癫痫、谵妄、甲亢、肝肾功能不全、孕妇等禁用。
丙戊酸钠 【D】 【L4】 【基】	sodium valproate['səudiəm væl'prəueit] 【记】sodium(钠),val-(valeric acid 戊酸),pro-(propyl 丙基),-ate(盐或酯),商品名有"德巴金(Depakine)"。 【类】抗癫痫药;抗惊厥药 【药】广谱抗癫痫药,作用机制可能是通过增加脑内 γ-氨基丁酸(GABA)的合成或代谢来增加 GABA 的神经抑制作用,用于各型癫痫,对小发作优于乙琥胺,但因肝毒性大不作首选,也用于急性躁狂及情感性精神障碍。

续表

丙戊酸钠 【D】 【L4】 【基】	【联】乙琥胺 ethosuximide;丙戊酰胺 valpromide 【量】口服,一次 200～400mg,一日 2～3 次;静脉滴注,一次 300～450mg,一日 4 次,平均剂量每日 20～30mg/kg。 【禁】严重肝炎病史或家族史者、用药相关的肝卟啉症患者、患有尿素循环障碍疾病的患者禁用。
波生坦 【X】 【L4】	bosentan[ˈbɔːsəntæn] 【记】bos(音“波”,苯磺酰胺 benzenesulfonamide),-entan(生坦,内皮素受体拮抗剂),商品名有“全可利(Tracleer)”。 【类】抗肺动脉高压药 【药】首个特异性神经激素内皮素受体拮抗剂,缓解内皮素引起的血管收缩和纤维化增生,降低肺和全身血管阻力,增加心输出量且不影响心率,用于原发性肺动脉高压或硬皮病引起的肺动脉高压。 【联】安立生坦 ambrisentan;马昔腾坦 macitentan 【量】口服,一次 62.5～125mg,一日 2 次。 【禁】中重度肝损伤、孕妇或可能妊娠者禁用。
伯氨喹 【基】	primaquine[ˈpraiməkwiːn] 【记】prima(prime 表第一胺,伯胺),-quine(喹,quinoline 喹啉衍生物),氨基喹啉类衍生物。 【类】抗疟药 【药】抗疟作用与干扰疟原虫 DNA 合成有关,对红内期作用较弱或基本无效,不能作为控制症状的药物应用,治疗指数较低,毒副作用较其他抗疟药大,用于根治间日疟和控制疟疾传播,常与氯喹或乙胺嘧啶合用。 【联】氯喹 chloroquine;奎宁 quinine;乙胺嘧啶 pyrimethamine 【量】口服,一次 13.2mg,一日 3 次,连服 7～14 天。 【禁】妊娠期、葡萄糖 6-磷酸脱氢酶缺乏、系统性红斑狼疮及类风湿关节炎禁用。

B

续表

博来霉素 【D】 【L4】	bleomycin[bliə'maisin] 【记】bleo(音"博来"),-mycin(霉素,链霉菌属的抗生素),又称"争光霉素",商品名有"Blenoxane"。 【类】抗肿瘤抗生素 【药】源自链霉菌属的糖肽类广谱抗肿瘤抗生素,能与铁的复合物嵌入 DNA,引起 DNA 链断裂,用于头颈部、食管、皮肤、宫颈等部位的鳞癌,霍奇金病及恶性淋巴瘤,睾丸癌及癌性胸腔积液等。 【联】平阳霉素 bleomycin A5;丝裂霉素 mitomycin;放线菌素 D dactinomycin 【量】肌内、皮下或静脉注射,一次 15~30mg,每周 1~2 次。 【禁】水痘患者、严重心肾功能不全者、白细胞计数低于 2.5×10^9/L 者禁用。
布比卡因 【C】 【基】	bupivacaine['bju:pivəkein] 【记】bu(butyl 丁基),pi(piperidine 哌啶),-caine(卡因,可卡因衍生物,局麻药),又称"丁哌卡因"。 【类】局部麻醉药;酰胺类 【药】酰胺类长效局部麻醉药,作用时间比利多卡因长 2~3 倍,弥散度与利多卡因相仿,心脏毒性较利多卡因大,对循环和呼吸系统影响小,用于局部浸润麻醉、外周神经阻滞和椎管内阻滞等。 【联】利多卡因 lidocaine;罗哌卡因 ropivacaine 【量】局部浸润,一次 175~200mg;蛛网膜下腔阻滞,常用量 5~15mg。 【禁】肝肾功能不全者禁用、静脉局部麻醉禁用。
布地奈德 【C】 【L2】 【OTC】	budesonide[bju:'desənaid] 【记】bude(音"布地",butylidene 亚丁基),-onide(奈德,缩醛类外用合成糖皮质激素),商品名有"雷诺考特(Rhinocort Aqua)"。 【类】糖皮质激素类药

续表

布地奈德 【C】 【L2】 【OTC】	【药】合成糖皮质激素，强效吸入性糖皮质激素，脂溶性高，局部抗炎作用强，全身作用弱，耐受性好，用于其他药物难控制性支气管哮喘、慢性阻塞性肺病(COPD)、变应性鼻炎等。 【联】哈西奈德 halcinonide；曲安奈德 triamcinolone acetonide 【量】吸入剂，一次 100～800μg，一日 1～2 次；喷雾剂，一次 128μg，一日 2 次。 【禁】对本品过敏者禁用。
布桂嗪 【基】 【麻】	bucinnazine[bjusi'næzi:n] 【记】bu(butyryl 丁酰基)，cinna(cinnamyl 肉桂基，苯丙烯基)，azine(piperazine 哌嗪)，商品名有“强痛定”。 【类】镇痛药 【药】根据哌替啶结构人工合成的中等强度非麻醉性镇痛药，镇痛作用约为吗啡的 1/3，但比解热镇痛药强，起效快，成瘾性低，用于炎症性疼痛、神经痛、月经痛、关节痛、手术后疼痛及癌症痛等。 【联】肉桂醇 cinnamonol；罗通定 rotundine；哌替啶 pethidine 【量】口服，一次 30～60mg，一日 3 次；皮下或肌内注射，一次 50～100mg，一日 1～2 次。 【禁】对本品过敏者禁用。
布林佐胺 【C】	brinzolamide[brin'zəuləmaid] 【记】brin(音“布林”)，-zolamide(唑胺，唑酰胺，碳酸酐酶抑制剂)，商品名有“派立明(Azopt)”。 【类】抗青光眼药；碳酸酐酶抑制剂 【药】眼科用碳酸酐酶抑制剂，作用机制同乙酰唑胺，抑制碳酸酐酶从而阻断二氧化碳的水化生成碳酸，减少房水生成从而降低眼压，口服不易吸收且副作用较多，用于高眼压症及开角型青光眼的治疗。

B

续表

<table>
<tr><td>布林佐胺
【C】</td><td>【联】乙酰唑胺 acetazolamide;多佐胺 dorzolamide
【量】滴眼,一次 1～2 滴,一日 2～3 次。
【禁】严重肾功能不全、高氮性酸中毒患者禁用。</td></tr>
<tr><td>布洛芬
【B/D】
【L1】
【基】
【OTC】</td><td>ibuprofen[ai'bju:prəufen]
【记】i-(iso 异,异构体),bu(butyl 丁基),-profen(洛芬,异丁芬酸衍生物,抗炎止痛药),商品名有“芬必得(Fenbid)”。
【类】非甾体抗炎药(NSAIDs)
【药】丙酸类/异丁芬酸衍生物,通过抑制环加氧酶减少前列腺素或其他炎症递质的合成,发挥解热、镇痛、抗炎作用,作用较对乙酰氨基酚强,儿童首选解热抗炎药之一,用于治疗关节炎、轻中度疼痛和婴幼儿退热等。
【联】酮洛芬 ketoprofen;氟比洛芬 flurbiprofen;对乙酰氨基酚 paracetamol
【量】口服,一次 200～300mg,一日 4～6 次,日剂量不超过 2.4g。
【禁】对阿司匹林或其他 NSAIDs 过敏者、活动性或既往有消化性溃疡史、孕妇及哺乳期妇女、严重肝肾功能不全者或严重心力衰竭者等禁用。</td></tr>
<tr><td>布美他尼
【C】
【L3】</td><td>bumetanide[bju:'metənaid]
【记】bum(音“布美”,butylamino 丁氨基),-etanide(他尼,吡咯他尼衍生物),商品名有“畅苏”“Burinex”。
【类】利尿药;袢利尿药
【药】磺胺类利尿药,作用与呋塞米类似,抑制肾小管髓袢升支对盐的主动吸收,利尿作用比呋塞米强,排钾作用较小,具有速效、短效、低毒等特点,用于各种顽固性水肿、高血压、急慢性肾衰竭患者的利尿。
【联】呋塞米 furosemide;吡咯他尼 piretanide;依他尼酸 etacrynic acid</td></tr>
</table>

续表

布美他尼 【C】 【L3】	【量】口服,一次 0.5～2.0mg,必要时重复给药;静脉或肌内注射,一次 0.5～1.0mg,必要时重复给药。 【禁】未经纠正的电解质紊乱、磺胺过敏、无尿、肝性脑病患者禁用。
布替萘芬 【C】 【L3】 【OTC】	butenafine[bjuˈtenəfiːn] 【记】bute(butyl 丁基),nafine(naphthalene 萘,萘衍生物),商品名有"迈可抒""Mentax"。 【类】外用抗真菌药 【药】烯丙胺类抗真菌药,能选择性抑制真菌角鲨烯单加氧酶,干扰真菌细胞膜的麦角固醇的合成,兼有抑菌、杀菌、抗炎作用,用于敏感菌所致的足癣、体癣、股癣及汗斑等浅部皮肤真菌感染。 【联】特比萘芬 terbinafine;萘替芬 naftifine;阿莫罗芬 amorolfine 【量】外用,一日 1～2 次。 【禁】对本品过敏者禁用。
布托啡诺 【C/D】 【L2】 【精 2】	butorphanol[bjuˈtɔːfənəul] 【记】but(butyl 丁基),orphan(啡烷,吗啡烷衍生物),-ol(醇或酚),商品名有"诺扬""Stadol"。 【类】麻醉性镇痛药 【药】人工合成的阿片类麻醉性镇痛药,激动 κ 阿片受体,对 μ 受体则具激动和拮抗双重作用,镇痛作用与吗啡、哌替啶相当,镇咳作用较可待因强且持久,用于各种术后疼痛及癌性疼痛等。 【联】丁丙诺啡 buprenorphine;右美沙芬 dextromethorphan;地佐辛 dezocine 【量】肌内注射或静脉注射,一次 1～2mg,根据需要每 3～4 小时后重复。 【禁】18 岁以下的患者禁用。

第3单元：C

茶苯海明 【B】 【L2】 【OTC】	dimenhydrinate[ˌdaimenˈhaidrineit] 【记】苯海拉明(diphenhydramine)与茶碱形成的复合物，又称“乘晕宁”。 【类】抗组胺药；第一代抗组胺药 【药】作用机制同苯海拉明，抗组胺效应较弱，但有较强的抗晕动作用，口服吸收快且完全，注意有嗜睡及皮疹等反应，用于防治晕动病及各种原因引起的恶心和呕吐，亦可用于皮肤黏膜的过敏性疾患。 【联】苯海拉明 diphenhydramine；地芬尼多 difenidol 【量】口服，一次 50mg，一日 1～3 次，一日用量不超过 300mg。 【禁】孕妇、新生儿、早产儿禁用。
茶碱 【C】 【L3】 【基】	theophylline[ˌθiəˈfiliːn] 【记】theo-(*Theobroma* 可可属植物)，-phylline(同 fylline 茶碱，甲基黄嘌呤衍生物)，商品名有“时尔平”“Theochron”。 【类】平喘药；黄嘌呤类 【药】黄嘌呤类药物，能直接松弛处于收缩痉挛的支气管平滑肌，并抑制肥大细胞和嗜碱性粒细胞释放组胺，具有抗炎作用，还有增强心肌收缩和轻度利尿作用，适用于支气管哮喘、阻塞性肺气肿及心源性哮喘等。 【联】氨茶碱 aminophylline；多索茶碱 doxofylline；可可碱 theobromine

续表

茶碱 【C】 【L3】 【基】	【量】口服,一次 100～200mg,一日 2 次;静脉注射或滴注,一次 125～500mg,一日 0.5～1g,极量一次 0.5g,一日 1g。 【禁】严重心律失常、未治愈的潜在癫痫患者及急性心肌梗死伴有血压降低者禁用。
长春西汀	vinpocetine[vin'pɔsiti:n] 【记】vin-(长春,长春花生物碱,vinca 长春花),pocetine(音"西汀",注意与氟西汀类药区别),商品名有"开文通(Cavinton)"。 【类】脑血管扩张药;神经保护剂 【药】半合成长春碱衍生物,能选择性抑制脑内磷酸二酯酶活性,增加血管平滑肌松弛信使 cGMP 的作用,增加脑血流量,改善脑代谢,用于脑梗死后遗症、脑出血后遗症、脑动脉硬化症等。 【联】长春胺 vincamine;依达拉奉 edaravone;丁苯酞 butylphthalide 【量】口服,一次 5～10mg,一日 3 次;静脉滴注,一次 20～30mg,一日 1 次。 【禁】颅内出血急性期、颅内出血后尚未完全止血者、严重心脏缺血性疾病、严重心律失常者禁用,儿童、孕妇及哺乳期妇女禁用。
长春新碱 【D】 【L5】 【基】	vincristine[vin'kristi:n] 【记】vin-(长春,长春花生物碱,vinca 长春花),crist(crystal 结晶的),-ine(素,生物碱),又称"VCR",商品名有"安可平(Oncovin)"。 【类】植物来源抗肿瘤药 【药】从长春花中提取的活性成分,主要抑制微管蛋白的合成,使有丝分裂停止于中期,抗肿瘤作用较长春碱强且抗瘤谱广,用于急性白血病、恶性淋巴瘤、生殖细胞肿瘤、小细胞肺癌、乳腺癌等治疗。

续表

长春新碱 【D】 【L5】 【基】	【联】长春碱 vinblastine;长春地辛 vindesine;长春瑞滨 vinorelbine 【量】静脉滴注,一次1～2mg,一周1次,联合化疗时连用2周为一疗程。 【禁】严重骨髓抑制、严重肝肾功能损伤、妊娠及哺乳期妇女禁用;禁止肌内、皮下或鞘内注射。
垂体后叶素	pituitrin[pi'tju:itrin] 【记】pituitar(pituitarium 垂体),-in(素,与…相关的物质),由神经垂体分泌的一种混合激素。 【类】子宫兴奋药 【药】由动物脑垂体中提取的水溶性成分,含缩宫素和加压素,作用较麦角快,维持时间短(约0.5小时),用于肺及支气管出血、消化道出血,也用于产科催产及产后收缩子宫、止血等,因有升高血压作用,现产科已少用。 【联】缩宫素 oxytocin;麦角新碱 ergometrine 【量】肌内或静脉注射,一次5～10U。 【禁】高血压、动脉硬化、冠心病及心力衰竭患者禁用。
雌二醇 【X】	estradiol[ˌestrə'daiəul] 【记】estra-(雌,雌激素类),di-(二,两倍的),-ol(醇或酚),商品名有"康美华""Climara"等。 【类】雌激素类药 【药】卵巢分泌的活性最强的天然雌激素,具有促进、维持和调节性器官及副性征正常发育等多种作用,用于各种原因引起的雌激素缺乏症状,如潮热出汗、头晕失眠、阴道干涩等。 【联】尼尔雌醇 nilestriol;炔雌醇 ethinylestradiol;雌三醇 estriol 【量】口服,一次1～2mg,一日1次;肌内注射,一次0.2～1mg,一日1次。 【禁】有雌激素依赖性的活动性肿瘤、卟啉症患者禁用。

C

续表

雌莫司汀 【X】	estramustine[ˌestrəˈmʌstiːn] 【记】estra-(雌,雌激素的),-mustine(莫司汀,氮芥,氯乙胺类烷化剂),又称"雌氮芥",商品名有"艾去适(Estracyt)"。 【类】抗肿瘤药 【药】雌二醇与氮芥结合物,具有独特双重作用机制的抗肿瘤药,能被前列腺癌细胞选择性吸收,与微管相关蛋白结合,抑制微管的装配和解聚,使细胞停滞于分裂中期,用于晚期前列腺癌,尤其是激素难治性前列腺癌。 【联】卡莫司汀 carmustine;司莫司汀 semustine;尼莫司汀 nimustine 【量】口服,一次 200～300mg,一日 3～4 次。 【禁】既往严重的白细胞减少和(或)血小板减少患者禁用。
促红细胞生成素 【C】	erythropoietin[ˌiriθrəuˈpɔiitin] 【记】erythro-(红,红细胞的),poietin(-poetin 泊汀,抗贫血药),又称"EPO""epoetin alfa",商品名有"益比奥(Epogen)"。 【类】抗贫血药;造血生长因子 【药】促红细胞生成素,由肾脏和肝脏产生的一种糖蛋白类细胞刺激因子,能刺激骨髓的红系造血母细胞,促进其增殖和分化,用药期间应注意监测血压及血细胞比容,用于肾功能不全所致的贫血及围手术期的红细胞动员。 【联】达依泊汀 darbepoetin;非格司亭 filgrastim 【量】皮下注射,一次 75～150IU/kg,每周 3 次。 【禁】未控制的重度高血压、对人血清白蛋白过敏者禁用。
醋氯芬酸	aceclofenac[æsiˈkləufenæk] 【记】ace(醋,acetyl 乙酰基),clo-(氯,含氯的),-fenac(芬酸,异丁芬酸衍生物),商品名有"美诺芬""济力达"等。 【类】非甾体抗炎药(NSAIDs)

C

续表

醋氯芬酸	【药】非甾体抗炎药,是双氯芬酸乙酰化物,作用与双氯芬酸类似,通过抑制前列腺素合成而发挥作用,具有较强的抗炎、镇痛疗效,适用于骨关节炎、类风湿关节炎等引起的疼痛和炎症的症状治疗。 【联】双氯芬酸 diclofenac;异丁芬酸 ibufenac;溴芬酸 bromfenac 【量】口服,一次 50～100mg,一日 2 次。每日最大剂量为 200mg。 【禁】NSAIDs 引起的哮喘和支气管痉挛、胃或十二指肠溃疡、胃肠道出血、凝血障碍及妊娠后三个月期间孕妇禁用。

第 4 单元：D

达比加群 【C】 【L3】	dabigatran[dæbiˈgætrən] 【记】dabi(音"达比"),-gatran(加群,阿加曲班型凝血酶抑制剂),商品名有"泰毕全(Pradaxa)"。 【类】抗凝血药 【药】新一代小分子口服抗凝药,强效的、竞争性的、可逆性的凝血酶抑制剂,口服易吸收,但生物利用度较低(6.5%),用于预防关节置换手术、非瓣膜性房颤患者的卒中和全身性栓塞(SEE)。 【联】阿加曲班 argatroban;利伐沙班 rivaroxaban 【量】口服,一次 150mg,一日 2 次。 【禁】重度肾功能不全、显著的活动性出血、凝血功能异常、血液透析患者和有出血风险的肝病患者禁用。
达卡巴嗪 【C】	dacarbazine[dəˈkɑːbəˌziːn] 【记】carb(carbonyl 羰基),azine(hydrazine 肼),商品名有"氮烯咪胺""能达"等。 【类】抗肿瘤药;烷化剂 【药】系嘌呤类生物合成的前体,能干扰嘌呤生物合成,进入体内后形成单甲基化合物,具有烷化剂的直接细胞毒作用,用于治疗恶性黑素瘤、软组织肉瘤及恶性淋巴瘤等。 【联】丙卡巴肼 procarbazine;替莫唑胺 temozolomide 【量】静脉滴注,一次 200～400mg/m^2,一日 1 次,5～10 天为一疗程。 【禁】水痘或带状疱疹患者、严重过敏史者及妊娠期妇女禁用。

续表

<table>
<tr><td>达那唑
【X】
【L5】</td><td>danazol[ˈdænəzɔl]
【记】dana(音"达那"),azol(azole 唑,唑类结构),又称"炔睾醇"。
【类】雄激素;同化激素
【药】合成类固醇类弱雄激素,兼有蛋白同化作用和抗孕激素作用,抑制腺垂体分泌促性腺激素,使体内雌激素水平下降,用于子宫内膜异位症、系统性红斑狼疮、男子女性化乳房及性早熟等。
【联】睾酮 testosterone;阿那曲唑 anastrozole
【量】口服,一次 50～200mg,一日 2～3 次。
【禁】血栓症、心肝肾疾病、异常性生殖器出血患者、妊娠期和哺乳期妇女禁用。</td></tr>
<tr><td>达托霉素
【B】</td><td>daptomycin[dæptəuˈmaisin]
【记】dapto(音"达托"),-mycin(霉素,抗生素类),商品名有"克必信(Cubicin)"。
【类】脂肽类抗生素
【药】具有新颖的环脂肽结构,扰乱细胞膜对氨基酸的转运,阻碍细菌细胞壁肽聚糖和胞壁酸酯的生物合成,对 MRSA、VRE 等 G^+ 耐药菌疗效优于万古霉素及替考拉宁,用于耐药菌引起的复杂性皮肤及血流等感染。
【联】万古霉素 vancomycin;替考拉宁 teicoplanin;黏菌素 colistin
【量】静脉滴注,一次 4～6mg/kg,一日 1 次,连续用药 7～14 天。
【禁】对达托霉素和辅料有过敏反应的患者禁用。</td></tr>
<tr><td>丹曲林
【C】</td><td>dantrolene[dænˈtrəuli:n]
【记】dantro(音"丹曲",hydantoin 乙内酰脲),lene(methylene 亚甲基),商品名有"提愈""Dantrium"。
【类】肌肉松弛剂
【药】直接作用于骨骼肌的肌松剂,通过抑制肌浆网释放钙</td></tr>
</table>

续表

丹曲林 【C】	离子而减弱肌肉收缩，用于各种原因引起的上运动神经元损伤所遗留的痉挛性肌张力增高状态，如脑卒中、脊髓损伤及多发性脑血管硬化等。 【联】巴氯芬 baclofen；氯唑沙宗 chlorzoxazone 【量】口服，一次 25～50mg，一日 3 次。 【禁】肝肾功能障碍、功能性痉挛状态、关节病变及外伤后肌痉挛、35 岁以上及应用雌激素的妇女禁用。
单硝酸异山梨酯 【C】 【L3】	isosorbide mononitrate[aisəu'sɔːbaid mɔnə'naitreit] 【记】iso-(异)，sorbide(山梨糖醇酐)，mono-(单)，nitrate(硝酸盐或硝酸酯)，商品名有“依姆多(Imdur)”。 【类】抗心绞痛药；血管扩张剂 【药】硝酸酯类血管扩张剂，为硝酸异山梨酯的活性代谢物，口服肝脏首过效应低，生物利用度高(77%～100%)，对静脉扩张作用更强，作用持续时间较长(5～8 小时)，用于防治心绞痛、冠心病及慢性心力衰竭。 【联】硝酸甘油 nitroglycerin；硝酸异山梨酯 isosorbide dinitrate 【量】清晨口服，一次 30～120mg，一日 1 次；静脉滴注，一次 10～20mg，每日 1 次，10 天为一疗程。 【禁】青光眼、心肌病、休克、严重低血压、颅内压增高等患者禁用；治疗期间禁与 5 型磷酸二酯酶抑制剂(如，西地那非)合用。
氮芥 【D】	chlormethine[klɔː'meθiːn] 【记】chlor-(氯，含氯的)，methine(次甲基)。 【类】抗肿瘤药；烷化剂 【药】最早用于抗肿瘤的双氯乙胺类双功能烷化剂，破坏 DNA 合成，同时对 RNA 和蛋白质合成有抑制作用，用于恶性淋巴瘤及肺癌等。目前已基本被其衍生物如环磷酰胺、美法仑、卡莫司汀等替代。 【联】苯丁酸氮芥 chlorambucil；美法仑(苯丙氨酸氮芥) melphalan；环磷酰胺 cyclophosphamide 【量】静脉注射，一次 5～10mg，一周 1 次。 【禁】严重骨髓抑制、孕妇及哺乳期妇女禁用。

D

续表

氮䓬斯汀 【C】 【L3】	azelastine[æzəˈlæsti:n] 【记】aze(同 aza-氮杂环的),-astine(斯汀,抗组胺药),商品名有"爱赛平(Azep)"。 【类】抗组胺药;H_1受体拮抗剂 【药】吩噻嗪类衍生物,第二代长效、高选择性组胺 H_1 受体拮抗剂,抗组胺同时具有抑制白三烯等炎症介质的释放作用,半衰期长(约 22 小时),局部易吸收,用于防治支气管哮喘、变应性鼻炎等。 【联】咪唑斯汀 mizolastine;依巴斯汀 ebastine 【量】口服,一次 1~4mg,一日 1 次;喷鼻,一日 1 次。 【禁】对本品过敏患者禁用。
地奥司明	diosmin[ˈdiəusmin] 【记】黄酮类化合物,与同属黄酮类药物橙皮苷(hesperidin)组成制剂,商品名有"爱脉朗(Alvenor)"。 【类】肛肠科用药;黄酮类化合物 【药】属生物类黄酮,为增强静脉张力性药物,能降低静脉扩张性和静脉血淤滞,使毛细血管壁渗透能力正常化并增强其抵抗性,作用较芦丁、橙皮苷要强,且毒性低,用于慢性静脉功能不全及急慢性痔疮的各种症状。 【联】曲克芦丁 troxerutin;橙皮苷 hesperidin 【量】口服,一次 450~900mg,一日 2 次。 【禁】对本品过敏者禁用。
地蒽酚 【C】 【L3】	dithranol[daiˈθrənɔl] 【记】di-(二),thran(anthracene,蒽),-ol(酚或醇),又称"二羟蒽酚""蒽三酚"。 【类】皮肤科用药;抗银屑病药 【药】合成的焦油衍生物,属羟基蒽酮类抗角化药,具有抗上皮细胞增殖、诱导上皮细胞分化及抗炎症作用,经皮吸收率低,全身吸收少,用于寻常型斑块状银屑病、斑秃等慢性皮肤病。

续表

地蒽酚 【C】 【L3】	【联】阿达帕林 adapalene;卡泊三醇 calcipotriol 【量】局部外用,一日1～2次。 【禁】进展期脓疱性银屑病、急性皮炎、有糜烂或渗出的皮损部位、面部、外生殖器及皱褶部位禁用。
地尔硫䓬 【C】 【L3】 【基】	diltiazem[ˈdiltaiəzəm] 【记】dil-(地尔,血管扩张剂),-tiazem(硫䓬,地尔硫䓬类钙通道阻滞剂),商品名有“合贝爽(Herbesser)”“合心爽”。 【类】Ⅳ类抗心律失常药;钙通道阻滞剂 【药】非二氢吡啶类选择性钙离子通道阻滞剂,通过抑制心肌及血管平滑肌除极时钙离子内流而发挥扩张冠状动脉作用,兼有外周血管扩张作用,用于冠状动脉痉挛引起的心绞痛、劳力性心绞痛和高血压。 【联】米诺地尔 minoxidil;维拉帕米 verapamil 【量】口服,一次90～180mg,一日1～2次;静脉滴注,一次5～15mg,可缓慢持续滴注。 【禁】Ⅱ度以上房室传导阻滞或窦房传导阻滞患者以及妊娠期妇女、收缩压低于12kPa、急性心肌梗死或严重充血性心力衰竭患者禁用。
地芬尼多 【基】 【OTC】	difenidol[daiˈfənidɔl] 【记】di-(二,两个的),feni-(phenyl 苯基的),dol(pipradrol 哌啶醇衍生物),又称“二苯哌丁醇”,商品名有“眩晕停”“Vontrol”。 【类】周围血管舒张药;抗晕止吐药 【药】抗眩晕类非处方药,具有改善椎底动脉供血、调节前庭系统功能、抑制呕吐中枢等作用,抗胆碱作用较弱,用于防治乘车、船、飞机时的晕动病及其他多种原因引起的眩晕和恶心、呕吐。 【联】倍他司汀 betahistine;地芬诺酯 diphenoxylate 【量】口服,一次25～50mg,一日3次;肌内注射,一次10～20mg。 【禁】青光眼、六个月以内婴儿、肾功能不全患者禁用。

续表

地芬诺酯 【C】 【L3】	diphenoxylate[daifi'nɔksileit] 【记】di-(二), phen(phenyl, 苯基), -oxyl(hydroxyl, 羟基), -ate(酯或盐), 别名"苯乙哌啶", 商品名有就"止泻宁(Lomotil)"。 【类】止泻药 【药】哌替啶衍生物, 肠道阿片受体激动剂, 直接作用于肠平滑肌, 抑制肠黏膜感受器, 减弱蠕动, 无镇痛作用, 常与阿托品组成复方制剂, 用于各种原因引起的急慢性功能性腹泻及慢性肠炎等。 【联】洛哌丁胺 loperamide; 地芬诺辛 difenoxin 【量】口服, 一次 2.5～5mg, 一日 2～3 次, 腹泻得到控制后即应减量及停药。 【禁】严重溃疡性结肠炎、青光眼、孕妇及 2 岁以下儿童禁用。
地氟烷 【B】	desflurane[des'flurein] 【记】des(de-, 去除), -flurane(氟烷, 烷烃类吸入麻醉药), 又称"去氟烷", 商品有"优宁(Suparne)"。 【类】吸入性麻醉药 【药】异氟烷的氟代氯化合物, 吸入用麻醉药, 血气分配系数较低, 麻醉诱导及苏醒均快, 易于调节麻醉深度, 麻醉效力较低, 对循环系统的影响比较小, 但对气道刺激性较大, 常联合用于全身麻醉的诱导及维持。 【联】七氟烷 sevoflurane; 异氟烷(恩氟烷的异构体) isoflurane 【量】雾化吸入, 吸入量视手术需要而定。 【禁】可能产生恶性高热者、有全身麻醉禁忌证者禁用。
地高辛 【C】 【L2】 【基】	digoxin[dai'gɔksin] 【记】由毛花洋地黄(*Digitalis lanata* E.)提纯制得的一种毒素(toxin)成分, 商品名有"Lanoxin"。 【类】抗心力衰竭药; 强心苷类

续表

地高辛 【C】 【L2】 【基】	【药】中效强心苷,具有增加心肌收缩力、减慢心脏传导性作用,排泄快而蓄积性小,比洋地黄毒苷安全,口服吸收不规则,用于急慢性心功能不全及伴有快速心室率的房颤、房性和室上性心动过速等。 【联】洋地黄毒苷 digitoxin;甲地高辛 metildigoxin 【量】口服,一次 0.125~0.5mg,一日 1 次;静脉注射,一次 0.25~0.5mg;极量,一次 1mg。 【禁】强心苷制剂中毒、室性心动过速、梗阻性肥厚型心肌病、预激综合征伴房颤或房扑患者等禁用。
地诺前列酮 【C/X】 【L3】	dinoprostone[ˌdainəuprəustəun] 【记】dino(音"地诺"),-prost-(前列腺素衍生物),-one(酮类),又称"前列腺素 E_2 (PGE_2)",商品名有"普洛舒定(Prostin E_2)"。 【类】子宫收缩及引产药 【药】天然前列腺素 E_2,能直接作用于子宫平滑肌,刺激妊娠的子宫平滑肌产生类似足月临产后的子宫收缩,致使流产,也可直接使宫颈变软,有利于宫颈扩张,用于催产、引产及人工流产等。 【联】卡前列素 carboprost;依前列醇 epoprostenol 【量】普通阴道栓,一次 3mg,阴道内给药;静脉滴注,一次 2mg。 【禁】胎位异常、羊膜已破、有子宫手术史、多胎妊娠、有难产史和创伤性分娩史以及溃疡性结肠炎和青光眼病史等禁用。
地匹福林	dipivefrine[diˈpivəfrin] 【记】dipive(音"地匹"),-frine(福林,苯乙基衍生物),即肾上腺素异戊酯。 【类】拟交感神经药 【药】为肾上腺素的前药,亲脂性强,自身无生物活性,在催化酶的作用下迅速水解成肾上腺素而发挥散瞳、降眼压

续表

地匹福林	作用,本药还具有较好的抗过敏作用,用于青光眼、高眼压症及与麻醉剂合用以延长麻醉时间。 【联】肾上腺素 epinephrine(adrenline);二甲弗林 demefline 【量】滴眼,一日 1～2 次,一次 1～2 滴。 【禁】闭角型青光眼、严重高血压、动脉硬化、冠脉供血不足、心律失常、糖尿病以及甲亢患者禁用。
地屈孕酮	dydrogesterone[ˌdaidrəˈdʒestərəun] 【记】dyhydro(dehydro 去氢),-gesterone(孕酮,黄体酮衍生物),商品名有“达芙通(Duphaston)”。 【类】孕激素类药 【药】口服孕激素,可使子宫内膜进入完全的分泌相,防止由雌激素引起的子宫内膜增生和癌变风险,无性激素和皮质激素样作用,不影响脂肪代谢,用于月经不调、功能性子宫出血等内源性孕激素不足的各种疾病。 【联】孕激素 progestins;甲地孕酮 megestrol 【量】口服,根据需要,一次 10～30mg,一日 1～3 次。 【禁】已知或可疑孕激素依赖性肿瘤、不明原因阴道出血、严重肝功能障碍、妊娠期妇女禁用。
地塞米松 【C】 【L3】 【基】	dexamethasone[ˌdeksəˈmeθəsəun] 【记】dexa(音“地塞”),-met(h)asone(米松,糖皮质激素),又称“氟米松”,商品名有“Dexasone”。 【类】肾上腺皮质激素类药 【药】作用机制同氢化可的松,抗炎、抗过敏和抗毒作用较强,水钠潴留和促进排钾作用较轻,对垂体-肾上腺皮质轴的抑制作用较强,用于过敏性与自身免疫性炎症性疾病、严重感染及中毒、恶性淋巴瘤的综合治疗等。 【联】倍他米松 betamethasone;氟米松 flumetasone;去羟米松 desoximetasone

续表

地塞米松 【C】 【L3】 【基】	【量】口服,一次 0.75～3mg,一日 2～4 次;静脉注射,一次 2～20mg,可视病情 2～6 小时重复给药。 【禁】溃疡病、血栓性静脉炎、活动性肺结核、肠吻合手术后患者禁用。
地西泮 【D】 【L3】 【基】 【精 2】	diazepam[ˌdaiˈæzipæm] 【记】di-(双,两个的),-azepam(西泮,抗焦虑药),又称"安定"。 【类】镇静催眠药;抗焦虑药;苯二氮䓬类(BDZs) 【药】BDZs 的代表药,能与中枢苯二氮䓬受体结合而促进抑制性神经递质 γ-氨基丁酸(GABA)的释放及突触传递功能,根据剂量不同,具有镇静、催眠、抗焦虑及抗惊厥作用,是临床上最常用的安眠药之一。 【联】氯氮䓬 chlordiazepoxide;劳拉西泮 lorazepam;硝西泮 nitrazepam 【量】口服,根据治疗目的不同,一次 2.5～10mg,一日 1～4 次;静脉注射,一次 10～30mg,必要时 2～4 小时重复给药。 【禁】新生儿、妊娠期(尤其是妊娠前三个月与末三个月)、哺乳期妇女禁用。
地佐辛 【精 2】	dezocine[diˈzəusiːn] 【记】de-(删除,去除),-azocine(佐辛,吗啡类衍生物,镇痛药),商品名有"加罗宁"。 【类】麻醉性镇痛药 【药】强效阿片类镇痛药,是 κ 受体激动剂、μ 受体拮抗剂,成瘾性小,镇痛强度、起效时间和作用持续时间与吗啡相当,镇痛作用强于喷他佐辛,用于术后痛、内脏及癌性疼痛等需使用阿片类镇痛治疗的各种疼痛。 【联】喷他佐辛 pentazocine;布托啡诺 butorphanol 【量】肌内或静脉注射,一次 5～10mg,必要时每隔 3～6 小时给药一次,一日不超过 120mg。 【禁】对阿片类镇痛药过敏患者禁用。

续表

碘海醇 【D】 【L2】 【基】	iohexol[iəu'heksɔl] 【记】io-(同 iodo-,碘,含碘的),hexol(己六醇),商品名有“欧乃派克(Omnipaque)”。 【类】造影剂;诊断用药 【药】单环非离子型碘造影剂,优于甲泛葡胺,水溶液稳定,以原形经肾排出,24 小时排出 100%,渗透压低,毒性小,用于心血管造影、冠脉造影、尿路造影、CT 增强扫描及脊髓造影等。 【联】甲泛葡胺 metrizamide;泛影葡胺 meglumine diatrizoate 【量】静脉注射,根据造影部位不同,一次 10~100ml,检查前 2 小时内禁食,用药前后部必须保证体内有充足的水分。 【禁】有严重的甲状腺毒症表现的患者、对本品有严重过敏史者禁用。
碘解磷定 【基】	pralidoxime iodide[præli'dɔksi:m 'aiədaid] 【记】pralido(pyridine,吡啶),oxime(肟,肟化物),iodide(碘化物),又称“PAM-I”。 【类】解毒药;胆碱酯酶复活剂 【药】在体内能与磷酰化胆碱酯酶中的磷酰基结合,而将其中胆碱酯酶游离,恢复其水解乙酰胆碱的活性,仅对形成不久的磷酰化胆碱酯酶有效,所以用药越早越好,用于解救多种急性磷酸酯类杀虫剂中毒。 【联】氯解磷定 pralidoxime chloride;双解磷 trimedoxime 【量】静脉注射,一次 0.5~1.0g,根据病情需要可重复给药。 【禁】对碘过敏者禁用(可改用氯解磷定)。
碘普罗胺 【D】 【L3】	iopromide[aiəu'prəumaid] 【记】io-(同 iodo-,碘,含碘的),pro(propyl 丙基),-mide(amide 酰胺),商品名有“优维显(Ultravist)”。 【类】造影剂;诊断用药

续表

碘普罗胺 【D】 【L3】	【药】非离子型碘造影剂,能使 X 射线透过率与周围组织差异化从而显影成像,与离子型造影剂相比,具有渗透压低、耐受性好、毒性小等特点,用于心血管造影、尿路造影、CT 增强扫描及脊髓造影等。 【联】碘帕醇 iopamidol;碘海醇 iohexol;泛影葡胺 meglumine diatrizoate 【量】静脉注射,根据造影部位选择不同剂量,检查前 2 小时内禁食。 【禁】对含碘对比剂过敏及明显的甲状腺功能亢进禁用,妊娠及急性盆腔炎禁行子宫输卵管造影,急性胰腺炎禁行内镜逆行性胰胆管造影(ERCP)。
丁苯酞	butylphthalide[bjutil'θælaid] 【记】butyl(丁基),phthalide(苯酞),即丁基苯酞,商品名“恩必普”。 【类】脑血管病用药 【药】我国自主研发的新药,最初系从芹菜籽中分离得到的活性成分(芹菜甲素),具有改善缺血脑区的微循环和血流量、抑制氧自由基等多种作用,用于轻中度急性缺血性脑卒中,改善神经功能缺损。 【联】依达拉奉 edaravone;酚酞 phenolphthalein 【量】口服,一次 200mg,一日 3 次;静脉滴注,一次 25mg,每日 2 次。 【禁】对芹菜过敏者、有严重出血倾向者禁用。
丁丙诺啡 【C】 【L2】 【精 1/精 2】	buprenorphine[bjuprə'nɔːfiːn] 【记】bu(butyl 丁基),pren(propyl 丙基),-orphine(诺啡,吗啡衍生物),商品名有“若斯本(Norspan)”。 【类】麻醉性镇痛药 【药】阿片类麻醉性镇痛药,为部分 μ 受体激动药,属激动-拮抗剂,镇痛作用强于哌替啶和吗啡,作用持续时间较长,舌下片用于术后疼痛及癌性疼痛等,贴剂用于非阿片类不能控制的慢性疼痛。

续表

丁丙诺啡 【C】 【L2】 【精 1/精 2】	【联】布托啡诺 butorphanol;二氢埃托啡 dihydroetorphine 【量】透皮贴剂,一次 5～10mg,7 天 1 次;舌下含服,一次 0.2～0.8mg,每隔 6～8 小时 1 次。 【禁】呼吸中枢和功能严重受损、肌无力、震颤性谵妄者禁用。
丁螺酮 【B】 【L3】	buspirone[bju'spairəun] 【记】bu(butyl 丁基),-spirone(螺酮,丁螺酮类抗焦虑药),商品有"奇比特""Bustab"等。 【类】抗焦虑药 【药】属新型非 BDZ 类抗焦虑药,激动脑内 5-HT_{1A}受体,降低焦虑症过高的活动,抗焦虑作用与地西泮相似,但无镇静、肌松及抗惊厥作用,用于各种焦虑症。 【联】坦度螺酮 tandospirone;替螺酮 tiospirone 【量】口服,一次 5～10mg,一日 2～3 次。 【禁】青光眼、重症肌无力、白细胞减少、儿童、孕妇及哺乳期妇女禁用。
东莨菪碱 【C】 【L3】	scopolamine[skəu'pɔləmi:n] 【记】源自莨菪属(*Scopolia*)植物的一种有机碱,amine(胺),商品名有"解痉灵""Scopace"。 【类】抗胆碱药物;解毒药 【药】M 胆碱受体阻断药,作用与阿托品相似,脂溶性强,易通过血脑屏障,故中枢作用较强,但选择性不高,副作用多,用于休克、缓解平滑肌痉挛、眩晕症及麻醉前用药等,也用于有机磷农药类中毒的治疗。 【联】莨菪碱 hyoscyamine;樟柳碱 anisodine;山莨菪碱 anisodamine 【量】肌内、静脉注射或静脉滴注,一次 10～40mg;口服,一次 10～20mg,一日 3 次。 【禁】青光眼、前列腺肥大、重症肌无力、严重心脏病、器质性幽门狭窄、胃肠道梗阻、胃食管反流病、溃疡性结肠炎或中毒性巨结肠患者禁用。

续表

毒毛花苷 K	strophanthin K[strəˈfænθin kei] 【记】从毒毛旋花(*Strophanthus kombe*)种子中提取的各种苷的混合物。 【类】抗心力衰竭药;强心苷类 【药】速效强心苷,其化学极性高,脂溶性低,为常用的高效、速效、短效强心苷,作用较地高辛、毛花苷 C 等快,排泄亦快,不易蓄积中毒,用于急性充血性心力衰竭,特别适用于洋地黄无效的患者。 【联】地高辛 digoxin;毛花苷 C lanatoside C;去乙酰毛花苷 deslanoside 【量】静脉注射,每次 0.125~0.25mg,1~2 小时后重复,总量一般每天不超过 5mg,病情好转后,改用口服制剂。 【禁】任何强心苷制剂中毒、室性心动过速、心室颤动、梗阻性肥厚型心肌病、预激综合征伴心房颤动或扑动、房室传导阻滞等禁用。
度洛西汀 【C】 【L3】	duloxetine[djuˈlɔksitin] 【记】dul(音"度洛"),-oxetine(西汀,SNRIs 抗抑郁药),商品名有"欣百达(Cymbalta)"。 【类】抗抑郁药;5-羟色胺(5-HT)和去甲肾上腺素(NE)再摄取抑制剂(SNRIs) 【药】氟西汀衍生物,但与其他 5-HT 再摄取抑制剂不同,该药为强效、高度特异性 5-HT 和 NE 双重再摄取抑制剂,提高两种神经递质在控制感情和对疼痛敏感方面的作用,用于各种类型抑郁症及神经病理性疼痛。 【联】氟西汀 fluoxetine;帕罗西汀 paroxetine;文拉法辛 venlafaxine 【量】口服,一次 30~60mg,一日 1~2 次。 【禁】闭角型青光眼患者、儿童、严重肝肾心功能不全、嗜酒者、孕妇及哺乳期妇女、25 岁以下患者禁用。

续表

度他雄胺 【X】 【L5】	dutasteride[du'tæstəraid] 【记】dut(音"度他"),-asteride(雄胺,5α-还原酶抑制剂),商品名有"安福达(Avodart)"。 【类】雄激素阻断剂;5α-还原酶抑制剂 【药】作用与非那雄胺类似,抑制睾酮向双氢睾酮的转化,作用更强,治疗剂量下半衰期长(3~5 周),老年及肝肾损伤时一般无须剂量调整,用于良性前列腺增生症(BPH)的中重度症状,降低急性尿潴留和手术风险。 【联】非那雄胺 finasteride;爱普列特 epristeride;氟他胺 flutamide 【量】口服,一次 0.5mg,一日 1 次。 【禁】妇女、儿童和青少年及重度肝功能损害患者禁用。
对乙酰氨基酚 【B】 【L1】 【基】 【OTC】	paracetamol[pəˌræsi'tæməl] 【记】acet(acetyl 醋,乙酰基),amino-(氨基),phen(phenol 苯酚),又称"扑热息痛(acetaminophen)",商品名有"泰诺林(Tylenol)"。 【类】非甾体抗炎药(NSAIDs) 【药】唯一可单方口服的苯胺类 NSAIDs,作用机制与布洛芬、双氯芬酸类似,具有较强解热、镇痛作用,抗炎作用弱,大剂量或长期使用易导致肝脏损伤,用于感冒引起的发热及缓解各种轻至中度疼痛。 【联】非那西丁 phenacetin;贝诺酯 benorilate;丙帕他莫 propacetamol 【量】口服,一次 325~650mg,一日不超过 4g,可间隔 4~6 小时重复用药一次;解热用不超过 3 天,止痛用不超过 5 天。 【禁】(严重)肝、肾功能不全者禁用。
多巴胺 【C】 【L2】 【基】	dopamine['dəupəmi:n] 【记】dopa-(多巴,多巴胺受体激动剂),amine(胺),商品名有"Intropin"。 【类】抗休克血管活性药;拟交感神经药

续表

多巴胺 【C】 【L2】 【基】	【药】交感神经递质的生物合成前体,也是中枢神经递质之一,具有增强心肌收缩、增加血流量,促使尿量及钠排泄量增多等作用,口服不易通过血脑屏障(BBB),用于心肌梗死、创伤等各种原因引起的休克综合征。 【联】多巴酚丁胺 dobutamine;氨力农 amrinone 【量】静脉滴注,开始每分钟 1~5μg/kg,10~30 分钟内以每分钟 1~4μg/kg 速度递增,以达到最大疗效。 【禁】嗜铬细胞瘤、心动过速或心室颤动患者禁用。
多巴酚丁胺 【B】 【L2】 【基】	dobutamine[dɔ'bjutəmin] 【记】do(dopa,多巴),but(butyl,丁基),amine(胺),多巴胺的丁基苯酚衍生物。 【类】抗休克血管活性药 【药】儿茶酚胺类药物,多巴胺衍生物,但作用机制与多巴胺不同,为选择性心脏 β_1 受体激动剂,直接作用于心脏,产生正性肌力作用,口服无效,用于各种原因引起心肌收缩力减弱的心力衰竭。 【联】多巴胺 dopamine;间羟胺 metaraminol 【量】静脉滴注,一般以 2.5~10μg/(kg·min)的速度输注。 【禁】梗阻性肥厚型心肌病患者禁用。
多奈哌齐 【C】 【L3】	donepezil[dəun'pezil] 【记】苄基哌啶衍生物,商品名"安理申(Aricept)"。 【类】第二代胆碱酯酶(AChE)抑制剂 【药】中枢乙酰胆碱酯酶抑制剂,能特异性可逆性抑制脑内乙酰胆碱水解而增加受体部位乙酰胆碱含量,对轻中度阿尔茨海默病(AD)患者有提高认知功能的作用,用于轻中度 AD 症状的治疗。 【联】加兰他敏 galantamine;卡巴拉汀 rivastigmine 【量】口服,一次 2.5~10mg,一日 1 次,至少维持 1 个月。 【禁】孕妇禁用。

续表

多黏菌素 【C】 【N】	polymyxin B[pɔliˈmiksin biː] 【记】有多黏芽胞杆菌 *B. polymyxa* 产生的一种碱性多肽类抗生素,商品名有"阿罗多黏(Aerosporin)"。 【类】多肽类抗生素 【药】主要作用于细菌胞浆膜,改变其通透性而起杀菌作用,对多数 G^- 菌具有抗菌作用,对 G^+ 菌作用弱,无交叉耐药性,用于铜绿假单胞菌及其他假单胞菌引起的创面、尿路以及眼、耳、气管等部位感染。 【联】杆菌肽 bacitracin;黏菌素(即多黏菌素 E)colistin 【量】静脉滴注,一日 1.5~2.5mg/kg,每 12 小时一次。 【禁】对多黏菌素类药物过敏者禁用。
多潘立酮 【C】 【L1】 【基】 【OTC】	domperidone[dɔmˈperidəun] 【记】dom(音"多"),-peridone(哌酮,立酮,利培酮型抗精神病药),商品名有"吗丁啉(Motilium)"。 【类】多巴胺受体拮抗药;促胃肠动力药 【药】系苯并咪唑衍生物,为作用较强的外周多巴胺受体拮抗药,直接作用于胃肠壁,可增加胃肠道的蠕动和张力,促进胃排空,增加胃肠运动,用于消化不良、腹胀、嗳气、恶心、呕吐、腹部胀痛。 【联】伊托必利 itopride;利培酮 risperidone 【量】口服,一次 10~20mg,一日 3 次,餐前 15~30 分钟服用。 【禁】嗜铬细胞瘤、乳腺癌、机械性肠梗阻、胃肠出血及妊娠期妇女禁用;禁与酮康唑、红霉素等 CYP3A4 强抑制剂合用。
多柔比星 【D】 【L5】 【基】	doxorubicin[dɔksəuˈruːbisin] 【记】doxo(音"多"),-rubicin(柔比星,柔红霉素衍生物),又称"阿霉素",商品名有"楷莱(Caelyx)"。 【类】抗肿瘤抗生素

续表

多柔比星 【D】 【L5】 【基】	【药】继柔红霉素之后第二个蒽环类抗肿瘤抗生素，其作用机制同柔红霉素，能嵌入 DNA 双链相邻碱基对之间，抑制其解链后再复制，抗肿瘤谱更广，用于治疗乳腺癌、肺癌、白血病、淋巴瘤等多种肿瘤。 【联】柔红霉素 daunorubicin；表柔比星 epirubicin 【量】静脉滴注，一次 60～75mg/m²，每两周 1 次。 【禁】骨髓抑制者、严重器质性心脏病和心肺功能失代偿者、妊娠及哺乳期妇女、感染或发热、恶病质、电解质酸碱平衡失调等禁用。
多塞平 【C】 【L5】 【基】	doxepin[ˈdɔksəpin] 【记】d（dibenz，二苯），-oxepin（塞平，氧杂䓬类三环类药物），商品名有“多虑平”“Silenor”。 【类】三环类抗抑郁药（TCAs） 【药】苯并氧杂䓬类化合物，是 TCAs 中镇静作用较强的抗抑郁药之一，作用机制同丙米嗪、阿米替林，抑制 5-羟色胺（5-HT）再摄取，抗胆碱作用弱，用于治疗焦虑性或神经性抑郁症，也可用于镇静及催眠。 【联】丙米嗪 imipramine；阿米替林 amitriptyline 【量】口服，一次 25～150mg，一日 1～2 次，一日总量不超过 300mg。 【禁】严重肝功能不全、青光眼、心肌梗死恢复期、甲亢、尿潴留、谵妄或躁狂、粒细胞减少、严重心肌病患者禁用。
多沙唑嗪 【C】 【L4】	doxazosin[ˈdɔksəzəusin] 【记】dox（音“多沙”，dioxane 二氧己环），-azosin（唑嗪，哌唑嗪衍生物），商品名有“可多华（Cardura）”。 【类】降压药；α 受体阻断药；前列腺用药 【药】选择性长效 α_1 受体阻断药，作用机制与哌唑嗪相似，能使周围血管扩张，使膀胱颈及前列腺平滑肌松弛，对心输出量影响小，口服吸收良好，半衰期较长（19～22 小时），用于原发性高血压和良性前列腺增生等。

D

续表

多沙唑嗪 【C】 【L4】	【联】哌唑嗪 prazosin;特拉唑嗪 terazosin;酚妥拉明 phentolamine 【量】口服,一次 1～4mg,一日 1 次。 【禁】近期发生心肌梗死者、有胃肠道梗阻、食管梗阻或任何程度胃肠道腔径缩窄病史者禁用。
多索茶碱	doxofylline[dɔksəu'flain] 【记】doxo(音"多索",dioxolan,二氧戊环),-fylline(茶碱,甲基黄嘌呤衍生物),商品名有"安赛玛(Ansimar)"。 【类】平喘药;茶碱类 【药】为茶碱的二氧环戊基衍生物,对磷酸二酯酶有显著抑制作用,其支气管平滑肌松弛作用较茶碱强 10～15 倍,并有镇咳作用,且作用时间长,无依赖性,用于支气管哮喘及其他支气管痉挛引起的呼吸困难等。 【联】氨茶碱 aminophylline;二羟丙茶碱 diprophylline 【量】口服,一次 200～400mg,一日 2～3 次;静脉滴注,一次 200～300mg,一日 1～2 次。 【禁】对黄嘌呤衍生物类药物过敏者、急性心肌梗死患者、哺乳期妇女禁用。
多西环素 【D】 【L3】 【基】	doxycycline[dɔksi'saikli:n] 【记】doxy(音"多西",deoxy,脱氧的),-cycline(环素,四环素衍生物),又称"脱氧土霉素""强力霉素",商品名有"艾瑞得安""Liviatin"。 【类】四环素类抗生素 【药】作用机制及抗菌谱与四环素类似,抗菌活性较强,口服吸收达 90%,半衰期长,作用维持时间久,钙质沉淀等反应较轻,用于敏感革兰阳性菌、阴性菌所致各种感染,也可用于霍乱及钩端螺旋体感染。 【联】土霉素 oxytetracycline;米诺环素 minocycline 【量】口服,一次 100～200mg,一日 1～2 次。 【禁】8 岁以下小儿、妊娠期妇女、哺乳期妇女禁用。

续表

多西他赛 【D】 【L5】	docetaxel[dəu'sitæksəl] 【记】doce(音“多西”,deacetyl,脱乙酰基的),-taxel(他赛,紫杉醇衍生物),脱乙酰基紫杉醇,商品名有“泰素帝(Taxotere)”。 【类】植物来源抗肿瘤药 【药】作用机制同紫杉醇,为 M 期周期特异性药物,促进小管聚合成稳定的微管并抑制其解聚,效能是紫杉醇的 2 倍,用于蒽环类治疗恶化或复发的晚期乳腺癌、非小细胞肺癌、胃癌及卵巢癌等。 【联】紫杉醇 paclitaxel;长春瑞滨 vinorelbine 【量】静脉滴注,75～100mg/m^2,每 3 周 1 次,滴注 1 小时。 【禁】严重骨髓抑制者、严重肝肾功能损害患者、妊娠及哺乳期妇女禁用。

第5单元：E

E

厄贝沙坦 【C/D】 【L3】	irbesartan[ə:bə'sa:tən] 【记】irbe（音“厄贝”），-sartan（沙坦，血管紧张素-Ⅱ受体拮抗剂），商品名有“安博维（Aprovel）”。 【类】降压药；血管紧张素Ⅱ受体拮抗剂（ARB） 【药】作用与氯沙坦相似，口服吸收良好，生物利用度较高（60%～80%），且受进食影响小，半衰期长（11～15小时），代谢物经胆道和肾脏双通道排泄，用于原发性高血压及合并高血压的2型糖尿病肾病。 【联】氯沙坦 losartan；缬沙坦 valsartan；坎地沙坦 candesartan 【量】口服，一次150mg，一日1次。 【禁】怀孕的第4至第9个月、哺乳期妇女禁用。
厄洛替尼 【D】 【L4】	erlotinib[ə:'ləutinib] 【记】erlo（音“厄洛”），-tinib（替尼，酪氨酸激酶抑制剂），商品名有“特罗凯（Tarceva）”。 【类】靶向抗肿瘤药；酪氨酸激酶抑制剂 【药】选择性表皮生长因子受体（EGFR）酪氨酸激酶抑制剂，作用机制与伊马替尼类似，能阻碍上皮来源实体瘤生长、转移和血管生成，诱导凋亡，用于局部晚期或转移性非小细胞肺癌（NSCLC）的二线治疗。 【联】伊马替尼 imatinib；埃克替尼 icotinib；舒尼替尼 sunitinib 【量】口服，一次150mg，一日1次，空腹服用。 【禁】妊娠及哺乳期妇女禁用。

续表

厄他培南 【B】 【L3】	ertapenem[əːˈtəpinəm] 【记】erta(音"厄他"，1-beta 位取代的)，-penem(培南，碳青霉烯类)，商品名有"怡万之(Invanz)"。 【类】碳青霉烯类抗生素 【药】碳青霉烯类广谱抗生素，作用机制及适应证同亚胺培南，半衰期较亚胺培南及美罗培南长，一次给药作用维持时间长，用于敏感菌引起的呼吸系统、泌尿生殖系统、腹腔、盆腔、皮肤及软组织等部位的感染。 【联】亚胺培南 imipenem；美罗培南 meropenem 【量】静脉或肌内注射，一次 1000mg，一日 1～2 次。 【禁】伴有严重休克或心脏传导阻滞患者禁用。
恩氟烷 【B】	enflurane[enˈflurein] 【记】en(音"恩")，-flurane(氟烷，烷烃类吸入麻醉药)，商品名有"易使宁(Ethrane)"。 【类】吸入性麻醉药 【药】氟烷类吸入性麻醉药，对黏膜刺激小，诱导比乙醚快，全麻效能高，强度中等，无交感神经系统兴奋作用，且有一定的肌松作用，但较乙醚弱，用于全身麻醉的诱导和维持。 【联】七氟烷 sevoflurane；异氟烷(恩氟烷的异构体)isoflurane 【量】一般以 0.5%浓度给药，与多种静脉全身麻醉药和全身麻醉辅助用药联用或合用。 【禁】孕妇、哺乳期妇女、有惊厥史患者禁用。
恩他卡朋 【C】	entacapone[enˈtækəpəun] 【记】enta(音"恩他")，-capone(卡朋，COMT 抑制剂)，商品有"珂丹(Comtan)"。 【类】抗帕金森病药；儿茶酚-*O*-甲基转移酶(COMT)抑制剂 【药】可逆的特异性外周 COMT 抑制剂，减少外周循环中

E

续表

恩他卡朋 【C】	左旋多巴的分解代谢,增加其进入中枢的剂量,常与多巴类药物联合,用于治疗左旋多巴、苄丝肼等不能控制的帕金森病及剂末症状波动现象。 【联】托卡朋 tolcapone;司来吉兰 selegiline;普拉克索 pramipexole 【量】口服,一次 200mg,一日 4~6 次。 【禁】肝功能损伤、嗜铬细胞瘤、有非创伤横纹肌溶解症病史患者禁用。
恩替卡韦 【C】	entecavir[en'tekəviə] 【记】ente(音"恩替"),-cavir(卡韦,碳环核苷类似物抗病毒药),商品名有"博路定(Baraclude)"。 【类】抗病毒药;抗肝炎病毒药 【药】鸟嘌呤核苷类似物,作用机制类似拉米夫定,口服吸收良好,抗乙肝病毒(HBV)作用较强,耐药率较低,且不受 CYP450 酶的影响,用于 HBV 复制活跃或血清转氨酶 ALT 持续升高的慢性乙型病毒性肝炎的治疗。 【联】阿德福韦 adefovir;阿巴卡韦 abacavir 【量】口服,一次 0.5mg,一日 1 次,空腹服用。 【禁】对本品过敏者禁用。
二氟尼柳 【C】	diflunisal[dai'flunisəl] 【记】di-(二),flu(fluoro,氟,含氟的),ni(尼,phenyl 苯基),-sal(柳或水杨,salicylic,水杨酸衍生物),商品名有"优尼森""Dolobid"等。 【类】非甾体抗炎药(NSAIDs) 【药】水杨酸衍生物,作用机制同阿司匹林,具有解热、镇痛、抗炎作用,镇痛消炎作用较强且维持时间长,在体内不转化为水杨酸,胃肠道刺激较小,口服吸收好且生物利用度高(80%~100%),用于轻中度疼痛的镇痛。 【联】双水杨酯 salsalate;对氨基水杨酸 para-aminosalicylic acid

续表

二氟尼柳 【C】	【量】口服,一次 0.5~1.0g,一日 2 次,一日维持剂量不应超过 1.5g。 【禁】活动性消化道溃疡、对阿司匹林过敏、妊娠和哺乳期妇女、心功能不全、严重肝肾功能损害、高血压或有体液潴留倾向患者禁用。
二甲弗林	dimefline[daimə'flain] 【记】di-(二),me-(methyl 甲基),-fline(弗林,拟交感神经药),商品名有"回苏灵"。 【类】中枢兴奋药;拟交感神经药 【药】作用机制类似尼可刹米,但作用强度比尼可刹米强 100 倍,促醒率高,常用于麻醉、催眠药物所引起的呼吸抑制及各种疾病引起的中枢性呼吸衰竭,以及手术、外伤等引起的虚脱和休克。 【联】尼可刹米 nikethamide;地匹福林 dipivefrine 【量】口服、肌内注射或静脉注射,一次 8~16mg,一日 2~3 次。 【禁】有惊厥病史、吗啡中毒、肝肾功能不全、妊娠期及哺乳期妇女禁用。
二甲双胍 【B】 【L1】 【基】	metformin[met'fɔːmin] 【记】met(methyl 甲基),-formin(福明,苯乙双胍类降糖药),又称"甲福明",商品名有"格华止(Glucophage)"。 【类】口服降糖药;双胍类 【药】目前唯一使用的双胍类降糖药,直接促进葡萄糖无氧酵解,增加组织对糖的摄取和利用,作用较苯乙双胍弱,但副作用少,与磺酰脲类相比,不刺激胰岛素分泌,低血糖风险小,用于 2 型糖尿病,尤适于肥胖患者。 【联】苯乙双胍 phenformin;格列美脲 glimepiride 【量】口服,一次 0.25~0.5g,一日 2~3 次,日最大剂量不超过 2g。 【禁】心力衰竭、肾功能障碍、急慢性代谢性酸中毒、维生素 B_{12} 或叶酸缺乏未纠正者、接受放射性造影剂 48 小时内、哺乳期妇女禁用。

续表

二氢麦角碱 【X】	dihydroergotoxine[daihaidrəu'ə:gətɔksi:n] 【记】dihydro-(二氢),-ergo-(麦角,ergot,麦角生物碱衍生物),toxine(毒素),商品名有"培磊能(Perenan)"。 【类】麦角生物碱衍生物;改善脑代谢药 【药】四种天然麦角生物碱衍生物的混合物,α 肾上腺受体阻断药,同时具有激动 5-羟色胺(5-HT)、多巴胺(DA)受体作用,用于精神退化、老年痴呆症、脑血管意外及周围血管疾病等。 【联】双氢麦角胺 dihydroergotamine;奥拉西坦 oxiracetam 【量】口服,一次 1～2mg,一日 2～3 次;肌内注射或静脉滴注,一次 0.15～0.3mg,一日 1～2 次。 【禁】严重心脏病特别是心动过缓患者、有直立性低血压或低血压病史、严重肝功能不全、孕妇及哺乳期妇女禁用。

第6单元：F

伐地那非 【B】	vardenafil[ˈvaːdinæfil] 【记】varden(音"伐地那"),-afil(非,5-PDE 抑制剂),商品名有"艾力达(Levitra)"。 【类】勃起功能障碍用药;5型磷酸二酯酶(PDE-5)抑制剂 【药】选择性 PED-5 抑制剂,作用同西地那非,能增加性刺激作用下海绵体局部内源性一氧化氮的释放,引起血管扩张而充血勃起,口服吸收迅速,但生物利用度较低(约15%),用于治疗男性勃起功能障碍。 【联】西地那非 sildenafil;他达拉非 tadalafil 【量】口服,一次10mg,在性交之前25～60分钟服用,最大推荐剂量是每日20mg。 【禁】禁与硝酸盐类或一氧化氮供体类药物合用,禁与强效 CYP3A4 抑制剂(如茚地那韦等)合用。
伐尼克兰 【C】	varenicline[vərinəˈclain] 【记】vare(音"伐"),-nicline(尼克兰,N受体激动剂),商品名有"畅沛(Champix)"。 【类】戒烟药;交感神经兴奋剂 【药】新型戒烟药,作用机制与尼古丁类似,能选择性与N受体亚型结合产生激动作用,激活吸烟强化-奖赏作用的潜在神经机制,作用较缓和,缓解吸烟者对尼古丁的渴求和戒断症状,用于成人戒烟辅助治疗。 【联】尼古丁 nicotine;阿替克林 altinicline 【量】口服,一次0.5～1mg,一日2次,疗程12周。 【禁】非吸烟者禁用。

续表

法罗培南	faropenem[fərəu'pinəm] 【记】faro(音"法罗",furanyl 呋喃基),-penem(培南,青霉素烯类),商品名有"君迪""Farom"。 【类】碳青霉烯类抗生素 【药】作用机制及抗菌谱与亚胺培南类似,对广谱 β-内酰胺酶稳定,耐酸,是目前唯一口服有效的碳青霉烯类药,对厌氧菌作用强,对铜绿假单胞菌无效,用于皮肤及软组织、呼吸及泌尿系统等部位的敏感菌感染。 【联】亚胺培南 imipenem;美罗培南 meropenem;比阿培南 biapenem 【量】口服,一次 150~300mg,一日 3 次。 【禁】对本品过敏者禁用。
法莫替丁 【B】 【基】 【OTC】	famotidine[fæ'məutaidi:n] 【记】famo(音"法莫",sulfamide 磺酰胺),-tidine(替丁,西咪替丁衍生物),商品名有"高舒达(Gaster)"。 【类】抗胃溃疡药;组胺 H_2受体拮抗剂 【药】非咪唑类强效组胺 H_2受体拮抗剂,磺胺类药,抑制胃酸分泌作用较西咪替丁强,作用时间持久,与雷尼替丁相当,不影响细胞色素 P450 酶作用,药物相互作用少,用于胃酸过多所致的胃痛、胃灼热等症状。 【联】西咪替丁 cimetidine;雷尼替丁 ranitidine 【量】口服,一次 20mg,一日 2 次,4~6 周为一疗程;静脉滴注,一次 20mg,一日 2 次,疗程 5 天。 【禁】严重肾功能不全者及孕妇、哺乳期妇女禁用。
泛癸利酮	ubidecarenone[jubə'dekærinəun] 【记】ubi(ubiquitous,广泛的),deca-(癸,十个),renone(利酮,环状内酯型衍生物),又称"辅酶 Q_{10}",商品名有"能气朗"。 【类】辅酶类;维生素类

续表

泛癸利酮	【药】人体重要的抗氧化剂,能促进氧化磷酸化反应和保护生物膜完整性,为细胞呼吸和代谢的激活剂,可作为非特异性免疫增强剂,用于心力衰竭、冠心病、高血压、心律失常等心血管系统疾病的辅助治疗。 【联】泛醌 ubiquinone(即辅酶 Q);泛喹酮 phanquinone(抗阿米巴虫药) 【量】口服,一次 10mg,一日 3 次,餐后服用。 【禁】对本品过敏者禁用。
泛昔洛韦 【B】 【L3】	famciclovir[fæmsiˈkləuviə] 【记】fam(音"泛"),-cyclovir(昔洛韦,阿昔洛韦类抗病毒药),商品名有"丽珠风""Famvir"。 【类】抗病毒药 【药】鸟嘌呤核苷类抗病毒药,作用机制与阿昔洛韦类似,抑制病毒 DNA 聚合酶,阻断病毒复制,为喷昔洛韦的前体药物,口服生物利用度较高(75%~77%),用于带状疱疹、单纯疱疹病毒所致的多种感染。 【联】喷昔洛韦 penciclovir;更昔洛韦 ganciclovir;伐昔洛韦 valaciclovir 【量】口服,一次 250mg,一日 3 次,疗程为 5~7 天。 【禁】对本品及喷昔洛韦过敏者禁用。
放线菌素 D 【D】	dactinomycin[ˌdæktinəuˈmaisin] 【记】dactino(actino-,放线、放射),-mycin(霉素,抗生素类),又称"更生霉素""Actinomycin D"。 【类】细胞毒性药;抗肿瘤抗生素 【药】主要抑制 RNA 聚合酶活性,干扰细胞转录过程从而抑制 mRNA 合成,为细胞周期非特异性抗肿瘤药,抗瘤谱较窄,对霍奇金病及神经母细胞瘤疗效突出,用于肾母细胞瘤、绒毛膜上皮癌等。 【联】博来霉素 bleomycin;达托霉素 daptomycin 【量】静脉注射,一次 200~400μg,一日 1 次。 【禁】严重骨髓抑制、严重肝肾功能不全、妊娠及哺乳期妇女禁用。

F

续表

非布司他 【C】 【L3】	febuxostat[febuːksəˈstæt] 【记】febuxo(音"非布",fe,phenyl 苯,buxo,butoxy 丁氧基)-stat(司他,酶抑制剂),商品名有"优立通""Uloric"。 【类】抗痛风药;黄嘌呤氧化酶(XO)抑制剂 【药】继别嘌醇之后的第二个 XO 抑制剂降尿酸药,具有非嘌呤结构,作用与别嘌醇类似,抑制尿酸合成为主,但不影响嘌呤和嘧啶合成及代谢过程中的其他酶,副作用较少,用于有痛风症状高尿酸血症的长期治疗。 【联】别嘌醇 allopurinol;苯溴马隆 benzbromarone 【量】口服,一次 40～80mg,一日 1 次。 【禁】正在接受硫唑嘌呤、巯嘌呤或茶碱治疗的患者禁用。
非格司亭 【C】	filgrastim[filˈgraːstim] 【记】fi(音"非"),-grastim(格司亭,粒细胞集落刺激因子),又称"重组人粒细胞集落刺激因子(rhG-CSF)",商品名有"惠尔血(Gran)"。 【类】免疫调节药;粒细胞集落刺激因子(G-CSF) 【药】首个 FDA 批准的基因重组技术生产的 G-CSF,是调节骨髓中粒系造血的主要细胞因子之一,能促进造血母细胞的增殖分化,提高外周血中性粒细胞的数量和功能,用于各种原因导致的中性粒细胞减少症。 【联】来格司亭 lenograstim;沙格司亭 sargramostim 【量】静脉滴注或皮下注射,一次 100～500μg,一日 1 次。 【禁】严重肝肾心肺功能障碍者、骨髓中幼稚细胞未显著减少或外周血中检出幼稚粒细胞的髓性白血病患者禁用。
非那雄胺 【X】 【L5】	finasteride[fiˈnæstəraid] 【记】fin(音"非那"),-asteride(雄胺,5α-还原酶抑制剂),商品名有"保列治(Proscar)"。 【类】雄激素拮抗剂;5α-还原酶抑制剂 【药】5α-还原酶抑制剂,自身没有激素样作用,能阻断睾酮代谢为作用更强的双氢睾酮(DHT),减少血清 DHT 含量,降低雄激素样作用,用于良性前列腺增生症(BPH)和男性型脱发治疗。

续表

非那雄胺 【X】 【L5】	【联】度他雄胺 dutasteride;爱普列特 epristeride 【量】口服,一次 1mg(治疗脱发,连续用药 3 个月或更长时间)或 5mg(治疗 BPH,6 个月为一疗程),一日 1 次。 【禁】怀孕和可能怀孕的妇女禁用;本品不适用于妇女和儿童。
非诺贝特 【C】 【L3】	fenofibrate[fenəu'faibreit] 【记】feno(音"非诺",phenoxy 苯氧基),-fibrate(贝特,氯贝丁酯衍生物),商品名有"力平之(Lipanthyl)"。 【类】调节血脂药 【药】作用与氯贝丁酯类似,在体内代谢成非诺贝特酸而起降血脂作用,作用较氯贝丁酯强,副作用较少,耐受性好,口服生物利用度高(60%~90%),半衰期较长(20 小时),用于治疗高甘油三酯血症和高胆固醇血症。 【联】吉非罗齐 gemfibrozil;苯扎贝特 bezafibrate;氯贝丁酯 clofibrate 【量】口服,一次 200mg,一日 1 次。 【禁】肝肾功能不全、儿童、妊娠期及哺乳期妇女禁用;禁止与其他贝特类或与之结构相似的药物(尤其是酮洛芬)合用。
非索非那定 【C】	fexofenadine[feksəu'fenædi:n] 【记】fexo(音"非索"),fenadine(非那定,特非那定类似物),商品名有"阿特拉(Raltiva)"。 【类】抗过敏药;第二代抗组胺药 【药】第二代组胺 H_1 受体拮抗剂,是特非那定的羧基化活性代谢物,选择性地阻断 H_1 受体,具有更强的抗组胺作用,中枢副作用及心脏毒性均较小,口服起效快且作用持久,用于变应性鼻炎和慢性特发性荨麻疹的治疗。 【联】特非那定 terfenadine;西替利嗪 cetirizine;氯雷他定 loratadine 【量】口服,一次 60mg,一日 2 次。 【禁】对本品过敏者禁用。

续表

芬布芬	fenbufen[fen'bju:fən] 【记】fen(phenyl，苯，苯基)，-bufen(布芬，芳基丁酸衍生物)，又称"苯布芬"，商品名有"Lederfen""Bufemid"。 【类】NSAIDs 【药】丙酸类/异丁芬酸类衍生物，长效非甾体抗炎止痛药，在体内代谢为联苯乙酯后抑制环加氧酶，作用较吲哚美辛弱，但毒性小，胃肠道不良反应较轻，用于关节炎、强直性脊椎炎、痛风及其他轻中度疼痛等治疗。 【联】布洛芬 ibuprofen；吲哚布芬 indobufen；异丁芬酸 ibufenac 【量】口服，一次 300～600mg，一日 1～2 次，日剂量不超过 900mg。 【禁】活动性或既往曾复发消化道溃疡/出血、阿司匹林引起哮喘或过敏者、严重心肝肾功能损害、冠状动脉搭桥手术(CABG)围手术期止痛禁用。
芬太尼 【C】 【L2】 【基】 【麻】	fentanyl['fentənil] 【记】根据哌替啶结构合成的苯乙基(phenylethyl)哌啶衍生物，商品名有"多瑞吉(Durogesic)"。 【类】麻醉性镇痛药 【药】合成短效麻醉性镇痛药，阿片受体激动剂，作用较哌替啶、吗啡强，且其代谢物无神经毒性，静脉注射给药作用时间维持短(小于 2 小时)，用于复合麻醉中镇痛、麻醉诱导和维持，贴剂用于中重度慢性疼痛及癌痛。 【联】哌替啶 pethidine；阿芬太尼 alfentanil；瑞芬太尼 remifentanil 【量】静脉注射，一次 0.1～5.0μg/kg；贴剂，每 72 小时更换 1 次。 【禁】支气管哮喘、呼吸抑制、重症肌无力、使用单胺氧化酶抑制剂停药不超过 2 周患者禁用；贴片禁用于急性和术后疼痛。

续表

酚磺乙胺	etamsylate[i'təmsileit] 【记】etam(ethamine 乙胺),msylate(mesylate,甲磺酸盐或酯),商品名有"止血敏(Dicynone)"。 【类】促凝血药 【药】苯磺酸衍生物类促凝血药,能使血小板数量增加,增强血小板凝集,促进凝血活性物质释放,产生止血作用,作用快速,一次给药作用可维持 4~6 小时,用于防治手术出血,也用于肠道出血、脑出血和泌尿道出血等。 【联】氨甲苯酸 aminomethylbenzoic acid;氨甲环酸 tranexamic acid 【量】肌内或静脉注射,一次 250~500mg,一日 2~3 次。 【禁】对本品过敏者禁用。
酚妥拉明 【C】 【基】	phentolamine[fen'tələmi:n] 【记】phentol(苯酚 phenol),amine(胺),氨基苯酚衍生物,商品名有"瑞支亭(Regitine)"。 【类】α 受体阻断药 【药】短效的非选择性 α 受体阻断药,具有舒张血管平滑肌、直接扩张血管、兴奋心脏、拟胆碱效应等广泛药理作用,口服生物利用度低,用于治疗周围血管疾病、男性勃起功能障碍、嗜铬细胞瘤的诊断等。 【联】妥拉唑林 tolazoline;酚苄明 phenoxybenzamine 【量】口服,一次 40~80mg,一日 1 次;静脉注射或滴注,一次 2.5~10mg。 【禁】低血压、严重动脉硬化者、严重肝肾功能不全、胃炎或胃溃疡患者、冠心病、心绞痛、心肌梗死及其他心脏器质性损害患者禁用。
奋乃静 【L3】 【基】	perphenazine[pə:'fenəzi:n] 【记】per(哌嗪 piperazine),phenazine(吩嗪,phenothiazine 吩噻嗪),又称"羟哌氯丙嗪",商品名有"Trilafon"。 【类】吩噻嗪类抗精神病药

续表

奋乃静 【L3】 【基】	【药】氯丙嗪衍生物,抗精神病作用、镇吐作用较强,而镇静作用较弱,毒性较低,对多巴胺受体的作用与氯丙嗪相同,锥体外系不良反应较明显,用于精神分裂症和其他精神障碍,也用于治疗恶心、呕吐、呃逆等症。 【联】氯丙嗪 chloropromazine;氟奋乃静 fluphenazine;硫利达嗪 thioridazine 【量】口服,一次 2~4mg,一日 2~3 次,从小剂量开始,逐渐增至常用量一日 20~60mg。 【禁】肝功能不全者、血液病、骨髓抑制、青光眼患者、帕金森病及帕金森综合征患者禁用。
夫西地酸	fusidic acid[fjuːˈsidik ˈæsid] 【记】从梭链孢属(*Fusidium*)真菌培养液中分离的具有甾体结构的抗生素,又称"甾酸霉素",商品名有"立思丁(Fucidin)"。 【类】其他类抗生素 【药】唯一具有甾体结构的抗生素,作用于细菌核糖体抑制蛋白质合成而起杀菌作用,对多数 G^+ 菌有效,分子量小,脂溶性高,组织分布广,无交叉耐药性,用于敏感菌引起的皮肤、骨关节及心内膜感染等。 【联】磷霉素 fosfomycin;莫匹罗星 mupirocin 【量】静脉滴注,一次 500mg,一日 3 次;外用,一日 2~3 次,7 天为一疗程。 【禁】禁与他汀类药物联合使用。
呋喃硫胺 【OTC】	fursultiamine[fəːˈsʌlʃiəmiːn] 【记】fur(furanyl 呋喃基),sul(sulf-硫,含硫的),tiamine(thiamine 硫胺,即维生素 B_1),又称"长效维生素 B_1"。 【类】维生素 B 属药 【药】维生素 B_1 衍生物,脂溶性较高,在体内转化为活性硫胺,维持正常糖代谢及神经、消化功能,不易分解失活,组织分布广,维持时间长且毒性低,用于维生素 B_1 缺乏的脚

续表

呋喃硫胺 【OTC】	气病、周围神经炎及消化不良等的辅助治疗。 【联】维生素 B_1(即硫胺)vitmine B_1;烟酰胺 nicotinamide 【量】口服,一次 25～50mg,一日 3 次;肌内注射,一日 20～40mg。 【禁】对本品过敏者禁用。
呋喃西林 【C】	nitrofural[naitrə'fjurəl] 【记】nitro-(硝基),furan(furanyl 呋喃基),注意与西林类(青霉素类)区分,呋喃西林曾被誉为合成抗菌药物中的“青霉素”,又称“furacillin”“nitrofurazone”。 【类】消毒防腐药;合成抗菌药;硝基呋喃类 【药】首个硝基呋喃类合成抗菌药,干扰细菌糖代谢和氧化酶系统而发挥抑菌作用,抗菌谱广,但不良反应较多,仅供局部应用作消毒防腐药,用于化脓性皮炎、烧伤、溃疡等皮肤及黏膜感染。 【联】呋喃妥因 nitrofurantoin;呋喃唑酮 furazolidone 【量】外用涂敷或冲洗,常用溶液浓度 0.01%～0.02%,一日 1～2 次。 【禁】对本品过敏者禁用。
呋喃唑酮 【C】 【L2/L4】	furazolidone[fju:rə'zɔlidəun] 【记】fura(furanyl 呋喃基),azolidone(oxazolidinone 同-ezolid,噁唑烷酮类抗菌药),商品名有“痢特灵”。 【类】合成抗菌药;硝基呋喃类 【药】硝基呋喃类合成抗菌药,作用机制与呋喃西林类似,但口服吸收较少(5%),主要由粪便排泄,在肠道中起作用,用于细菌性痢疾、肠炎、伤寒、滴虫病等,也可与制酸药等合用于幽门螺杆菌所致的胃窦炎。 【联】呋喃妥因 nitrofurantoin;呋喃西林 nitrofural;利奈唑胺 linezolid 【量】口服,一次 100mg,一日 3～4 次,症状消失后再服用 2 天。 【禁】新生儿、妊娠期及哺乳期妇女禁用。

续表

呋塞米 【C】 【L3】 【基】	furosemide[fju'rəusəmaid] 【记】furo(furanyl 呋喃基),-semide(塞米,呋塞米衍生物),商品名有"速尿(Lasix)"。 【类】高效利尿药;袢利尿药 【药】高效袢利尿药,通过抑制肾小管髓袢厚壁端对 Na^+、Cl^- 的重吸收,增加 NaCl 和水的排出,起效快,作用维持时间短,长期使用应注意补充钾盐,用于各种水肿性疾病、高血压、高钾及高钙血症等。 【联】托拉塞米 torasemide;布美他尼 bumetanide 【量】口服,一次 20~40mg,一日 3 次;静脉注射,一次 20~80mg,必要时重复给药。 【禁】对磺胺药及噻嗪类利尿药过敏者、妊娠三个月以内孕妇、低钾血症、肝性脑病等患者禁用。
伏格列波糖	voglibose[vɔg'libəus] 【记】vo(音"伏"),gli-(格列,降糖药),bose(波糖,阿卡波糖衍生物),商品名有"倍欣(Basen)"。 【类】口服降糖药;α-葡萄糖苷酶抑制剂 【药】α-葡萄糖苷酶抑制剂,在肠道内抑制多糖分解单糖,延迟糖分消化和吸收,疗效与阿卡波糖相当,腹痛、腹泻副作用较少,用于饮食及运动疗法效果不佳的糖尿病患者餐后高血糖控制。 【联】阿卡波糖 acarbose;罗格列酮 pioglitazone;米格列醇 miglitol 【量】口服,一次 0.2~0.3mg,一日 3 次,需餐前口服,服药后即刻进餐。 【禁】严重酮症酸中毒、糖尿病昏迷、严重感染、手术前后或严重创伤的患者禁用。
伏立康唑 【D】 【L3】	voriconazole[vəuri'kɔnəzəul] 【记】vori(音"伏立"),-conazole(康唑,咪康唑类衍生物),商品名有"威凡(Vfend)"。 【类】深部抗真菌药

续表

伏立康唑 【D】 【L3】	【药】广谱三唑类抗真菌药,作用机制类似氟康唑,能阻断真菌中由细胞色素 P450 介导的 14α-固醇去甲基化,抑制麦角固醇的合成,抗真菌作用强,耐药较少,生物利用度高(96%),用于曲霉病、假丝酵母等引起的严重侵袭性感染。 【联】氟康唑 fluconazole;伊曲康唑 itraconazole;两性霉素 B amphotericin B 【量】口服,一次 100~300mg,一日 2 次,首剂量加倍,餐前或者餐后 1 小时后服用;静脉滴注,一次 200~400mg,一日 2 次。 【禁】妊娠期、哺乳期妇女禁用;禁止与 CYP3A4 底物(如特非那定、阿司咪唑、西沙必利、匹莫齐特或奎尼丁等)合用。
氟胞嘧啶 【C】 【L4】	flucytosine[fluˈsaitəusiːn] 【记】flu-(氟,含氟的),cystosine(胞嘧啶),又称"5-FC",商品名有"Ancobon"。 【类】抗真菌药;抗深部真菌药 【药】抗深部真菌药,阻碍尿嘧啶进入真菌的核糖核酸中,阻断真菌核酸合成,单用效果不如两性霉素 B 且易耐药,常与两性霉素 B 合用,长期使用易引起血象改变、骨髓抑制,用于白色念珠菌及新生隐球菌等真菌感染。 【联】氟尿嘧啶 fluorouracil;两性霉素 B amphotericin B 【量】口服,一次 1000~1500mg,一日 3~4 次;静脉注射,一次 25~50mg/kg,一日 2~3 次。 【禁】严重肾功能不全者、严重肝病患者禁用。
氟比洛芬 【B/C】 【L2】	flurbiprofen[fluəˈbiprəfen] 【记】flur(氟,含氟的),bi(音"比",biphenyl 二苯基),-profen(洛芬,布洛芬衍生物,抗炎止痛药),商品名有"凯纷""Froben"。 【类】非甾体抗炎药(NSAIDs)

F

续表

<table>
<tr><td>氟比洛芬
【B/C】
【L2】</td><td>【药】丙酸类衍生物，作用机制同布洛芬，通过抑制环加氧酶发挥解热、镇痛、抗炎作用，口服生物利用度高（96%），作用强且起效快，用于风湿性关节炎、术后及各种癌症疼痛等。
【联】布洛芬 ibuprofen；酮咯酸 ketorolac；芬布芬 fenbufen
【量】口服，一日 200～300mg，分 2～4 次服用；静脉滴注，一次 50～100mg，一日 1～2 次。日剂量通常不超过 300mg。
【禁】有活动性或既往曾复发消化道溃疡/出血、重度心力衰竭、高血压、严重肝肾及血液系统功能障碍等患者禁用。</td></tr>
<tr><td>氟伐他汀
【X】
【L3】</td><td>fluvastatin[fluːˈvaːstætin]
【记】flu-（氟，含氟的），-vastatin（伐他汀，HMG-CoA 还原酶抑制剂），商品名有“来适可（Lescol）”。
【类】降血脂药；羟甲戊二酰辅酶 A（HMG-CoA）还原酶抑制剂
【药】作用及机制同洛伐他汀，同时具有直接抑制动脉平滑肌细胞增殖，延缓内膜增厚的功能，口服吸收迅速且完全，首过效应明显，生物利用度 24%～29%，用于饮食控制无效的原发性高胆固醇血症。
【联】洛伐他汀 lovastatin；阿托伐他汀 atorvastatin；普伐他汀 pravastatin
【量】口服，一次 20mg，一日 1 次，晚餐时或睡前服用。
【禁】活动性肝病或持续的不能解释的转氨酶升高、怀孕和哺乳期妇女以及未采取可靠避孕措施的育龄妇女禁用。</td></tr>
<tr><td>氟伏沙明
【C】</td><td>fluvoxamine[fluˈvɔksəmiːn]
【记】fluv（氟，含氟的），oxamine（沙明，同-oxetine 西汀，氟西汀类抗抑郁药），商品名有“兰释（Luvox）”。
【类】抗抑郁药；选择性 5-羟色胺再摄取抑制剂（SSRI）
【药】氟西汀的衍生物，作用机制和适应证与氟西汀类似，抑制脑神经细胞对 5-羟色胺（5-HT）的再摄取，不影响其</td></tr>
</table>

F

续表

氟伏沙明 【C】	他神经递质活性,副作用小,口服吸收快而完全,用于抑郁症及相关症状和强迫症的治疗。 【联】氟西汀 fluoxetine;西酞普兰 citalopram;舍曲林 sertraline;帕罗西汀 paroxetine 【量】口服,一次 50～100mg,一日 1 次,最大剂量一日不超过 300mg。 【禁】禁与替扎尼定、硫利达嗪、阿洛司琼、匹莫齐特和单胺氧化酶抑制剂(MAIOs)合用。
氟桂利嗪 【C】 【L4】 【基】	flunarizine[flu'nærizi:n] 【记】flu-(氟,含氟的),na(cinnamyl 肉桂基,苯丙烯基),-rizine(利嗪,二甲基哌嗪衍生物),商品名有"西比灵(Sibelium)"。 【类】抗惊厥药;钙通道阻滞剂 【药】桂利嗪衍生物,作用与桂利嗪类似,对脑血管的选择性扩张作用较好,能防止神经细胞阵发性去极化及放电紊乱,对心血管作用弱,故对血压、心率的影响小,用于防治偏头痛及前庭功能紊乱引起的眩晕症等。 【联】桂利嗪 cinnarizine;桂哌齐特 cinepazide;西替利嗪 cetirizine 【量】口服,一次 5～10mg,一日 1～2 次。 【禁】有抑郁症病史、帕金森病或其他锥体外系疾病症状、急性脑出血性疾病、妊娠及哺乳期妇女禁用。
氟康唑 【C】 【L2】 【基】	fluconazole[flu'kɔnəzəul] 【记】flu-(氟,含氟的),-conazole(康唑,咪康唑类衍生物),商品名有"大扶康(Diflucan)"。 【类】抗真菌药;三唑类 【药】氟代三唑类广谱抗真菌药,作用机制与酮康唑、克霉唑相似,选择性干扰真菌细胞色素 P450 活性,抑制其细胞膜麦角固醇生物合成,体内抗菌活性更高,分布广,用于敏感菌引起的各种深部真菌感染。

续表

氟康唑 【C】 【L2】 【基】	【联】联苯苄唑 bifonazole;酮康唑 ketoconazole;伏立康唑 voriconazole 【量】口服,一次 50～200mg,一日 1 次;静脉滴注,一次 50～400mg,一日 1 次。 【禁】禁止同时服用延长 QT 间期和经过 CYP3A4 酶代谢的药物,如西沙必利、阿司咪唑、匹莫齐特、奎尼丁等。
氟马西尼 【C】 【基】	flumazenil[flu:ˈma:zənil] 【记】flu-(氟,含氟的),m(methyl 甲基),-azenil(西尼,苯二氮䓬受体拮抗剂),商品名有"安易醒(Anexate)"。 【类】苯二氮䓬(BZD)类药中毒解救剂 【药】强效 BZD 受体拮抗剂,作用于中枢 BZD 受体,能逆转过量地西泮、艾司唑仑等 BZD 类药物及佐匹克隆等非 BZD 类药物的中枢抑制作用,用于 BZD 类药物中毒解救,也可用于乙醇中毒解救。 【联】溴他西尼 bretazenil;纳洛酮 naloxone 【量】静脉注射,一次 0.1～0.2mg,必要时重复给药。 【禁】妊娠头三个月孕妇、麻醉后肌松剂作用尚未消失的患者及严重抗抑郁剂中毒者禁用。
氟尿嘧啶 【D】 【L4】 【基】	fluorouracil[ˌfluərəuˈjuərəsil] 【记】fluoro-(氟,含氟的),-uracil(尿嘧啶),又称"5-氟尿嘧啶(5-FU)",商品名有"菲士康""Adrucil"。 【类】抗肿瘤药;抗代谢药 【药】首个根据设计合成的抗代谢药,需经过酶转化为 5-氟脱氧尿嘧啶核苷酸,抑制胸腺嘧啶和谷氨酸合成酶而抑制 DAN 的合成,对 RNA 的合成也有一定抑制作用,用于消化道肿瘤、乳腺癌、原发性肝癌等多种癌症治疗。 【联】替加氟 tegafur;卡莫氟 carmofur;氟胞嘧啶 flucytosine 【量】口服,一次 20～40mg,一日 2 次;静脉滴注,一次 250～500mg,一日或隔日 1～2 次。 【禁】伴发水痘或带状疱疹者、骨髓抑制者、妊娠及哺乳期妇女禁用。

续表

氟哌啶醇 【C】 【L3】 【基】	haloperidol[hæləu'peridɔl] 【记】halo-(卤,卤盐的),-peridol(哌利多或哌啶醇,抗精神病药)。商品名有"哈力多(Haridol-D)"。 【类】抗精神病药 【药】属丁酰苯类抗精神药,作用机制类似氟哌利多,阻断锥体外系DA作用较强,抗幻想和躁动效果较好,用于急慢性各型精神分裂症、躁狂症、抽动秽语综合征,也可用于镇静、止吐。 【联】氟哌利多 droperidol;利培酮 risperidone;苯哌利多 benperidol 【量】肌内或静脉滴注,一次5~30mg,一日2~3次;口服,一次2~4mg,一日2~3次。 【禁】基底神经节病变、帕金森病、帕金森综合征、严重中枢神经抑制状态者、骨髓抑制、青光眼、重症肌无力、妊娠期妇女禁用。
氟哌利多 【C】 【L3】	droperidol[drəu'peridɔl] 【记】dro(tetrahydro,四氢),-peridol(哌利多,氟哌啶醇衍生物),商品名有"氟哌啶""Inapsine"。 【类】典型性抗精神病药 【药】丁酰苯类抗精神病药,能阻断脑内多巴胺(DA)受体,并可促进脑内DA的转化,其特点是体内代谢快,作用维持时间短,还兼有安定和增强镇痛作用,用于精神分裂症和躁狂症兴奋状态及神经安定镇痛术。 【联】氟哌啶醇 haloperidol;五氟利多 penfluridol 【量】肌内注射,一次5~15mg,一日1~2次。 【禁】帕金森病史者、严重神经抑制、抑郁症、嗜铬细胞瘤、重症肌无力、基底神经节病变等禁用。
氟哌噻吨 【C】	flupentixol[flu'pintiksɔl] 【记】flu-(氟,含氟的),pen(音"哌",哌啶),-tixol(噻吨醇,-thixene 噻吨衍生物类),商品名有"孚岚素(Fluanxol)"。 【类】抗精神病药;硫杂蒽类

续表

氟哌噻吨 【C】	【药】作用与吩噻嗪类似,对多巴胺 D_1、D_2 受体均有阻断作用的长效抗精神病药,抗精神病作用较强,镇静作用较弱,小剂量具有抗焦虑、抗抑郁作用,用于各种急慢性精神分裂症及抑郁或焦虑症状。 【联】替奥噻吨 thiothixene;氟哌啶醇 haloperidol 【量】口服:用于精神病,一次 5~20mg,一日 1 次;用于抑郁性神经症,一次 1mg,一日 2 次。 【禁】昏迷状态、骨髓抑制、过度兴奋和过度活动的患者、严重肝肾损伤、孕妇及哺乳期妇女禁用。
氟轻松 【C】 【基】	fluocinonide[fluə'sinəunaid] 【记】fluo-(氟,含氟的),cin,-onide(奈德,缩醛类衍生物),又称"氟西奈德",商品名有"肤轻松""Topactin"。 【类】外用糖皮质激素类药 【药】合成的强效外用激素,皮肤渗透性好,可使皮肤毛细血管收缩,抑制表皮细胞增殖,稳定细胞内溶酶体膜,减少炎性渗出,具有抗炎、抗过敏作用,止痒作用较好,不良反应小,用于各种非感染性炎性皮肤病。 【联】氟氢可的松 fludrocortisone;哈西奈德 halcinonide;布地奈德 budesonide 【量】局部外用,一日 2~4 次。 【禁】细菌性、真菌性或病毒性感染(如水痘等)禁用。
氟他胺 【D】	flutamide['flutəmaid] 【记】flut(fluoromethyl 氟甲基的),amide(酰胺),-lutamide(氟他胺类抗雄激素药),商品名有"福至尔(Fugerel)"。 【类】抗肿瘤药;雄激素受体拮抗剂 【药】合成的非甾体雄激素受体拮抗剂,竞争性抑制双氢睾酮与雄激素受体结合,抑制靶组织摄取雄激素,起到抗雄激素作用,无其他性激素样活性,常与促黄体素释放激素类药合用,用于前列腺癌治疗。

续表

氟他胺 【D】	【联】比卡鲁胺 bicalutamide;非那雄胺 finasteride;阿比特龙 abiraterone 【量】口服,一次 250mg,一日 3 次。 【禁】严重肝病患者禁用。
氟替卡松 【C】 【L3】	fluticasone[flu'tikəsəun] 【记】flu-(氟,含氟的),ti(tri-三,三倍的),casone(卡松,可的松衍生物),商品名有"克廷肤(Cutivate)""辅舒良(Flixonase)"。 【类】局部用糖皮质激素类药 【药】局部用的合成糖皮质激素,作用与氟米松、氟米龙等类似,亲脂性较强,全身性吸收少,具有强效的局部抗炎、抗过敏作用,用于防治变应性鼻炎、各种皮炎及预防哮喘发作。 【联】可的松 cortisone;氟米松 flumetasone;卤米松 halometasone 【量】吸入或喷鼻,一次 100~500μg,一日 1~2 次;外用,一日 1~2 次。 【禁】寻常痤疮,酒渣鼻,口周皮炎、病毒、真菌或细菌感染,1 岁以下婴儿的皮肤病(包括皮炎和尿布疹),肛周及外阴瘙痒禁用。
氟西汀 【C】 【L2】	fluoxetine[flu'ɔksəti:n] 【记】flu-(氟,含氟的),-oxetine(西汀,氟西汀类抗抑郁药),商品名有"百忧解(Prozac)"。 【类】抗抑郁药;选择性 5-羟色胺再摄取抑制剂(SSRI) 【药】首个 SSRI 药,抑制脑神经细胞对 5-羟色胺(5-HT)再摄取,不影响去甲肾上腺素(NA)再摄取,无兴奋或镇静作用,无抗胆碱、抗组胺作用,对心血管系统影响小,用于治疗各类抑郁症和强迫症。 【联】舍曲林 sertraline;帕罗西汀 paroxetine;西酞普兰 citalopram

续表

氟西汀 【C】 【L2】	【量】口服,一次 20～60mg,一日 1 次,最大推荐剂量每日 80mg。 【禁】禁止与单胺氧化酶抑制剂(MAOIs)类药物合用;哺乳期妇女禁用。
福莫特罗 【C】 【L3】	formoterol[fɔːˈməutərɔl] 【记】formo(formic 甲酸的),-terol(特罗,苯乙胺类支气管扩张药),商品名有"安通克(Atock)""奥克斯都保(Oxis-Turbuhaler)"。 【类】抗哮喘药;长效 β_2 受体激动剂(LABAs) 【药】长效选择性 β_2 受体激动剂,作用机制与沙丁胺醇类似,选择性激动支气管 β_2 受体使其扩张,作用维持时间长(达 12 小时),常与皮质激素联合,用于防治支气管哮喘及慢性支气管炎、肺气肿等疾病。 【联】沙丁胺醇 salbutamol;克仑特罗 clenbuterol;沙美特罗 salmeterol 【量】吸入,一次 30～60μg,一日 1～2 次;口服,一次 40～80μg,一日 2 次。 【禁】心动过速性心肌病患者禁用。
福辛普利 【C/D】 【L3/L4】	fosinopril[fəuˈsinəpril] 【记】fosino(phosphinic 次膦酸的),-pril(普利,ACEI 类降压药),商品名有"蒙诺(Monopril)"。 【类】降压药;血管紧张素转化酶抑制剂(ACEI) 【药】强效、长效 ACEI,作用机制与依那普利类似,在体内转化为福辛普利拉起作用,对心脑血管紧张素转化酶(ACE)抑制作用强,对肾脏 ACE 抑制弱,肝肾双通道排泄,用于高血压和心力衰竭,尤适于肝肾功能减退及老年患者。 【联】依那普利 enalapril;卡托普利 captopril;赖诺普利 lisinopril 【量】口服,一次 10～40mg,一日 1 次,最大剂量一日 80mg。 【禁】妊娠期及哺乳期妇女禁用。

第7单元：G

钆喷酸	gadopentetic acid[gædəu'pentətik 'æsid]
【C】 【L2】	【记】gado-(gadolinium 钆，含钆造影剂)，pentetate(喷替酸盐或酯)，acid(酸)，商品名有"马根维显(Magnevist)"。 【类】诊断用药；对比剂 【药】具有强顺磁性的非离子型钆螯合物，是首个用于临床的磁共振成像(MRI)造影剂，在低浓度时即能明显改变组织中质子的自旋状态及弛豫性，仅供静脉内给药，用于颅脑、脊髓及全身 MRI 诊断。 【联】钆双胺(即"欧乃影")gadodiamide；碘海醇(即"欧乃派克")iohexol；钆贝酸 gadobenic acid 【量】静脉注射，一次 0.1～0.2ml/kg。 【禁】急性或慢性的严重肾损伤[GFR＜30ml/(min·1.73m^2)]、婴幼儿禁用。
肝素	heparin['hepərin]
【C】 【L1】 【基】	【记】hepar-(hepto-肝，肝脏的)，-in(素，与…相关的)；-parin(肝素，抗凝药)，因最初提取于动物肝脏而得名。 【类】抗凝血药 【药】在体内外均有强大的抗凝作用，可使多种凝血因子灭活，静脉给药后立即起效，作用维持 3～4 小时，过量时可用鱼精蛋白解救，用于防治血栓形成或栓塞性疾病、各型弥散性血管内凝血及体外抗凝等。 【联】依诺肝素 enoxaparin；磺达肝素钠 fondaparinux sodium；鱼精蛋白 protamine

续表

肝素 【C】 【L1】 【基】	【量】静脉或皮下注射,一次 5000~10 000U,必要时重复。 【禁】有自发出血倾向、血液凝固迟缓、创伤或术后渗血、先兆流产或产后出血、消化道溃疡、严重肝肾功能不全、胃肠引流及腰椎留置导管等禁用。
睾酮 【X】 【基】	testosterone[teˈstɔstərəun] 【记】testo(睾,testis 睾丸),-sterone(特龙,睾酮,甾体酮类),商品名有"安特尔(Andriol)"。 【类】雄激素类 【药】主要的内源性雄性激素,男性性器官和第二性征生长及发育必不可少的激素,对蛋白合成、骨骼发育和脂肪分布都有重要影响,用于性腺功能低下的激素补充治疗及精子生成障碍导致的不育症等。 【联】阿比特龙 abiraterone;替勃龙 tibolone 【量】口服,一次 40~60mg,一日 1~2 次;肌内注射,一次 250~500mg,一个月 1 次。 【禁】已确诊或怀疑为前列腺癌或乳腺癌的男性、怀孕妇女禁用。
戈舍瑞林 【X】	goserelin[ˈgəusəˌrelin] 【记】go(gonadotropin 促性腺激素),ser(serini 丝氨酸),-relin(瑞林,垂体激素释放兴奋药),商品名有"诺雷得(Zoladex)"。 【类】抗肿瘤药;促性腺激素释放激素(GnRH)激动剂 【药】人工合成的长效 GnRH 激动剂,作用与亮丙瑞林类似,具有先激动后抑制特点,降低血清睾酮、雌二醇等性激素水平,抑制肿瘤生长,用于前列腺癌、乳腺癌及子宫内膜异位症等。 【联】亮丙瑞林 alarelin;曲普瑞林 triptorelin;戈那瑞林 gonadorelin 【量】皮下注射植入剂,一次 3.6mg,每 28 天 1 次。 【禁】妊娠期及哺乳期妇女禁用。

续表

格列本脲 【C】 【L2】 【基】	glibenclamide[glaiˈbenkləmaid] 【记】gli-(格列,磺酰脲类降血糖药),bencl(音“本”),amide(酰胺,磺酰脲类含酰胺基),商品名有“优降糖”“Euglucan”。 【类】磺酰脲类口服降糖药 【药】第二代磺酰脲类口服降糖药,作用机制与甲苯磺丁脲类似,促进胰岛素的分泌,作用较甲苯磺丁脲强200~250倍,半衰期10小时,维持作用时间长,易致严重低血糖,用于饮食不能控制的轻中度2型糖尿病。 【联】甲苯磺丁脲 tolbutamide;氯磺丙脲 chlorpropamide 【量】口服,一次2.5~25mg,一日2~3次,餐前服用,从小剂量开始使用,一般每日5~10mg,最大用量一日不超过15mg。 【禁】1型糖尿病、伴有应激情况(如酮症酸中毒、昏迷、严重烧伤、感染、外伤等)的2型糖尿病、肝肾功能不全、对磺胺药过敏、白细胞减少的患者禁用。
格列吡嗪 【C】 【L3】 【基】	glipizide[ˈglipəzaid] 【记】gli-(格列,磺酰脲类降血糖药),-pizide(pyrazine 吡嗪),商品名有“瑞易宁(Glucotrol)”。 【类】磺酰脲类口服降糖药 【药】第二代磺脲类口服降糖药,作用机制与甲苯磺丁脲类似,口服吸收快,t_{max} 1~2小时,半衰期2~4小时,维持作用时间约24小时,无明显蓄积,较少引起低血糖反应,用于治疗2型糖尿病。 【联】甲苯磺丁脲 tolbutamide;格列齐特 gliclazide 【量】口服,每日5~10mg,与早餐同服,最大日剂量20mg。 【禁】1型糖尿病、伴或不伴昏迷的糖尿病酮症酸中毒患者禁用。

续表

格列喹酮	gliquidone[ˈglikwidəun] 【记】gli-(格列,磺酰脲类降血糖药),quid(音“喹”,quinolin 喹啉基),-one(酮),商品名有“糖适平(Glurenorm)”。 【类】磺酰脲类口服降糖药 【药】第二代磺脲类口服降糖药,口服吸收较快,t_{max} 2～3 小时,半衰期短(1～2 小时),维持作用时间较短(约 8 小时),95%经肝脏代谢并经胆汁排泄,仅 5%肾脏排泄,用于 2 型糖尿病,尤适于伴有轻中度肾病患者。 【联】格列齐特 gliclazide;格列本脲 glibenclamide 【量】口服,一般日剂量 15～120mg,日剂量 30mg 以内可于早餐前一次服用,更大剂量应分三次,分别于餐前服用,最大日剂量不超过 180mg。 【禁】1 型糖尿病、糖尿病昏迷或昏迷前期、糖尿病合并酸中毒或酮症、妊娠、哺乳期及晚期尿毒症患者禁用。
格列美脲 【C】 【L4】 【基】	glimepiride[glaiˈmepiraid] 【记】gli-(格列,磺酰脲类降血糖药),me(音“美”,methyl 甲基),piride(pyrroline 吡咯啉衍生物),商品名有“亚莫利(Amaryl)”。 【类】磺酰脲类口服降糖药 【药】作用机制与格列本脲类似,但与受体结合及解离速度皆较快,较少引起较重的低血糖反应,同时具有增加葡萄糖摄取的胰岛外作用,半衰期 5～8 小时,口服吸收快且完全,进食对吸收无明显影响,用于 2 型糖尿病。 【联】格列本脲 glibenclamide;甲苯磺丁脲 tolbutamide 【量】口服,一次 1mg,一天 1 次顿服即可,早餐时或第一次主餐时服用,维持剂量 1～4mg,最大推荐剂量一日 6mg。 【禁】1 型糖尿病、糖尿病昏迷、酮症酸中毒、严重的肾脏或肝功能损害、妊娠或哺乳妇女禁用。

续表

格列齐特 【C】 【L3】	gliclazide[ˈglikləzaid] 【记】gli-(格列，磺酰脲类降血糖药)，cl(同 clo-，氯，含氯的)，azide(音"齐特"，叠氮化物)，商品名有"达美康(Diamicron)"。 【类】磺酰脲类口服降糖药 【药】第二代磺酰脲类口服降糖药，作用机制与甲苯磺丁脲类似，促进胰岛素的分泌，半衰期长(10～12 小时)，大部分在肝脏代谢，代谢产物无显著活性，用于饮食不能控制的轻中度 2 型糖尿病。 【联】甲苯磺丁脲 tolbutamide；格列本脲 glibenclamide 【量】口服，一次 40～80mg，一日 2～3 次，餐前服用，一般每日剂量 80～240mg，最大剂量每日不超过 320mg。 【禁】1 型糖尿病、糖尿病昏迷前期、糖尿病酮症酸中毒、严重肝肾功能不全、卟啉症、哺乳期妇女等禁用。
更昔洛韦 【C】 【L3】	ganciclovir[gænˈsaikləuviə] 【记】gan(guanine 鸟嘌呤)，-ciclovir(昔洛韦，阿昔洛韦衍生物)，商品名有"赛美维(Cymevene)"。 【类】抗病毒药 【药】作用机制与药动学特性与阿昔洛韦类似，通过抑制病毒 DNA 聚合酶阻断其复制，抗病毒作用强，组织分布广，口服生物利用度均不高(5%～30%)，用于疱疹病毒感染及防治巨细胞病毒感染的免疫缺陷患者。 【联】阿昔洛韦 aciclovir；泛昔洛韦 famciclovir；伐昔洛韦 valaciclovir 【量】口服，一次 500～1000mg，一日 3 次；静脉滴注，一次 300～500mg，一日 1～2 次。 【禁】对本药和阿昔洛韦过敏者、严重中性粒细胞或血小板减少者禁用。

续表

<table>
<tr><td>谷氨酰胺
【C】</td><td>glutamine[ˈgluːtəmiːn]
【记】gluta(glutamyl 谷酰胺基),-amine(胺,胺类),商品名有“安凯舒”。
【类】营养药;氨基酸类
【药】广泛存在于人体内的一种非必需氨基酸,是氮质主要载体,参与多种营养物质代谢过程,对因氨基酸缺乏造成的胃肠黏膜损伤有保护和修复作用,用于胃肠溃疡、胃炎及创伤或术后补充氨基酸。
【联】谷氨酸 glutamic acid;醋谷胺 aceglutamide;丙氨酰谷氨酰胺 alanyl glutamine
【量】口服,一次 5～10g,一日 3 次,7 天为一疗程。
【禁】严重肝功能不全、严重肾功能不全(肌酐清除率＜25ml/min)禁用。</td></tr>
<tr><td>谷胱甘肽</td><td>glutathione[ˌgluːtəˈθaiəun]
【记】gluta(glutamyl 谷酰胺基),thi-(硫,含硫的),-one(酮),商品名有“阿拓莫兰”“泰特(TAD)”。
【类】解毒药
【药】广泛存在于人体细胞内的,由谷氨酸、半胱氨酸及甘氨酸构成的含巯基(—SH)的三肽化合物,具有抗氧化、解毒、维持免疫及调节代谢等多种作用,用于多种药物及化学物质引起的肝脏损伤、慢性肝炎的保肝治疗等。
【联】硫普罗宁 tiopronin;青霉胺 penicillamine
【量】口服,一次 400mg,一日 3 次,疗程 12 周;静脉或肌内注射,一次 300～600mg,一日 1～2 次。
【禁】对本品成分过敏者应禁用。</td></tr>
<tr><td>骨化三醇
【C】
【L3】</td><td>calcitriol[kælsiˈtriəul]
【记】calci-(维生素 D 类似物,钙相关的),tri-(三,三倍的),-ol(醇或酚),商品名有“罗盖全(Rocaltrol)”。
【类】钙代谢调节药;维生素类药;骨密度保护剂</td></tr>
</table>

续表

骨化三醇 【C】 【L3】	【药】维生素 D_3 的最重要活性代谢产物,促进肠道对钙的吸收并调节骨的矿化,单剂量药理作用可维持 3～5 天,用于肾性骨营养不良、甲状旁腺功能减退、佝偻病及骨质疏松等。 【联】阿法骨化醇 alfacalcidol;卡泊三醇 calcipotriol 【量】口服,一日 0.25～1μg;静脉推注,一次 0.5μg,隔天 1 次。 【禁】高钙血症、维生素 D 中毒患者禁用。
桂利嗪 【C】 【L3】	cinnarizine[siˈnɑːrizin] 【记】cinna(cinnamyl 肉桂基),-rizine(利嗪,哌嗪类抗组胺药),又称"肉桂苯哌嗪",商品名有"脑益嗪"。 【类】抗脑血管病药;抗组胺药;钙通道阻滞剂 【药】具有抗组胺、镇静和阻滞钙通道活性的哌嗪类衍生物,直接扩张血管,改善脑循环及冠脉循环,提高血管血流量,改善代谢,用于脑供血不足、偏头痛的防治及由前庭功能紊乱引起的眩晕症等。 【联】桂哌齐特 cinepazide;氟桂利嗪 flunarizine;西替利嗪 cetirizine 【量】口服,一次 25～50mg,一日 3 次。 【禁】有抑郁症病史、帕金森病或其他锥体外系疾病症状的患者禁用。
桂哌齐特	cinepazide[sainəˈpæzaid] 【记】cine(cinnamyl 肉桂基),pazide(piperazine 哌嗪),商品名有"克林澳"。 【类】血管扩张药;钙离子通道阻滞剂 【药】哌嗪类衍生物,作用机制与桂利嗪类似,主要通过阻止 Ca^{2+} 内流使血管平滑肌松弛,具有镇静和止吐作用,用于改善脑代谢及外周血管疾病症状。因有引起粒细胞缺乏症的报道,在一些国家已退出市场。 【联】桂利嗪 cinnarizine;氟桂利嗪 flunarizine 【量】静脉滴注,一次 320mg,一日 1 次。 【禁】脑出血后止血不完全者、白细胞减少者禁用。

第8单元：H

红霉素	erythromycin[iˌriθrəuˈmaisin]
【B】 【L3】	【记】erythro-（红，红色的），-mycin（霉素，链霉菌株抗生素）。
【基】	【类】大环内酯类抗生素 【药】大环内酯类抗生素的代表品种，广谱抑菌药，抗菌谱与青霉素近似，并对支原体、放线菌、衣原体等有抑制作用，口服有效，常作为青霉素过敏的替代用药，也用于军团菌病、支原体或衣原体感染及百日咳等。 【联】罗红霉素 roxithromycin；阿奇霉素 azithromycin；克拉霉素 clarithromycin 【量】口服，一日 1～2g，分 3～4 次服用；静脉滴注，一次 0.5～1.0g，一日 2～4 次，日剂量不超过 4g；局部外用，涂于患处，一日 2 次。 【禁】对本药或其他大环内酯类抗生素有过敏史者、慢性肝病及肝功能损伤者、妊娠期妇女禁用。
华法林	warfarin[ˈwɑːfərin]
【X】 【L2】 【基】	【记】warf（发明华法林的研究机构"Wisconsin Alumni Research Foundation"首字母缩写），arin（coumarin 香豆素），商品名有"Marevan""Coumadin"。 【类】抗凝血药 【药】香豆素类抗凝血药，通过拮抗维生素 K，阻断凝血因子Ⅱ、Ⅶ、Ⅸ及Ⅹ的合成而起作用，口服吸收快且完全，需 12 小时后才起抗凝作用，作用可维持 2～5 天，用于防治血栓栓塞性疾病、术后静脉血栓形成等。

续表

华法林 【X】 【L2】 【基】	【联】香豆素 coumarin;双香豆素 dicoumarol;肝素 heparin 【量】口服,一次 2.5~10mg,一日 1 次,监测国际标准化比值(INR)调整剂量。 【禁】妊娠、出血倾向、严重肝功能不全及肝硬化、未控制的高血压、中枢神经系统或眼部手术、憩室病或肿瘤、感染性心内膜炎等禁用。
环孢素 【C】 【L3】 【基】	ciclosporin[saikləu'spɔrin] 【记】ciclo-(环,环状的),-sporin(孢菌素,抗生素类),商品名有“山地明(Sandimmun)”“赛斯平(Cyspin)”等。 【类】免疫抑制药 【药】由真菌培养液中分离的具有大环类内酯结构的多肽混合物,强效免疫抑制剂,具有特异性抑制辅助 T 淋巴细胞、促进抑制性 T 细胞增殖等多重免疫抑制作用,用于各种移植抗排异反应及自身免疫性疾病。 【联】头孢菌素 cephalosporin;他克莫司 tacrolimus 【量】口服,一次 2~5mg/kg,一日 2 次;静脉滴注,一次 3~5mg/kg。 【禁】哺乳期妇女、肾功能不全者及恶性肿瘤患者禁用。
环吡酮胺 【B】 【OTC】	ciclopirox olamine[ˌsaikləu'piərɔks 'ɔləmiːn] 【记】ciclo-(环,环状的),pirox(吡酮,pyridone 吡啶酮衍生物),olamine(ethanolamine 乙醇胺的缩写),商品名有“得凡尼金(Dafnegin)”。 【类】局部抗真菌药;皮肤科/妇科用药 【药】合成苄胺类局部用广谱抗真菌药,作用与特比萘芬类似,通过破坏真菌细胞膜的完整性而致真菌细胞死亡,结构独特,毒性低,渗透力强,杀菌作用强,用于各种浅部皮肤真菌感染及阴道假丝酵母感染。 【联】特比萘芬 terbinafine;联苯苄唑 bifonazole;莫匹罗星 mupirocin 【量】乳膏剂,外用,一日 2 次;阴道栓剂,塞入阴道,每晚 1 枚,一般 3~6 天为一疗程。 【禁】眼部禁用,口服与静脉途径禁用。

续表

环丙沙星 【C】 【L3】 【基】	ciprofloxacin[ˌsaiprəuˈflɔksəsin] 【记】ci(ciclo 环,环状的),pro(propyl 丙基),-floxacin(沙星或氟沙星,氟喹诺酮类抗菌药),商品名有"西普乐(Cipro)"。 【类】合成抗菌药;喹诺酮类 【药】作用机制与诺氟沙星相似,抗菌作用更强,对需氧 G^- 杆菌抗菌活性高,且对铜绿假单胞菌有效,口服生物利用度较高(约 70%),用于敏感菌所致呼吸道、尿路、消化道、骨关节及软组织感染等。 【联】诺氟沙星 norfloxacin;氧氟沙星 ofloxacin 【量】口服,一次 250~500mg,一日 2~3 次;静脉滴注,一次 200~400mg,一日 2 次。 【禁】不能排除会导致未成熟器官、关节软骨损伤,故儿童及青少年禁用;孕妇及哺乳期妇女禁用。
环磷酰胺 【D】 【L5】 【基】	cyclophosphamide[ˌsaikləuˈfɔsfəmaid] 【记】cyclo-(环,环状的),phosphamide(同 fosfamide 磷、膦,磷酰胺),又称"CTX",商品名有"安道生(Endoxan)"。 【类】抗肿瘤药;烷化剂;免疫抑制剂 【药】双功能烷化剂及细胞周期非特异性抗肿瘤药,在肿瘤细胞内分解成酰胺氮芥及丙烯醛,干扰 DNA 及 RNA 功能,并具有强大免疫抑制作用,用于白血病、淋巴瘤、自身免疫性疾病等。 【联】异环磷酰胺 ifosfamide;美法仑 melphalan 【量】口服,一次 50~100mg,一日 2~3 次;静脉滴注,一次 100~200mg,一日 1 次或隔日 1 次。 【禁】严重骨髓功能损害、膀胱炎症、急性感染、妊娠及哺乳期妇女禁用。
黄体酮 【B/D】 【L3】 【基】	progesterone[prəuˈdʒestərəun] 【记】pro-(促,促使),gester-(孕,孕甾结构),-one(酮),-gesterone(孕酮,孕激素类),又称"孕酮",商品名有"安琪坦 Utrogestan"。

续表

黄体酮 【B/D】 【L3】 【基】	【类】孕激素类药 【药】由卵巢黄体分泌的天然孕激素,为维持妊娠所必需,能使雌激素激发的子宫内膜增殖期转化为分泌期,常与雌激素合用,用于功能性子宫出血、痛经、子宫内膜异位症、先兆性流产、习惯性流产等。 【联】甲羟孕酮 medroxyprogesterone;甲地孕酮 megestrol;地屈孕酮 dydrogesterone 【量】口服,一次 100~400mg,一日 1 次;肌内注射,一次 10~20mg,一日 1 次。 【禁】阴道不明原因出血、血栓性静脉炎、血管栓塞、脑卒中或有既往病史者、乳腺肿瘤或生殖器肿瘤禁用。
黄酮哌酯 【B】 【L3】	flavoxate[ˈfleivəkseit] 【记】flavo-(黄,flavone 黄酮),xate(carboxylate 羧酸酯),商品名有"舒尔达""优必达"。 【类】解痉药 【药】黄酮衍生物类平滑肌松弛药,具有局部麻醉活性及 M 受体阻断作用,对泌尿生殖系统平滑肌具有高选择性,直接解除肌痉挛,松弛肌肉,用于尿频、尿急、尿痛、排尿困难及尿失禁等多种尿路综合征。 【联】托特罗定 tolterodine;坦索罗辛 tamsulosin 【量】口服,一次 200mg,一日 3~4 次。 【禁】胃肠道梗阻或出血、贲门失弛缓症、尿道阻塞失代偿、有神经精神症状及心肝肾功能严重受损者禁用。
磺胺甲噁唑 【C/D】 【L3】	sulfamethoxazole[ˌsʌlfəmeˈθɔksəzəul] 【记】sulfa-(磺胺,磺胺类衍生物),meth-(methyl 甲基),oxazole(噁唑,噁唑类化合物),常缩写为"SMZ",商品名有"新诺明(Sinomin)"。 【类】合成抗菌药;磺胺类药物 【药】中效磺胺类合成抗菌药,作用机制及抗菌谱与磺胺嘧啶类似,耐药率高,单独使用通常无效,常与甲氧苄啶(TMP)组成复方制剂,产生协同抗菌作用,用于敏感菌引起的中枢及尿路系统等感染。

续表

磺胺甲噁唑 【C/D】 【L3】	【联】磺胺异噁唑 sulfafurazole;甲氧苄啶 trimethoprim 【量】口服,一次 800～1000mg,一日 2 次;肌内注射,一次 1000mg,一日 1～2 次。 【禁】巨幼细胞贫血、孕妇及哺乳期妇女、小于 2 个月的婴儿、重度肝肾功能损害者禁用。
磺胺嘧啶 【C】 【基】	sulfadiazine[ˌsʌlfəˈdaiəziːn] 【记】sulfa-(磺胺,磺胺类衍生物),diazine(metadiazine 间二嗪,即嘧啶),常缩写为"SD"。 【类】合成抗菌药;磺胺类 【药】短效磺胺类抗菌药,结构与对氨基苯甲酸(PABA)相似,竞争性作用于细菌二氢叶酸合成酶,抑制细菌 DNA 的合成,抗菌谱广,但耐药率高,用于敏感菌引起的肺部感染、脑膜炎、脑脓肿及预防流脑等。 【联】磺胺甲嘧啶 sulfamerazine;磺胺多辛 sulfadoxine;柳氮磺吡啶 sulfasalazine 【量】口服,一次 1g,一日 2 次;静脉滴注,一次 1～1.5g,一日 3 次。 【禁】对磺胺类药物过敏者、孕妇或哺乳期妇女、小于 2 个月以下婴儿、肝肾功能不良者禁用。
茴拉西坦	aniracetam[æniˈrəsitəm] 【记】ani(anisoyl 茴香基,甲氧苯基),-racetam(拉西坦,吡拉西坦衍生物),商品名有"毕思灵"。 【类】脑功能改善药;促智药 【药】γ-氨基丁酸(GABA)的环化衍生物,作用与吡拉西坦类似,脂溶性高,能通过血脑屏障作用于中枢,对抗缺氧引起的记忆减退,用于脑功能改善、脑血管病后记忆减退及中老年记忆减退。 【联】奥拉西坦 oxiracetam;乙拉西坦 etiracetam;吡拉西坦 piracetan 【量】口服,一次 100～200mg,一日 3 次。 【禁】对其他吡咯烷酮类药物不能耐受者禁用。

H

第9单元：J

吉法酯	gefarnate[dʒiˈfɑːneit] 【记】farn(farnesol 金合欢醇,法尼醇),-ate(盐或酯),源自植物金合欢(*A. farnesiana*)的一种萜类,商品名有"惠加强-G(Wycakon-G)"。 【类】胃黏膜保护药;抗胃溃疡药 【药】水溶性萜类脂肪酸化合物,作用机制和适应证与替普瑞酮类似,能直接作用于胃黏膜上皮细胞,调节抗溃疡因子及胃酸的分泌,加强黏膜保护作用,用于胃及十二指肠溃疡、急慢性胃炎及消化不良等。 【联】替普瑞酮 teprenone;麦滋林-S marzulene-S 【量】口服,一次 50～100mg,一日 3 次,一般疗程为 1 个月。 【禁】对本品过敏者禁用。
吉非罗齐 【C】 【L3】	gemfibrozil[dʒemˈfibrəzil] 【记】gem(音"吉"),fibrozil(同-fibrate,贝特,氯贝丁酯类衍生物),rozil(音"罗齐",prozil 丙烯化衍生物),商品名有"洛平(Lopid)"。 【类】降脂药;肝药酶抑制剂 【药】贝特类降脂药的前体药,在体内代谢为非诺贝特酸发挥作用,能降低血清胆固醇和甘油三酯,升高高密度脂蛋白,降脂作用强,维持时间长,副作用较少,用于治疗高甘油三酯及高胆固醇血症。 【联】非诺贝特 fenofibrate;氯贝丁酯 clofibrate;头孢丙烯 cefprozil

J

续表

吉非罗齐 【C】 【L3】	【量】口服,一次 300～600mg,一日 2 次,早餐及晚餐前 30 分钟服用。 【禁】胆囊疾病或胆石症、肝功能不全或原发性胆汁性肝硬化、严重肾功能不全、肾病综合征引起血清蛋白减少患者禁用。
吉非替尼 【D】	gefitinib[ˈgifi:tinib] 【记】gefi(音"吉非"),-tinib(替尼,酪氨酸激酶抑制剂),商品名有"易瑞沙(Iressa)"。 【类】抗肿瘤药;表皮生长因子受体(EGFR)抑制剂 【药】为苯胺喹唑啉化合物,选择性 EGFR 酪氨酸激酶抑制剂,作用机制与厄洛替尼类似,能阻碍上皮来源实体瘤生长、转移和血管生成,诱导凋亡,用于局部晚期或转移性非小细胞肺癌(NSCLC)及乳腺癌。 【联】伊马替尼 imatinib;厄洛替尼 erlotinib;埃克替尼 icotinib 【量】口服,一次 250mg,一日 1 次。 【禁】对本品严重过敏者禁用。
吉西他滨 【D】 【L4】	gemcitabine[dʒimˈsitəbi:n] 【记】gem(音"吉"),-citabine(他滨或西他滨,阿拉伯糖呋喃衍生物),商品名有"健择(Gemzar)"。 【类】抗肿瘤药;核苷类抗病毒药或抗肿瘤药 【药】胞嘧啶核苷衍生物,作用机制和阿糖胞苷类似,阻碍肿瘤细胞 DNA 合成和复制,具有细胞周期特异性,主要抑制 S 期肿瘤细胞,抗瘤谱更广、作用更强,用于中晚期非小细胞肺癌(NSCLC)、卵巢癌等多种癌症。 【联】阿糖胞苷 cytarabine;卡培他滨 capecitabine;替加氟 tegafur 【量】静脉滴注,一次 800～1250mg/m^2,一周 1 次,连续 3 周,随后休息 1 周。 【禁】同时接受放射治疗患者、联合应用顺铂的严重肾功能不全患者、妊娠及哺乳期妇女禁用。

续表

己烯雌酚 【X】 【L5】 【基】	diethylstilbestrol[daiˌeθilstilˈbestrɔl] 【记】diethyl-(二乙基),estr-(雌,雌激素类),-ol(醇或酚)。 【类】非甾体雌激素类药 【药】人工合成的非甾体雌激素,作用机制类似炔雌醇,根据剂量不同具有促使女性正常发育、调节垂体促性腺激素及催乳激素的分泌等作用,用于补充体内雌激素不足、乳腺癌、前列腺癌及预防产后泌乳、退乳。 【联】炔雌醇 ethinylestradiol;氯烯雌醚 chlorotrianisene 【量】口服,一日 0.25～0.5mg(补充体内不足),一日 3～15mg(抗肿瘤治疗);肌内注射,一次 0.5～1mg,一般一日不超过 6mg。 【禁】肝肾病患者、孕妇及哺乳期妇女、有血栓病史、与雌激素有关的肿瘤及未确诊的阴道不规则流血患者、高血压患者禁用。
加巴喷丁 【C】 【L2】	gabapentin[gæbəˈpentin] 【记】gaba-(加巴,GABA 类似物),pentin(pentyne 喷丁,戊炔衍生物),商品名有“派汀”“Neurontin”。 【类】抗癫痫药;抗神经痛药 【药】人工合成的抑制性神经递质 γ-氨基丁酸(GABA)类似物,亲脂性较高,易透过血脑屏障进入中枢,能改变 GABA 代谢,影响神经细胞膜的氨基酸转运而起神经抑制作用,用于神经病理性疼痛及难治性癫痫。 【联】普瑞巴林 pregabalin;利福喷汀 rifapentine 【量】口服,一次 300～900mg,一日 3 次,从初始低剂量逐渐递增至有效剂量,停药应渐停。 【禁】急性胰腺炎患者禁用。
加兰他敏 【B】	galantamine[gəˈlæntəmiːn] 【记】galant(音“加兰他”,galanthus 雪花莲),-amine(胺,胺类),源自高加索雪花莲(*Galanthus caucasicus*)的一种生物碱,商品名有“力益临(Razadyne)”。

续表

加兰他敏 【B】	【类】抗老年痴呆药;拟胆碱药;胆碱酯酶抑制剂(AChEI) 【药】中枢性、可逆性乙酰胆碱酯酶抑制剂,减少中枢系统中乙酰胆碱的水解失活,增强胆碱能神经作用,用于治疗轻中度阿尔茨海默病、重症肌无力等,也用于对抗筒箭毒碱、加拉明等去极化肌松药的肌松作用。 【联】石杉碱甲 huperzine A;筒箭毒碱 tubocurarine;多奈哌齐 donepezil 【量】口服,一次 10~20mg,一日 2~3 次,建议与早餐及晚餐同服;皮下或肌内注射,一次 2.5~10mg,一日 1 次。 【禁】癫痫、心绞痛及心动过缓、严重哮喘或肺功能障碍、重度肝脏或肾脏损害、机械性肠梗阻、尿路阻塞或膀胱术后恢复期禁用。
甲氨蝶呤 【X】 【基】	methotrexate[ˌmeθəˈtrəkseit] 【记】metho(methoxyl 甲氧基),-trexate(曲沙,叶酸衍生物),常缩写为"MTX",商品名有"密都(Ebewe)"。 【类】抗肿瘤药;叶酸拮抗剂 【药】最早上市的具有免疫抑制作用的抗叶酸代谢药,抑制二氢叶酸还原酶,阻碍肿瘤和多种免疫细胞 DNA 生物合成,抑制 RNA 与蛋白质合成作用较弱,用于各种恶性肿瘤、血液肿瘤及自身免疫性疾病。 【联】依达曲沙 edatrexate;乙胺嘧啶 pyrimethamine;氟尿嘧啶 fluorouracil 【量】口服,一次 5~20mg,一周 1 次;肌内或静脉注射,一次 5~200mg,每 1~3 周 1 次 【禁】孕妇、严重肝肾功能损伤、造血系统疾病、口腔或胃肠道溃疡及感染患者禁用。
甲砜霉素	thiamphenicol[θaiæmˈfenikəl] 【记】thia(thio-硫,含硫的),-mphenicol(chloramphenicol 氯霉素,酰胺醇类抗生素),又称"硫霉素",商品名有"赛美欣"。

续表

甲砜霉素	【类】酰胺醇类抗生素 【药】氯霉素类似物,具有更高的水溶性和稳定性,口服吸收完全,抗菌活性较强,不易耐药,同时具有较强的免疫抑制作用,用于伤寒、副伤寒及敏感菌如流感嗜血杆菌、沙门菌属等所致的呼吸道、尿路、肠道等感染。 【联】氯霉素 chloramphenicol 【量】口服,一次 500~1000mg,一日 3~4 次。 【禁】对本药过敏者、精神病患者、新生儿和早产儿禁用。
甲钴胺	mecobalamin[ˈmekəubələmin] 【记】me(methyl 甲基),cobal(cobalt 钴,含钴的),amin(amine 胺),商品名有“弥可保”(Methycobal)。 【类】维生素类药 【药】维生素 B_{12} 类似物,一种内源性辅酶,能促进神经组织中卵磷脂合成和神经元髓鞘形成,促进核酸和蛋白质合成代谢,作用较维生素 B_{12} 强,用于周围神经炎及放化疗引起的造血功能损害和神经伤害。 【联】维生素 B_{12} vitamin B_{12}(即氰钴胺,cyanocobalamin);腺苷钴胺 cobamamide 【量】口服,一次 0.5mg,一日 3 次;肌内或静脉注射,一次 0.5mg,一日 1 次,一周 3 次。 【禁】对本品过敏者禁用。
甲泼尼龙 【C】 【L2】	methylprednisolone[ˌmeθilpredˈnisələun] 【记】methyl-(甲基),prednisolone(泼尼松龙),商品名有“美卓乐”“甲强龙(Solu-Medrol)”。 【类】糖皮质激素 【药】属合成的中效糖皮质激素,抗炎作用较泼尼松龙略强,钠潴留作用微弱,本药醋酸酯混悬剂分解缓慢,作用持久,可供肌内、关节腔内注射,用于过敏性与炎症性疾病,因潴钠作用弱,一般不用作激素替代治疗。

续表

甲泼尼龙 【C】 【L2】	【联】泼尼松龙 prednisolone;曲安西龙 triamcinolone;氢化可的松 hydrocortisone 【量】口服,一次 8～12mg,一日 2 次;肌内或静脉注射,一次 10～40mg,某些情况下(系统性红斑狼疮、多发性硬化病)剂量可达 1g/d。 【禁】全身性真菌感染者禁用。
甲巯咪唑 【D】 【L2】 【基】	thiamazole[θaiə'mæzəul] 【记】thia(thio-硫,含硫的),mazole(imidazole 咪唑),商品名有“赛治(Thyrozol)”“他巴唑(Tapazole)”。 【类】抗甲状腺药;激素拮抗剂 【药】硫脲类抗甲状腺药,通过抑制甲状腺内过氧化物酶,阻碍碘化物转变为甲状腺素(T_4)和三碘甲状腺原氨酸(T_3),适用于甲状腺功能亢进及其术前准备、放射性碘治疗前用药等。 【联】卡比马唑 carbimazole;丙硫氧嘧啶 propylthiouracil 【量】口服,一次 10～20mg,一天 1～2 次,一日最大量 60mg,疗程一般 18～24 个月。 【禁】中到重度血细胞计数紊乱、既存的并非由甲状腺功能亢进症导致的胆汁淤积、在接受甲巯咪唑或卡比马唑治疗后曾出现骨髓损害患者禁用。
甲硝唑 【B】 【L2】 【基】	metronidazole[metrə'naidəzəul] 【记】met(methyl 甲基),tro(nitr-,硝基),-nidazole(硝唑,硝基咪唑类化合物),商品名有“灭滴灵”“Flagyl”。 【类】合成抗菌药;硝基咪唑类 【药】硝基咪唑类药物的代表药,其分子中硝基在无氧环境中还原成氨基破坏 DNA 链,抑制 DNA 合成,几乎对所有厌氧菌都有良好杀菌作用,也用于抗阿米巴虫及滴虫病,对需氧菌和兼性厌氧菌无效。 【联】替硝唑 tinidazole;奥硝唑 ornidazole

续表

甲硝唑 【B】 【L2】 【基】	【量】口服,一次 200～400mg,一日 3 次;静脉滴注,一次 500～1000mg,一日 3～4 次。 【禁】有活动性中枢神经系统疾患、血液病者禁用;用药期间或停药三天内禁止饮酒。
甲氧苄啶 【C】 【L2】	trimethoprim[trai'meθəprim] 【记】trimetho(trimethoxy 三甲氧基),-prim(普林,甲氧苄啶衍生物),常缩写为"TMP",商品名有"Primsol"。 【类】合成抗菌药;磺胺增效剂;叶酸拮抗剂 【药】二氢叶酸还原酶抑制剂,属抑菌药,抗菌谱与磺胺药类似,抗菌活性比磺胺甲噁唑(SMZ)强,口服吸收快,达到脑脊液中药物浓度高,常与磺胺药或其他抗生素联合应用对细菌叶酸的合成起双重阻断作用。 【联】磺胺甲噁唑 sulfamethoxazole;磺胺嘧啶 sulfadiazine;柳氮磺吡啶 sulfasalazine 【量】口服,一次 25～50mg,一日 4 次;静脉滴注,一次 30～100mg,一日 2 次。 【禁】早产儿及 2 个月以下婴儿、严重肝肾疾病、血液病(如白细胞减少、血小板减少、紫癜症)等禁用。
甲氧氯普胺 【B】 【L2】 【基】	metoclopramide[metə'klɔprəmaid] 【记】meto(methoxyl 甲氧基),clo-(氯,含氯的),pramide(同-pride,必利,舒必利衍生物),又称"胃复安",商品名有"Reglan"。 【类】胃肠动力药;止吐药 【药】多巴胺 D_2 受体拮抗剂,提高延髓催吐化学感受区的阈值,具有强效中枢镇吐作用,同时具有催乳、促进胃肠蠕动等作用,用于因手术、放化疗及脑外伤等多种原因引起的恶心和呕吐。 【联】舒必利 sulpiride;莫沙必利 mosapride;多潘立酮 domperidone

续表

甲氧氯普胺 【B】 【L2】 【基】	【量】口服,一次 5~10mg,一日 3 次;肌内或静脉注射,一次 10~20mg,日剂量不宜超过 30mg,否则易引起锥体外系反应。 【禁】对普鲁卡因/普鲁卡因胺过敏者、癫痫、胃肠道出血、机械性肠梗阻和穿孔、嗜铬细胞瘤患者禁用。
降钙素 【C】 【L3】	calcitonin[ˌkælsiˈtəunin] 【记】calci-(维生素 D 类似物,钙相关的),tonin(紧张肽,调节素),商品名有"密盖息(Miacalcic)"。 【类】钙代谢调节药;甲状腺激素类药物;骨质疏松用药 【药】由甲状腺 C 细胞产生的多肽激素,常用鲑鱼降钙素因其具有比哺乳类降钙素更高的受体亲和力,能抑制破骨细胞活性,降低血浆中钙、磷浓度,用于畸形性骨炎、高钙血症及骨质疏松等。 【联】依降钙素 elcatonin;褪黑激素 melatonin;5-羟色胺 serotonin 【量】皮下、肌内或静脉注射,一日 50~200IU;喷鼻,一次 120IU,一日 1 次。 【禁】孕妇及哺乳期妇女禁用。
金刚烷胺 【C】 【L3】 【基】	amantadine[əˈmæntədiːn] 【记】amanta(adamantane 金刚烷),-mantadine(金刚烷胺衍生物),商品名有"Symmetrel"。 【类】抗帕金森病药;抗病毒药 【药】多巴胺激动剂,促进纹状体多巴胺的合成和释放,有一定的抗胆碱作用,另具有阻断病毒脱壳及其核酸释放的作用,用于帕金森综合征及药物诱发的锥体外系疾病,也用于防治甲型流感病毒感染。 【联】美金刚 memantine;金刚乙胺 rimantadine 【量】口服,一日 100~200mg,一日 1~2 次。 【禁】妊娠期及哺乳期妇女、癫痫患儿、新生儿和 1 岁以下婴儿禁用。

J

续表

金霉素 【OTC】	chlortetracycline[ˌklɔːtetrəˈsaikliːn] 【记】chlor-(氯,含氯的),tetra-(四,四个的),-cycline(四环素衍生物),又称"氯四环素"。 【类】四环素类抗生素 【药】作用机制及抗菌谱同四环素,对金黄色葡萄球菌、淋病奈瑟菌及沙眼衣原体等有较好抑制作用,全身用药副作用大且耐药现象严重,现仅供外用;主要用于局部皮肤感染、浅表性眼部感染及沙眼的治疗。 【联】米诺环素 minocycline;美他环素 metacycline;土霉素 oxytetracycline 【量】局部外用或涂入眼睑内,一日 2~3 次。 【禁】对四环素类抗生素过敏患者禁用。
金诺芬 【C】	auranofin[ɔːˈreinəufin] 【记】aura(aurum,金,金元素),nofin(音"诺芬"),商品名有"瑞得(Ridaura)"。 【类】免疫抑制剂;缓解病情抗风湿药(DMARDs) 【药】口服金制剂,属于 DMARDs 药,具有改变溶酶体活性等免疫抑制作用,对早期活动性滑膜炎作用较好,起效慢,需用药 3 个月以上才显效,用于 NSAIDs 治疗效果不佳的急性类风湿关节炎。 【联】金硫葡糖 aurothioglucose;来氟米特 leflunomide 【量】口服,一次 3~6mg,一日 1~2 次。 【禁】坏死性小肠结肠炎、剥脱性皮炎、骨髓再生障碍、进行性肾病、严重肝病和其他血液系统疾病禁用。
肼屈嗪 【C】	hydralazine[haiˈdræləziːn] 【记】hydra-(hydrazinyl 肼基,联氨化合物),-dralazine(屈嗪,肼屈嗪类降压药),复方降压片的主要成分之一。 【类】降压药;扩血管药 【药】中等强度降压药,直接血管扩张药,扩张外周小动脉为主,对静脉影响小,单用效果不佳,且不良反应多,常与

J

续表

肼屈嗪 【C】	利血平、氢氯噻嗪、普萘洛尔等合用,以增加疗效,用于肾性高血压及舒张压较高的患者。 【联】卡屈嗪 cadralazine;二氮嗪 diazoxide;米诺地尔 minoxidil 【量】口服,一次 10mg,一日 3～4 次,每日最大剂量不超过 300mg;静脉或肌内注射,一次 20～40mg,必要时重复。 【禁】冠心病、风湿性心脏病禁用。

J

第 10 单元：K

咖啡因 【C】 【精 2】 【OTC】	caffeine[ˈkæfiːn] 【记】源自植物咖啡(*Coffea*)浆果及茶叶的生物碱,-ine(因,素,生物碱),商品名有“倍优诺(Peyona)”。 【类】中枢兴奋药;磷酸二酯酶抑制剂 【药】甲基黄嘌呤类天然生物碱,抑制磷酸二酯酶,提高细胞内 cAMP 含量,小剂量作用于大脑皮质,促使精神兴奋,大剂量有兴奋延髓呼吸及血管运动中枢,常用作感冒药复方成分或用于治疗早产新生儿原发性呼吸暂停。 【联】可卡因 cocaine;茶碱 theophylline;二甲弗林 dimefline 【量】口服,一次 100～200mg,一日 3～4 次;缓慢静脉输注,负荷剂量为枸橼酸咖啡因 20mg/kg 体重。 【禁】对本品过敏者禁用。
卡巴胆碱 【C】	carbachol[ˈkɑːbəkɔl] 【记】carba(carbamyl 氨甲酰基),chol(choline 胆碱),具有甲酰胺的胆碱衍生物,商品名有“卡米可林”“Miostat”。 【类】拟胆碱药;缩瞳剂 【药】人工合成的拟胆碱药,能直接作用于瞳孔括约肌产生缩瞳作用,同时具有抗胆碱酯酶间接作用,故缩瞳时间长,用于人工晶状体植入、白内障摘除、角膜移植等需要缩瞳的眼科手术。 【联】胞磷胆碱 citicoline;毛果芸香碱 pilocarpine;贝胆碱 bethanechol 【量】眼部前房注射,一次 20～50μg。 【禁】急性虹膜炎、急性眼前房炎症禁用。

续表

卡比多巴 【C】 【L3】	carbidopa[kɑːbiˈdəupə] 【记】carbi(carboxyl 羧基衍生物),-dopa(多巴,多巴胺受体激动剂),商品名有"息宁(Sinemet)"。 【类】抗帕金森病药 【药】为外周脱羧酶抑制剂,作用同苄丝肼,系多巴增效药,能抑制外周左旋多巴代谢从而增加其进入中枢的量,常与左旋多巴联合给药,用于原发性帕金森病和各种原因引起的帕金森综合征。 【联】苄丝肼 benserazide;左旋多巴 levodopa;多巴胺 dopamine 【量】口服,与左旋多巴复方制剂,一次 250mg,一日 3 次,一日增加 50~100mg,一日极量 800mg。 【禁】闭角型青光眼、皮肤损伤或有黑素瘤病史患者禁用。
卡比马唑 【D】	carbimazole[kɑːˈbaiməzəul] 【记】carbi(carboxyl 羧基衍生物),mazole(音"马唑",咪唑类衍生物),又称"甲亢平"。 【类】抗甲状腺药 【药】抑制甲状腺内过氧化物酶,在体内逐渐水解成甲巯咪唑后发挥作用,阻碍甲状腺素(T_4)、三碘甲状腺原氨酸(T_3)的合成,用于各种类型的甲亢,尤适用于病情较轻、儿童、青少年及老年患者。 【联】甲巯咪唑 thiamazole;丙硫氧嘧啶 propylthiouracil 【量】口服,一次 5~20mg,一日 3 次,一日最大量 60mg。 【禁】哺乳期妇女禁用。
卡泊芬净 【C】 【L3】	caspofungin[kæsˈpɔfʌndʒin] 【记】caspo(音"卡泊"),-fungin(芬净,抗真菌药),商品名有"科赛斯(Cancidas)"。 【类】抗真菌药 【药】半合成棘白菌素类抗真菌药,能抑制真菌和酵母细胞壁的基本成分 β-(1,3)-*D*-葡聚糖的合成,用于其他药物

续表

卡泊芬净 【C】 【L3】	治疗无效或不能耐受的侵袭性曲霉病、中性粒细胞减少伴发热的可疑真菌感染。 【联】米卡芬净 micafungin;阿尼芬净 anidulafungin 【量】静脉滴注,一次 50~70mg,一日 1 次。 【禁】哺乳期及妊娠妇女禁用。
卡泊三醇 【C】 【L3】	calcipotriol[kælsiˈpəutriəul] 【记】calci-(维生素 D 类似物),po(propyl 丙基),tri(三,三倍的),-ol(醇或酚),商品名有"达力士(Daivonex)"。 【类】抗银屑病药 【药】为活性维生素 D_3 的衍生物,与表皮细胞相关的特异蛋白受体有高度亲和力,能抑制角朊细胞增殖和诱导其分化,使银屑病皮损的增生和分化异常得以纠正,用于寻常性银屑病的局部治疗。 【联】他卡西醇 tacalcitol;阿达帕林 adapalene;骨化三醇 calcitriol; 【量】外用,一日 1~2 次,每周用药不超过 100g。 【禁】钙代谢失调者禁用。
卡铂 【基】	carboplatin[kɑːbəuˈplætin] 【记】carbo(carboxyl 羧基衍生物),platin(platinum 铂,铂金),商品名有"伯尔定(Paraplatin)"。 【类】抗肿瘤药;铂类 【药】第二代铂类化合物,属细胞周期非特异性药物,作用与顺铂相似,肾耳毒性、神经毒性和胃肠道不良反应较小,用于晚期卵巢癌、小细胞肺癌、头颈部鳞癌等多种恶性肿瘤。 【联】顺铂 cisplatin;奥沙利铂 oxaliplatin;奈达铂 nedaplatin 【量】静脉滴注,200~400mg/m^2,每四周 1 次。 【禁】严重肾功能不全者、严重骨髓抑制患者、出血性肿瘤患者、孕妇和哺乳妇女、儿童患者禁用。

K

续表

卡马西平 【D】 【L2】 【基】	carbamazepine[ˌkɑːbəˈmæzəpiːn] 【记】carbam(carbamyl 氨甲酰基),azepine(zepine 西平,三环类衍生物),商品名有"得理多(Tegretal)"。 【类】抗癫痫;抗惊厥药;镇痛药 【药】广谱抗癫痫药,作用类似苯妥英钠,具有抗心律失常、抗惊厥、抗癫痫、抗神经病理性疼痛等多种作用,是癫痫单纯性局部发作和大发作的首选药物之一,也用于防治双向情感障碍、原发性三叉神经痛等。 【联】奥卡西平 oxcarbazepine;美西平 mezepine;苯妥英钠 phenytoin sodium 【量】口服,一次 100～400mg,一日 2～3 次。 【禁】三环类药过敏、房室传导阻滞、血常规严重异常、有骨髓抑制史、严重肝功能不全、孕妇及哺乳期妇女禁用。
卡莫氟	carmofur[ˈkɑːməufə] 【记】carmo(carbamoyl 氨甲酰基),fur(氟,含氟的),商品名有"嘧福禄(Mifurol)"。 【类】抗肿瘤药;抗代谢药 【药】氟尿嘧啶的衍生物,口服迅速吸收,在体内缓慢释放出氟尿嘧啶,干扰 DNA、RNA 及蛋白质合成而发挥抗肿瘤作用,用于消化道癌及乳腺癌。 【联】氟尿嘧啶 fluorouracil;替加氟 tegafur 【量】口服一次 200mg,一日 3～4 次;或按体表面积一日 $140mg/m^2$,分 3 次口服。 【禁】妊娠初期三个月内和哺乳期妇女禁用。
卡莫司汀 【D】 【L5】	carmustine[kɑːˈmʌstiːn] 【记】car(同 carb 碳,含碳的),-mustine(莫司汀,氯乙胺衍生物,抗肿瘤药),商品名有"卡氮芥"。 【类】抗肿瘤药;抗代谢药 【药】氯乙胺类烷化剂,通过烷化作用与 DNA 聚合酶交联发挥抗癌作用,对增殖期细胞各期都有作用,抗瘤谱广、起

K

续表

卡莫司汀 【D】 【L5】	效快、脂溶性高,能通过血脑屏障,用于脑瘤、恶性淋巴瘤、多发性骨髓瘤等。 【联】尼莫司汀 nimustine;司莫司汀 semustine;雌莫司汀 estramustine 【量】静脉注射,一次 100mg/m^2,每日 1 次,连用 2~3 日;或一次 200mg/m^2,每 6~8 周重复。 【禁】妊娠及哺乳期妇女禁用。
卡那霉素 【D】 【L2】	kanamycin[kaːnə'maisin] 【记】kana(音"卡那"),-mycin(霉素,链霉菌株抗生素),从卡那链霉菌(*Streptomyces kanamyceticus*)中分离的一种氨基糖苷类抗生素。 【类】氨基糖苷类抗生素 【药】作用机制同链霉素,对多数常见 G^- 菌和结核分枝杆菌有效,曾广泛用于各种肠道 G^- 杆菌感染,后因不良反应大,疗效不突出逐渐被庆大霉素、妥布霉素等取代,目前主要用于抗结核病的联合治疗。 【联】庆大霉素 gentamicin;妥布霉素 tobramycin 【量】肌内或静脉注射,一次 150~500mg,一日 3~4 次。 【禁】对本品或其他氨基糖苷类药物有过敏者禁用。
卡培他滨 【D】 【L5】	capecitabine[kəpə'saitəbiːn] 【记】cape(音"卡培"),citabine(拉滨,阿拉伯糖呋喃衍生物,抗肿瘤药),商品名有"希罗达(Xeloda)"。 【类】抗肿瘤药;抗代谢药 【药】对肿瘤细胞有选择性的细胞毒药物,在体外无毒性,在体内转化为氟尿嘧啶(5-Fu)而发挥抗代谢作用,降低了 5-Fu 对正常细胞的损害,用于转移性乳腺癌、不能手术的晚期或者转移性胃癌及结直肠癌等。 【联】氟尿嘧啶 fluorouracil;阿糖胞苷 cytarabine;氟达拉滨 fludarabine 【量】口服,1250mg/m^2,一日 2 次。 【禁】严重肾功能不全者、二氢嘧啶脱氢酶(DPD)缺陷患者禁用。

K

续表

卡前列素 【C】 【L3】	carboprost[kɑ:bəuˈprɔst] 【记】carbo(carboxyl 羧基衍生物),platin(platinum 铂,铂金),商品名有"欣母沛(Hemabate)"。 【类】引产药 【药】天然前列腺素 $F_{2\alpha}$ 的衍生物,能增加子宫收缩频率和幅度,并抑制内源性黄体酮的分泌,降低黄体酮水平,用于妊娠期为 13 周至 20 周的流产及常规处理无效的子宫收缩弛缓引起的产后出血现象。 【联】地诺前列酮 dinoprostone;米索前列醇 misoprostol 【量】肌内注射,一次 100～250μg,必要时重复给药。 【禁】急性盆腔炎、活动性心肺肾肝疾病患者禁用。
卡托普利 【C/D】 【L2】 【基】	captopril[ˈkæptəupril] 【记】capto(音"卡托",mercapto 巯基),-pril(普利,ACEI 类药),商品名有"开博通(Capoten)"。 【类】降血压药;血管紧张素转换酶抑制剂(ACEI) 【药】首个用于临床口服有效的含巯基 ACEI,能竞争性抑制血管紧张素转换酶和醛固酮分泌,抑制血管收缩,减少水钠潴留,降压作用起效快,且毒性小、耐受性良好,用于高血压及充血性心力衰竭等。 【联】福辛普利 fosinopril;贝那普利 benazepril 【量】口服,一次 12.5～50mg,一日 2～3 次;静脉滴注,一次 25mg,按个体化给药。 【禁】双侧肾动脉狭窄、有血管神经性水肿史、妊娠期妇女禁用。
卡维地洛 【C】 【L3】	carvedilol[ˈkɑ:vədilɔl] 【记】carve(音"卡维",carbazole 咔唑),-dilol(地洛,同-olol 洛尔,普萘洛尔类),商品名有"达利全(Dilatrend)"。 【类】抗高血压药;α、β 受体阻断药 【药】具有 α_1 受体和非选择性 β 受体阻断作用,阻断 β 受体作用较强,是拉贝洛尔的 33 倍、普萘洛尔的 3 倍,无内

续表

卡维地洛 【C】 【L3】	在拟交感活性,具有膜稳定作用,降压迅速且维持时间长,用于原发性高血压、充血性心力衰竭等。 【联】拉贝洛尔 labetalol;屈美地洛 dramedilol;阿罗洛尔 arotinolol 【量】口服,一次 12.5～25mg,一日 1 次。 【禁】Ⅳ级失代偿性心功能不全、房室传导阻滞、变应性鼻炎、肝功能异常、心源性休克、病态窦房结综合征患者禁用。
考来烯胺 【C】 【L1】	colestyramine[kəˈlestərəmain] 【记】colestyr(音"考来烯",cholesterol 胆固醇),amine(胺,胺类),商品名有"消胆胺""Cuemid"。 【类】调脂药 【药】季铵型强碱性阴离子交换树脂,在肠道不吸收,与胆酸结合随粪便排出,使血中胆酸量减少,促使血中胆固醇向胆酸转化,降低血胆固醇,用于Ⅱa 型高脂血症、高胆固醇血症及肝硬化、胆石症引起的瘙痒。 【联】普罗布考 probucol;考来替泊 colestipol 【量】口服,一次 2～6g,一日 2～3 次。 【禁】胆道完全闭塞者禁用。
可待因 【C】 【L3】 【基】 【麻】	codeine[ˈkəudiːn] 【记】code(音"可待"),-ine(素,生物碱),源自植物罂粟中提取的一种阿片类天然生物碱,又称"甲基吗啡"。 【类】麻醉性中枢镇咳药 【药】选择性抑制延髓咳嗽中枢,镇咳作用强而迅速,兼有镇痛、镇静及抑制腺体分泌作用,止咳作用约为吗啡的 1/4,镇痛作用约为吗啡的 1/10,但强于非甾体抗炎药(NSAIDs),用于剧烈咳嗽、镇痛及麻醉辅助用药。 【联】咖啡因 caffeine;可卡因 cocaine 【量】口服或皮下注射,一次 15～30mg,一日 2～3 次,一日最大剂量 250mg。 【禁】多痰咳嗽者、呼吸抑制者禁用。

K

续表

可的松 【C】 【基】	cortisone[ˈkɔːtizəun] 【记】cort-(可的松衍生物),-sone(sterone 甾酮),又称“皮质素”。 【类】糖皮质激素类 【药】作用与氢化可的松相似,需在肝脏组织中转化为具活性的氢化可的松而发挥效应,疗效较差,不良反应较大,用于肾上腺皮质功能减退症及垂体功能减退症的替代治疗等。 【联】氢化可的松 hydrocortisone;氟氢可的松 fludrocortisone 【量】口服,一日 25～37.5mg,清晨服 2/3,下午服 1/3,有严重应激时,应改为氢化可的松静脉注射。 【禁】对甾体激素过敏患者禁用。
可卡因 【C】 【L3】 【麻】	cocaine[kəˈkein] 【记】coca(古柯植物),-ine(素,生物碱),-caine(卡因,局麻药),从古柯叶中提取的一种生物碱。 【类】局部麻醉药 【药】最早发现具有局部麻醉作用的天然生物碱,曾用于各种手术的局部麻醉,毒性大,具有强烈的中枢兴奋作用易于成瘾,主要毒品之一,曾作为局部麻醉药和血管收缩剂,现临床已少用。 【联】丁卡因 tetracaine;利多卡因 lidocaine 【量】局部用,极量一次 30mg。 【禁】对酯类局麻药、对氨基苯甲酸(PABA)过敏者禁用。
可乐定 【C】 【L3】	clonidine[ˈkləunidiːn] 【记】clo-(同 chloro-,氯,含氯的),-nidin(乐定,尼定,降血压药)。 【类】中枢降压药;α 受体激动剂 【药】直接激动下丘脑及延髓的中枢突触后膜 $α_2$ 受体,减少神经冲动传出,抑制外周交感神经活动,使外周血管阻

K

续表

可乐定 【C】 【L3】	力、心率降低,用于中重度高血压(非一线药)、偏头痛、痛经及戒绝阿片瘾毒症状,也可用于青光眼。 【联】溴莫尼定 brimonidine;莫索尼定 moxonidine;右美托咪定 dexmedetomidine 【量】口服,一次 75~150μg,一日 2~4 次;静脉注射,一次 75~300μg;滴眼,一次 1 滴,一日 2~3 次。 【禁】脑血管病、冠状动脉供血不足、血栓性脉管炎、低血压患者禁用。
克拉霉素 【C】 【L1】 【基】	clarithromycin[klæriθrəˈmaisin] 【记】clari(音"克拉"),-thromycin(霉素,红霉素衍生物),商品名有"克拉仙(Klacid)"。 【类】大环内酯类抗生素 【药】抗菌谱及适应证与红霉素相似,但抗 G^+ 菌活性更强,对酸稳定,口服吸收迅速完全,且不受食物影响,但生物利用度仅有 50%,抗生素后效应(PAE)明显,用于呼吸道、尿路、皮肤感染及根除幽门螺杆菌。 【联】红霉素 erythromycin;阿奇霉素 azithromycin 【量】口服,一次 250~500mg,一日 2 次。 【禁】慢性肝病及肝功能损伤者、有大环内酯类抗生素过敏史者、孕妇及哺乳期妇女禁用。
克拉维酸	clavulanate[klæˈvjuləneit] 【记】由棒状链霉菌(*Streptomyces clavuligerus*)培养液中分离纯化得到,故又称"棒酸"。 【类】β-内酰胺酶抑制剂 【药】β-内酰胺酶抑制剂,作用机制类似舒巴坦,不可逆性强力 β-内酰胺酶抑制剂,与多数的 β-内酰胺酶牢固结合,破坏细菌防御机制,自身抗菌作用弱单用无效,常与青霉素类合用以克服细菌耐药性以提高疗效。 【联】舒巴坦 sulbactam;阿莫西林 amoxicillin 【量】肌内注射或静脉注射,一日 500~1000mg,与阿莫西林或替卡西林以适当比例配伍使用。 【禁】对 β-内酰胺类抗生素过敏者禁用本品。

K

续表

克林霉素 【B】 【L2】 【基】	clindamycin[klində'maisin] 【记】cl(clo-氯,含氯的),linda(linco 林可霉素衍生物),-mycin(霉素,链霉菌属抗生素),商品名有"克林美""Cleocin"。 【类】林可酰胺类抗生素 【药】氯取代的半合成林可霉素衍生物,作用与林可霉素类似,但抗菌活性较强,口服吸收快且完全,生物利用度高(90%),对需氧 G^+ 球菌作用较强,用于敏感菌所致下呼吸道感染和皮肤软组织感染等。 【联】林可霉素 lincomycin;克拉霉素 clarithromycin 【量】口服,一次 150～450mg,一日 3～4 次;静脉滴注或肌内注射,一次 150～300mg,一日 2～4 次。 【禁】对克林霉素或林可霉素有过敏史者、新生儿禁用。
克仑特罗	clenbuterol[klen'bju:tərɔl] 【记】clen(chlorin 氯,含氯的),bu(butyl 丁基),-terol(特罗,苯乙胺衍生物,支气管扩张药),商品名有"氨必妥""Spiropent"。 【类】β受体激动剂;平喘药 【药】强效选择性激动 $β_2$ 受体,强而持久松弛支气管平滑肌,作用约为沙丁胺醇的 100 倍,对心血管系统影响小,用于防治支气管哮喘以及喘息型慢性支气管炎、肺气肿等呼吸系统疾病所致的支气管痉挛。 【联】沙丁胺醇 salbutamol;特布他林 terbutaline;班布特罗 bambuterol 【量】吸入,一次 10～20μg,一日 3～4 次;口服,一次 40μg,一日 3 次;直肠给药,每次 60μg,一日 2 次。 【禁】快速心律失常患者禁用。
克罗米通 【C】 【OTC】	crotamiton[ˌkrəutə'maitɔn] 【记】crot(crotonyl 丁烯酸基),ami(amide 酰胺),ton(toluidine 甲苯胺),丁烯酸甲基苯胺,商品有"优力斯(Eurax)"。

续表

克罗米通 【C】 【OTC】	【类】皮肤科用药 【药】一种化工原料,具有局部麻醉作用,并有特异性杀灭疥螨作用,作用于疥虫的神经系统,使疥虫麻痹从而导致其死亡,易于透入皮肤,作用迅速,用于治疗疥疮、虫咬、皮肤瘙痒及神经性皮炎等。 【联】丁烯酸(又称巴豆酸)crotonic acid;扑灭司林 permethrin 【量】外用,适量涂于患处,一日 3 次。 【禁】急性炎症性糜烂或渗出性皮肤处禁用。
克霉唑 【B/C】 【L1】 【基】 【OTC】	clotrimazole[klə'triməzɔl] 【记】clo-(同 chloro-,氯,含氯的),tri(三,三倍的),mazole(imidazole 咪唑),又称“抗真菌 1 号”,商品名有“凯妮汀(Canesten)”。 【类】咪唑类抗真菌药 【药】咪唑类广谱抗真菌药,可抑制真菌细胞膜麦角固醇及其他固醇类的生物合成,损伤真菌细胞膜和改变其通透性而起抗真菌作用,用于治疗白假丝酵母所致的皮肤、外阴感染及足癣、体癣、甲沟炎等。 【联】酮康唑 ketoconazole;咪康唑 miconazole 【量】口服,一次 0.25~1g,一日 3 次;局部外用,适量涂于患处,一日 2~3 次。 【禁】肝功能不全、粒细胞减少、肾上腺皮质功能减退者禁用。
奎尼丁 【C】 【L2】	quinidine['kwinidi:n] 【记】quini(音“奎尼”,quinoline 喹啉衍生物),-ine(生物碱),奎宁(quinine,即金鸡纳霜)的空间异构体,又称“异奎宁”。 【类】I_A类抗心律失常药 【药】作用于心肌细胞膜,延长心肌不应期,降低自律性、传导性及心肌收缩力,对非窦性异位节律性作用较强,用

续表

奎尼丁 【C】 【L2】	于房性期前收缩、心房颤动、阵发性室上性心动过速等心律失常的治疗。 【联】奎宁 quinine;普鲁卡因胺 procainamide;丙吡胺 disopyramide 【量】口服,一次 200～300mg,一日 3～4 次,日剂量不超过 2.4g;静脉注射,一次 250mg,缓慢注射。 【禁】洋地黄中毒、Ⅱ至Ⅲ度房室传导阻滞、病态窦房结综合征、心源性休克、严重肝肾损伤、血小板减少症等禁用。
喹硫平 【C】 【L2】 【基】	quetiapine[kwiˈtaiəpiːn] 【记】que(音"喹",quinoline 喹啉衍生物),-tiapine(硫平或噻平,硫氮杂䓬类),商品名有"思瑞康(Seroquel)"。 【类】非典型抗精神病药 【药】BDZ 结构类似的非典型抗精神病药,拮抗中枢多巴胺、5-HT 等多种神经递质受体,作用与氯氮平相似,抗组胺作用较强,粒细胞缺乏症、肌僵直等副作用较少,用于各型精神分裂症及抑郁、焦虑等相关情感症状。 【联】氯噻平 clotiapine;氯氮平 clozapine;奥氮平 olanzapine 【量】口服,起始剂量,一次 25mg,一日 2 次,每隔 1～3 日增加 25mg,日治疗剂量 300～600mg。 【禁】严重心脑血管疾病、昏迷、白细胞减少、甲状腺疾病及癫痫、肝肾功能不全、可能诱发低血压的状态、儿童、妊娠期妇女及哺乳期妇女禁用。

K

第 11 单元：L

拉贝洛尔 【C】 【L2】	labetalol[lə'betəlɔl] 【记】beta(β位取代)，-lol(洛尔，β受体阻断药)，商品名有"Trandate"。 【类】降压药；α、β受体阻断药 【药】兼有α、β受体阻断药作用，对β受体作用比α受体作用强，降压效果比单纯β受体阻断药为优，亦可引起直立性低血压，对支气管作用弱，用于轻至重度高血压、妊娠高血压、心绞痛、术前控制血压及高血压危象。 【联】阿罗洛尔 arotinolol；卡维地洛 carvedilol 【量】口服，一次 100～200mg，一日 3～4 次，极量一日 2400mg；静脉注射，一次 100～200mg。 【禁】支气管哮喘、儿童、孕妇、哮喘及脑出血患者禁用静脉注射给药。
拉米夫定 【C】 【L2】	lamivudine['la:mivjudi:n] 【记】lami(音"拉米")，-vudine(夫定，齐多夫定衍生物)，商品名有"贺普丁(Heptodin)"。 【类】核苷类抗病毒药；核苷类逆转录酶抑制剂(NRTI) 【药】核苷类抗病毒药，作用机制与齐多夫定类似，阻碍病毒 DNA 合成，对哺乳动物 DNA 几无影响，生物利用度较高(66%～87%)，用于乙肝病毒复制活跃或血清转氨酶 ALT 持续升高的慢性乙型病毒性肝炎。 【联】齐多夫定 zidovudine；替比夫定 telbivudine 【量】口服，一次 100mg，一日 1 次。 【禁】对本药或制剂中其他任何成分过敏者禁用。

续表

拉莫三嗪 【C】 【L3】	lamotrigine[ləːˈməutrədʒin] 【记】la(clo-氯),mo(amino 氨基),trigine(triazine 三氮嗪),商品名有“利必通(Lamictal)”。 【类】抗癫痫药;钠通道阻滞剂 【药】新型苯三嗪结构的广谱抗癫痫药,作用与苯妥英钠类似,通过封闭 Na^+ 通道阻止异常放电和抑制谷氨酸释放发挥作用,生物利用度高(98%),用于难治性癫痫及部分发作的辅助治疗,亦可用于双相情感障碍。 【联】苯妥英 phenytoin;卡马西平 carbamazepine;托吡酯 topiramate 【量】口服,一次 25~100mg,一日 1 次,通常有效维持量 100~200mg/d。 【禁】禁用于已知对拉莫三嗪和本品中任何成分过敏的患者。
辣椒碱 【C】 【L3】	capsaicin[kæpˈseiisin] 【记】源自茄科植物辣椒(*capsicum*)果实中的一种辛辣的香草酰胺类生物碱,商品名有“劲朗”。 【类】局部镇痛药 【药】通过专属性辣椒碱受体发挥作用,主要影响神经肽P物质的释放、合成及贮藏而起镇痛和止痒作用,用于短期缓解由风湿引起的肌肉和关节的轻度疼痛,以及背部疼痛和扭伤、拉伤引起的疼痛。 【联】高辣椒碱 homocapsaicin;辣椒红素 capsanthin 【量】外用,一日 3~4 次。 【禁】过敏性皮肤者、2 岁以下小儿禁用。
来氟米特 【X】 【L4】	leflunomide[leˈfluːnəumaid] 【记】leflun(trifluoride 三氟化物),omide(-amide 酰胺),商品名有“爱诺华(Arava)”。 【类】免疫抑制剂;改变病情抗风湿药(DMARDs)

续表

来氟米特 【X】 【L4】	【药】一种新型异噁唑类抗炎及免疫抑制剂，通过抑制二氢乳酸脱氢酶阻碍嘧啶核苷酸的合成，抑制 T 淋巴细胞增殖，发挥免疫抑制作用，用于中至重度成人类风湿关节炎、银屑病关节炎及狼疮性肾炎等。 【联】硫唑嘌呤 azathioprine；左旋咪唑 levamisole 【量】口服，一次 10～20mg，一日 1 次。 【禁】对本品及其代谢产物过敏者、孕妇及哺乳期妇女、严重肝脏损害者禁用。
来格司亭	lenograstim[lenəu'gra:stim] 【记】le(音"来"),-grastim(格司亭，粒细胞集落刺激因子)，又称"重组人粒细胞集落刺激因子(rhG-CSF)"，商品名有"格拉诺赛特(Granocyte)"。 【类】免疫调节药；粒细胞集落刺激因子(G-CSF) 【药】利用大肠埃希菌基因重组技术生产的 G-CSF 类似物，结构和作用与非格司亭相似，能促进造血母细胞的增殖分化，提高外周血中性粒细胞的数量和功能，用于各种原因导致的中性粒细胞减少症。 【联】非格司亭 filgrastim；沙格司亭 sargramostim 【量】静脉或皮下注射，一次 100～300mg，一日 1 次。 【禁】对大肠埃希菌表达的其他制剂过敏者、严重肝肾心肺功能障碍者及髓性白血病患者禁用。
来曲唑 【D】 【L4】	letrozole[letrəu'zəul] 【记】le(音"来"),-trozole(曲唑，三氮唑类芳香酶抑制剂)，商品名有"弗隆(Femara)"。 【类】抗肿瘤药；芳香酶抑制剂 【药】新型非甾体芳香酶抑制剂，作用与氨鲁米特类似，抑制雄激素向雌激素转化，作用更强，选择性更高，对肾上腺素皮质激素合成抑制作用小，具有较高的治疗指数，用于治疗乳腺癌及卵巢癌。 【联】氨鲁米特 aminoglutethimide；阿那曲唑 anastrozole；依西美坦 exemestane 【量】口服，一次 2.5mg，一日 1 次。 【禁】绝经前、妊娠、哺乳期妇女患者禁用。

续表

赖诺普利 【C/D】 【L3】	lisinopril[laiˈsinɔpril] 【记】lisino(音"赖诺",lysine 赖氨酸),-pril(普利,ACEI 类降压药),商品名有"捷赐瑞"(Zestril)。 【类】降压药;血管紧张素转化酶抑制剂(ACEI) 【药】羧酸类前体 ACEI,作用机制及适应证同依那普利,与 ACE 结合牢固,作用较依那普利稍强且更持久,口服亦不受食物影响,服药后 2~3 小时起效,但生物利用度较低(约 25%),用于高血压及心力衰竭。 【联】卡托普利 captopril;依那普利 enalapril;雷米普利 ramipril 【量】口服,一次 5~20mg,一日 1 次,一日最大剂量不超过 80mg。 【禁】对本药过敏者或曾使用 ACEI 治疗而引起血管神经性水肿的患者禁服。
兰索拉唑 【B】 【L3】	lansoprazole[lænsəuˈprəzəul] 【记】lanso(音"兰索"),-prazole(拉唑,质子泵抑制剂),商品名有"达克普隆(Takepron)"。 【类】抗胃溃疡药;抗酸药 【药】新型质子泵抑制剂,奥美拉唑类似物,其特点是侧链中氟取代,生物利用度比奥美拉唑提高了约 30%,且对幽门螺杆菌的抑菌活性更强,用于胃及十二指肠溃疡、卓-艾综合征和胃食管反流病等。 【联】奥美拉唑 omeprazole;泮托拉唑 pantoprazole 【量】口服,一次 15~30mg,一日 1 次,疗程 6~8 周;静脉滴注,一次 30mg,一日 1~2 次。 【禁】正在服用硫酸阿扎那韦的患者禁用。

L

续表

劳拉西泮 【D】 【L3】 【基】 【精 2】	lorazepam[lɔ'ræzəpæm] 【记】lor(chloro-氯，氯取代的)，-azepam(西泮，地西泮衍生物)，商品名有“罗拉(Lora)”。 【类】镇静催眠药；苯二氮䓬(BDZ)类抗焦虑药 【药】作用机制同地西泮，代谢产物无镇静催眠活性，口服生物利用度高(90%)，半衰期较长(14 小时)，属中长效 BDZ 类，无明显蓄积或后遗作用，用于焦虑症、镇静催眠及因激动引起的头痛、心悸等症状。 【联】地西泮 diazepam；氯硝西泮 clonazepam；硝西泮 nitrazepam 【量】口服，一次 2～4mg，一日 2～3 次。 【禁】对本品及苯二氮䓬类药物过敏者、急性闭角型青光眼患者禁用。
雷米普利 【D】	ramipril[ræmi'pril] 【记】rami(音“雷米”)，-pril(普利，ACEI 类)，商品名有“瑞泰(Altace)”。 【类】抗高血压药；血管紧张素转化酶抑制剂(ACEI) 【药】羧酸类前体 ACEI，作用机制及适应证同依那普利，其口服后迅速吸收，起效较快，用于高血压和心力衰竭，尤适用于急性心肌梗死、心力衰竭及糖尿病等心血管高危患者。 【联】依那普利 enalapril；西拉普利 cilazapril；卡托普利 captopril 【量】口服，一次 2.5～5mg，晨服，一日 1 次，最大剂量每日 10mg。 【禁】血管神经性水肿病史、肾动脉狭窄、肾移植后、主动脉或二尖瓣狭窄、肥厚性心肌病、原发性醛固酮增多症、妊娠期及哺乳期妇女禁用。

续表

雷尼替丁 【B】 【L2】 【基】	ranitidine[ræˈnitidiːn] 【记】rani(音"雷尼"),-tidine(替丁,西咪替丁衍生物),商品名有"善胃得(Zantac)"。 【类】抗胃溃疡药;组胺 H_2受体拮抗剂 【药】非咪唑类强效组胺 H_2受体拮抗剂,作用比西咪替丁强,作用时间持久,能有效地抑制组胺、五肽胃泌素和卡巴胆碱刺激后引起的胃酸分泌,降低胃酶活性,用于胃酸过多所致的胃痛、胃灼热等症状。 【联】西咪替丁 cimetidine;法莫替丁 famotidine 【量】口服,一次 150mg,一日 2 次,于清晨和睡前服用。 【禁】妊娠期和哺乳妇女、8 岁以下儿童禁用。
利巴韦林 【X】 【L4】 【基】	ribavirin[ribaːˈvərin] 【记】riba(音"利巴",ribose 核糖),virin(音"韦林",同 vir,抗病毒药),又称"病毒唑(Virazole)"。 【类】抗病毒药 【药】广谱强效核苷类抗病毒药,抗病毒谱及作用机制与阿昔洛韦相似,对呼吸道合胞病毒(RSV)等具有较高的选择性抑制作用,用于防治病毒性肺炎、疱疹病毒感染及流行性感冒等。 【联】阿昔洛韦 aciclovir;阿德福韦 adefovir;扎那米韦 zanamivir 【量】口服,一次 150～300mg,一日 3 次,疗程 7 天;静脉滴注,每日 500～1000mg,分 2 次给药,每次静滴 20 分钟以上,疗程 3～7 天。 【禁】对本品过敏、妊娠期妇女、自身免疫性疾病、肝炎患者禁用。
利多卡因 【B】 【L2】 【基】	lidocaine[ˈlidəukein] 【记】lido(音"利多"),-caine(卡因,局麻药)。 【类】局麻药;I_B类抗心律失常药 【药】可卡因衍生物,酰胺类局麻药,局麻作用较普鲁卡因

续表

利多卡因 【B】 【L2】 【基】	强,穿透性和扩散性强,毒性也相应较大;具有抗心律失常作用,作用于心室肌细胞,降低自律性,改善传导性,用于局部麻醉、室性心律失常、室颤等治疗。 【联】可卡因 cocaine;普鲁卡因 procaine;罗哌卡因 ropivacaine 【量】局部麻醉,每次用量不超过 400mg;静脉注射,一次 50～100mg,1 小时之内的总量不得超过 300mg。 【禁】阿-斯综合征(急性心源性脑缺血综合征)、预激综合征、严重心传导阻滞患者禁止静脉给药。
利伐沙班 【C】 【L4】	rivaroxaban[raivə'rɔksəbən] 【记】rivaro(音“利伐”),-xaban(沙班,Ⅹa 凝血因子抑制剂),商品名有“拜瑞妥(Xarelto)”。 【类】抗凝药 【药】首个上市的Ⅹa 凝血因子抑制剂,能直接选择性抑制游离及结合的Ⅹa 因子及凝血酶原,抗凝作用较肝素强,出血风险低,适用于预防关节置换术后患者深静脉血栓、肺栓塞形成、房颤及卒中等。 【联】阿哌沙班 apixaban;替罗非班 tirofiban;达比加群 dabigatran 【量】口服,一次 10～20mg,一日 1 次,如伤口已止血,首次用药时间应在手术后 6～10 小时之间进行。 【禁】明显活动性出血的患者、具有大出血显著风险的病灶或病情、伴用其他抗凝剂治疗、孕妇及哺乳期妇女禁用。
利福平 【C】 【L2】 【基】	rifampicin[rifæm'paisin] 【记】rifa(利福,利福霉素衍生物),mpicin(mycin 霉素),利福霉素的甲基化衍生物,又称“Rifampin”“甲基利福霉素”。 【类】利福霉素类抗生素;抗结核药 【药】半合成广谱抗生素,抑制依赖 DNA 的 RNA 聚合酶,阻断 RNA 的转录合成,对结核分枝杆菌和其他分枝

续表

利福平 【C】 【L2】 【基】	杆菌作用强,对需氧 G^+ 菌及某些病毒、衣原体也有作用,用于治疗各种结核病、麻风及其他细菌性感染等。 【联】利福昔明 rifaximin;利福喷汀 rifapentin;利福定 rifadin 【量】口服,一次 150～300mg,一日 3～4 次,疗程半年左右;静脉滴注,一次 600mg,一日 1 次,在 2～3 小时完成输注。 【禁】肝功能严重不全、胆道阻塞者和 3 个月以内孕妇禁用。
利可君	leucogen[luːˈkəudʒən] 【记】leuco-(白,升白细胞药),-gen(产生物,产生…的),理解为"能产生白细胞的",又称"利血生"。 【类】升白细胞药;抗贫血药 【药】半胱氨酸的衍生物,作用与小檗胺类似,具有促进骨髓内粒细胞生长和成熟的作用,刺激白细胞及血小板增殖,用于防治各种原因引起的白细胞减少、再生障碍性贫血及血小板减少症等。 【联】小檗胺 berbamine;肌酐 inosine;鲨肝醇 batiol 【量】口服,一次 20mg,一日 3 次。 【禁】骨髓恶性肿瘤患者禁用。
利拉鲁肽 【C】	liraglutide[lirəˈgluːtaid] 【记】liraglu(音"利拉鲁"),-tide(肽,多肽),商品名有"诺和力(Victoza)"。 【类】降糖药;胰高血糖素样肽-1(GLP-1)受体激动剂 【药】合成的肠促胰素,GLP-1 类似物,作用机制与艾塞那肽类似,能促进 β 细胞胰岛素分泌,抑制胰高血糖素过量分泌并能够延缓胃排空,用于成人 2 型糖尿病患者控制血糖,常与二甲双胍或磺脲类药物联合应用。 【联】艾塞那肽 exenatide;西格列汀 sitagliptin 【量】皮下注射,一次 0.6～1.8mg,一日 1 次,无须根据进餐时间给药。 【禁】对本品过敏者禁用。

续表

利奈唑胺 【C】 【L3】	linezolid[linə'zəulid] 【记】lin(morpholinyl 吗啡啉基),-ezolid(唑胺,噁唑烷酮类抗菌药),商品名有“斯沃(Zyvox)”。 【类】合成抗菌药;噁唑烷酮类 【药】新一代合成抗菌药,与 rRNA 上 23S 亚单位结合抑制细菌蛋白质合成,结构新,无交叉耐药,口服或静脉给药无须调整剂量,对 MRSA、VREF 等有良好的抗菌作用,用于治疗 G^+ 球菌引起的难治性感染。 【联】依哌唑胺 eperezolid;呋喃唑酮 furazolidone 【量】口服或静脉滴注,一次 600mg,一日 2 次。 【禁】禁与单胺氧化酶抑制剂同时使用;高血压未控制患者禁用。
利培酮 【C】 【L】 【基】	risperidone[ris'peridəun] 【记】ris(音“利”),-peridone(哌酮或立酮,利培酮衍生物),商品名有“维思通(Risperdal)”。 【类】非典型抗精神病药 【药】非典型抗精神病药,中枢 D_2 受体拮抗剂,对 5-HT 受体有一定亲和力,能改善精神分裂症阳性症状,运动功能抑制及锥体外系副作用较少,用于治疗急性和慢性精神分裂症、双相情感障碍及其他情感症状。 【联】帕利哌酮 paliperidone;齐拉西酮 ziprasidone;多潘立酮 domperidone 【量】口服,起始剂量 1mg,每日 1 次,2 周内逐渐加量到每日 4～6mg,每日 1～2 次,日剂量一般不超过 10mg。 【禁】对本品过敏者及 15 岁以下儿童禁用。
利托君 【B】 【L3】	ritodrine['ritəudri:n] 【记】rito(音“利托”),-drine(君,麻黄碱衍生物),商品名有“安宝(Anpo)”。 【类】抗早产药;拟交感神经药 【药】选择性 β_2 受体激动剂,作用于子宫平滑肌的 β_2 受体,

续表

利托君 【B】 【L3】	特异性抑制子宫平滑肌,能减弱妊娠和非妊娠子宫的收缩强度和频率,减少子宫的活动而延长妊娠期,用于预防妊娠 20 周以后的早产。 【联】麻黄碱 ephedrine;米多君 midodrine;特布他林 terbutaline 【量】口服,一次 10~20mg,一天 4~6 次,每日总量不超过 120mg;静脉滴注,一次 100mg,缓慢滴注,随时观察疗效。 【禁】妊娠不足 20 周和分娩进行期、有前置胎盘及胎盘剥落等延长妊娠对孕妇和胎儿构成危险的情况禁用。
利妥昔单抗 【C】 【L4】	rituximab[ˈrituksimæb] 【记】ritu(音"利妥"),-ximab(昔单抗,鼠人嵌合单克隆抗体),商品名为"美罗华(Mabthera)"。 【类】抗肿瘤药;免疫抑制剂 【药】单抗类分子靶向药物,能特异性与跨膜抗原 CD20 结合,启动介导 B 细胞溶解的免疫反应,并可增加耐药 B 淋巴瘤细胞株对化疗药物细胞毒作用的敏感性,用于复发或耐药的滤泡性中央型淋巴瘤的治疗。 【联】曲妥珠单抗 trastuzumab;西妥昔单抗 cetuximab;英夫利昔单抗 infliximab 【量】静脉滴注,一次 600mg,每周 1 次,4~8 周为一疗程。 【禁】严重活动性感染或免疫应答严重损害患者、严重心衰患者、对本药的任何组分和鼠蛋白过敏的患者禁用。
利血平 【C】 【L4】	reserpine[ˈresəpiːn] 【记】re(音"利"),-serpine(舍平,萝芙木 *R. serpentina* 生物碱衍生物),又称"蛇根碱",商品名有"利舍平(Serpasil)"。 【类】降血压药 【药】肾上腺素能神经元阻断性抗高血压药,通过耗竭交感神经末梢的儿茶酚胺及 5-羟色胺达到降压效果,兼有安定作用,单用副作用较多,常与肼屈嗪及噻嗪类利尿剂

续表

利血平 【C】 【L4】	等合用,用于各种类型高血压(不作为一线用药)。 【联】地舍平 deserpidine;哌唑嗪 prazosin;肼屈嗪 hydralazine 【量】口服,一次 0.1～0.25mg,每日 1 次,极量不超过一次 0.5mg;肌内注射,初始 0.5～1mg,以后按需要每 4～6 小时肌内注射 0.4～0.6mg。 【禁】活动性胃溃疡、溃疡性结肠炎、抑郁症尤其是有自杀倾向患者禁用。
联苯苄唑 【OTC】	bifonazole[baiˈfəunəzəul] 【记】bi-(双,两倍的),f(表示 phenyl 苯,苯基),-(c)onazole(康唑,咪康唑类衍生物),商品名有“美克(Mycospor)”。 【类】外用抗真菌药 【药】唑类广谱抗真菌药,作用与咪康唑类似,抑制细胞膜的合成,对皮肤癣及假丝酵母菌等作用强,外用起效快,且在皮肤内的活性维持时间较长,用于皮肤、会阴周围、阴道等浅表性真菌感染。 【联】咪康唑 miconazole;氟康唑 fluconazole 【量】外用,一日 1 次;阴道给药,一次 100mg,一日 1 次。 【禁】咪唑类药物过敏者、(阴道片)妊娠期 3 个月内妇女及哺乳期禁用。
联苯双酯 【基】	bifendate[baiˈfendeit] 【记】bi-(双,两倍的),fen(表示 phenyl 苯,苯基),-ate(盐或酯),联苯结构衍生物。 【类】降酶护肝药 【药】我国自主研发的治疗肝炎的降酶药,为合成五味子丙素的中间体,具有保护肝细胞、增强其解毒功能的作用,口服吸收率低,常制成滴丸以提高生物利用度,用于慢性肝炎伴 ALT 升高者及药物引起的 ALT 升高。 【联】双环醇 bicyclol;五味子丙素 schisandrin C 【量】口服,一次 25～50mg,一日 3 次。 【禁】肝硬化的患者、孕妇及哺乳期妇女禁用。

续表

链霉素 【D】 【L3】 【基】	streptomycin[streptə'maisin] 【记】strepto-(由灰色链霉菌 *Streptomyces griseus* 产生),-mycin(霉素,链霉菌株抗生素),商品名有"美罗"。 【类】氨基糖苷类抗生素 【药】首个用于临床的氨基糖苷类抗生素,第一个抗结核病药,主要与核糖体 30S 亚单位结合,抑制细菌蛋白质合成及破坏细菌胞浆膜的完整性而起抗菌作用,耐药率高,但对结核分枝杆菌作用强,对鼠疫有特效。 【联】卡那霉素 kanamycin;妥布霉素 tobramycin;链激酶 streptokinase 【量】肌内注射,一次 500～750mg,一日 2 次,日剂量不超过 2g,疗程 7～14 天。 【禁】对链霉素或其他氨基糖苷类过敏的患者禁用。
两性霉素 B 【B】 【L3】	amphotericin B[æmfə'terisin biː] 【记】ampho-(双,两性的),tericin(同-tricin 曲星,多烯类抗生素),因同时具有酸、碱两性而得名,商品名有"安浮特克(Amphotec)"。 【类】深部抗真菌药 【药】由链霉菌产生、具有多烯结构的大环内酯类抗真菌抗生素,能结合到真菌细胞膜上的麦角固醇,影响细胞膜通透性而使真菌细胞死亡,用于治疗严重的深部真菌引起的内脏或全身感染。 【联】美帕曲星 mepartricin;替拉万星 telavancin 【量】静脉滴注,一次 20～40mg,一日 1 次。 【禁】严重肝病患者禁用。
亮丙瑞林 【X】 【L5】	leuprorelin[ljuprəu'relin] 【记】leu-(leucine 亮氨酸),pro-(proline 脯氨酸),-relin(瑞林,垂体激素释放兴奋药),商品名有"抑那通(Enantone)"。 【类】抗肿瘤药;促性腺激素释放激素(GnRH)激动剂 【药】合成的长效 GnRH 激动剂,具有先激动后抑制特点,

续表

亮丙瑞林 【X】 【L5】	持续刺激脑垂体使其进入不应期,减少促黄体素(LH)和促卵泡素(FSH)分泌,降低性激素水平,用于前列腺癌、乳腺癌、子宫内膜异位症及性早熟等。 【联】戈舍瑞林 goserelin;丙氨瑞林 alarelin;曲普瑞林 triptorelin 【量】皮下注射,一次 3.75mg,每 28 天 1 次。 【禁】孕妇、哺乳期妇女、中枢性性早熟中有性质不明、异常的阴道出血患者禁用。
林可霉素 【B/C】 【L2】	lincomycin[liŋkəu'maisin] 【记】linco(源自林可链霉菌 *Streptomyces lincolnensis*),-mycin(霉素,链霉菌属抗生素),曾称"洁霉素"。 【类】酰胺醇类抗生素 【药】从林可链霉菌中发现的具有酰胺醇结构的抗生素,作用于细菌核糖体 50S 亚基,抑制细菌蛋白质合成,抗菌作用比克林霉素弱,口服生物利用度低(20%~30%),用于金黄色葡萄球菌、链球菌及脆弱类杆菌等引起的感染。 【联】克林霉素 clindamycin;氯霉素 chloramphenicol 【量】口服,一次 250~500mg,一日 3~4 次;肌内注射或静脉滴注,一次 600mg,一日 2~3 次。 【禁】对本药及克林霉素有过敏史者、1 月龄以下的新生儿及深部真菌感染者禁用。
磷霉素 【B】 【基】	fosfomycin[fɔsfə'maisin] 【记】fosfo(phosphonic 膦酸的),-mycin(霉素,链霉菌株产生的抗生素),源自弗氏链霉菌(*Streptomyces fradiae*),商品名有"复美欣""Monurol"。 【类】其他类抗生素 【药】分子量最小(<200Da)的抗生素,能与细菌细胞壁合成酶结合抑制其合成,起杀菌作用,抗菌谱广,分子结构特殊,无交叉耐药性,用于敏感菌所致呼吸道、尿路、皮肤软组织等各个部位感染。 【联】夫西地酸 fusidic acid;新霉素 neomycin;黏菌素 colistin

续表

磷霉素 【B】 【基】	【量】静脉滴注，一次 2000～4000mg，一日 2～3 次；口服，一次 1000mg，一日 3 次。 【禁】5 岁以下儿童禁用注射剂。
膦甲酸 【C】 【L4】	foscarnet[fɔsˈkaːnit] 【记】fos-（磷，含磷的），又称"phosphonoformic acid"，商品名有"可耐""Foscavir"。 【类】抗病毒药 【药】人工合成的磷酸衍生物，能直接抑制病毒 DNA 聚合酶，阻碍疱疹病毒、逆转录病毒、AIDS 病毒等复制，分子量小，组织渗透性好，抗病毒谱广，用于敏感病毒所致的皮肤、关节等感染，也用于 HIV 感染者。 【联】阿昔洛韦 acyclovir；去羟肌苷 didanosine；磷霉素 fosfomycin 【量】静脉滴注，一次 3000～6000mg，一次 2～3 次；外用或滴眼，一日 3～4 次。 【禁】对本品过敏患者禁用。
硫普罗宁 【C】 【L4】	tiopronin[tiəuˈprəunin] 【记】tio-（同 thio，硫，含硫的），pronine（音"普罗宁"，propionyl glycine，丙酰基甘氨酸），商品名有"凯西莱""治尔乐（Thiola）"。 【类】肝炎辅助用药 【药】与青霉胺性质相似的含巯基药物，能提高肝细胞 ATP 含量，具有解毒、保护肝脏作用，对乙醇等引起肝损伤有修复作用，用于改善各类急慢性肝炎、药物性肝损伤的肝功能、重金属解毒及预防放化疗所致的外周白细胞减少等。 【联】青霉胺 penicillamine；谷胱甘肽 glutathione；葡醛内酯 glucurolactone 【量】口服，一次 100～200mg，一日 3 次，疗程 2～3 个月；静脉滴注，一次 200mg，一日 1 次，连续用 4 周。 【禁】有并发症的重症肝炎、肾功能不全合并糖尿病、孕妇及哺乳妇女、儿童、急性重症铅或汞中毒、既往使用本药时发生过严重不良反应者禁用。

续表

硫糖铝 【B】 【L2】	sucralfate[sjuːˈkrælfeit] 【记】sucr-(糖,sucrose 蔗糖),al(aluminum 铝),fate(sulfate 硫酸盐或硫酸酯),商品名有"迪先""Carafate"。 【类】抗消化性溃疡药 【药】氢氧化铝与硫酸蔗糖形成的复合物,在胃中可离解出硫酸蔗糖,聚合成不溶性胶体,具有保护溃疡面,促进溃疡愈合的作用,也具有一定中和胃酸的作用,用于胃及十二指肠溃疡的治疗。 【联】铝镁加 almagate;铝碳酸镁 hydrotalcite 【量】餐前口服,一次 500~1000mg,一日 2~4 次,服药前半小时内不宜服用制酸剂,一般疗程 4~6 周。 【禁】习惯性便秘者禁用。
硫唑嘌呤 【D】 【L3】 【基】	azathioprine[æzəˈθaiəpriːn] 【记】aza-(氮杂的,吖),thio-(硫的,硫取代的),prine(purine,嘌呤),是 6-硫基嘌呤的咪唑衍生物,商品名有"依木兰(Imuran)"。 【类】免疫抑制剂;缓解病情抗风湿药(DMARDs) 【药】嘌呤代谢拮抗剂,是具有烷基化作用的抗代谢药,通常需要数周或数月后能见效,常与环磷酰胺及羟氯喹联合,用于治疗移植排斥反应及类风湿关节炎、全身性红斑狼疮等自身免疫性疾病。 【联】硫鸟嘌呤 thioguanine;巯嘌呤 mercaptopurine 【量】口服,一次 50~200mg,一日 1 次。 【禁】肝功能损伤者、对硫唑嘌呤(6-MP)过敏者、孕妇或准备近期内怀孕的妇女禁用。
柳氮磺吡啶 【B/D】 【L3】 【基】	sulfasalazine[sʌlfəˈsæləziːn] 【记】sulfa-(磺胺,磺胺类衍生物),-salazine(柳氮或沙拉秦,柳氮磺吡啶衍生物),常缩写为"SASP",商品名有"维柳芬"。 【类】NSAIDS;磺胺类药物;5-氨基水杨酸(5-ASA)类药物

续表

柳氮磺吡啶 【B/D】 【L3】 【基】	【药】最早上市的磺胺类药物,口服不易吸收,在肠道微生物作用下分解成 5-氨基水杨酸(5-ASA)和磺胺吡啶,发挥抗炎和免疫抑制作用,抗菌作用弱,用于炎症性肠病及类风湿关节炎等治疗。 【联】巴柳氮 balsalazide;美沙拉秦 mesalazine;奥沙拉秦 olsalazine 【量】口服,一次 0.5～1g,一日 2～3 次。 【禁】对磺胺及水杨酸盐过敏者、肠梗阻或泌尿系统梗阻、卟啉症及 2 岁以下患者禁用。
卤米松	halometasone[hæləu'metəsəun] 【记】halo-(卤,卤盐的),-metasone(米松,合成皮质激素药),商品名有"澳能""新适确得(Sicorten Plus)"(与三氯生组成复方制剂)。 【类】皮质激素类药 【药】含卤基的供外用合成糖皮质激素,亲脂性强,局部应用具有快速抗炎、抗过敏、止痒、抗渗出及抗增生作用,用于接触性皮炎、神经性皮炎等非感染性皮炎、湿疹及寻常型银屑病等。 【联】地塞米松 dexamethasone;莫米松 mometasone;三氯生 triclosan 【量】外用,一日 1～2 次。 【禁】细菌和病毒性皮肤病(如水痘、疱疹等)、真菌性皮肤病、皮肤结核病、玫瑰痤疮、口周皮炎、寻常痤疮患者禁用。
罗格列酮 【C】 【L3】	rosiglitazone[rəusi'glitəzəun] 【记】rosi(音"罗"),-glitazone(格列酮,噻唑烷酮类降糖药),商品名有"文迪雅(Avandia)"。 【类】降糖药;噻唑烷二酮类 【药】高选择性过氧化物酶体增殖物激活受体 γ(PPAR-γ)的激动剂,调控胰岛素反应基因的转录,提高胰岛素的敏感性,控制血糖的生成、转运和利用,口服生物利用度高(99%),作用持久,用于 2 型糖尿病。

续表

罗格列酮 【C】 【L3】	【联】吡格列酮 pioglitazone；曲格列酮 troglitazone；瑞格列奈 repaglinide 【量】口服，一次 4～8mg，一日 1～2 次。 【禁】心衰病史或心脏病病史、骨质疏松症、严重血脂紊乱、严重活动性肝病、妊娠期或哺乳期妇女以及儿童和 18 岁以下青少年患者禁用。
罗红霉素	roxithromycin[rəuksiˈθrəumaisin] 【记】roxi（音“罗”），-thromycin（红霉素，erythromycin 红霉素衍生物），商品名有“罗力得（Rulide）”。 【类】大环内酯类抗生素 【药】第二代半合成大环内酯类抗生素，作用机制和抗菌谱类似红霉素，但抗菌作用较强，口服吸收较好，一般不需要根据年龄或肾功能调整剂量，用于呼吸道及尿路感染等，对支原体、衣原体及军团菌等感染有效。 【联】红霉素 erythromycin；阿奇霉素 azithromycin；克拉霉素 clarithromycin 【量】口服，一次 150～300mg，一日 1～2 次，疗程 7～10 天。 【禁】对红霉素或其他大环内酯类药物过敏者禁用；禁与麦角胺、二氢麦角胺配伍。
罗库溴铵 【C】	rocuronium bromide[rəuˈkurəniəm ˈbrəumaid] 【记】ro（音“罗”），-curonium（库溴铵，非去极化肌松药），商品名有“爱可松（Esmeron）”。 【类】骨骼肌松弛药 【药】甾体季铵类中效非去极化肌松药，作用与维库溴铵相似，作用较弱，与琥珀胆碱等去极化肌松药相比，不引起肌纤维成束颤动，副作用小，用于诱导麻醉期间气管插管及维持术中骨骼肌松弛。 【联】维库溴铵 vecuronium bromide；泮库溴铵 pancuronium bromide 【量】静脉滴注，根据需求，0.075～0.15mg/kg；气管插管，

续表

罗库溴铵 【C】	0.6mg/kg。 【禁】对溴离子或本品中任何辅料成分有过敏反应者禁用。
罗通定	rotundine[rəu'tjundain] 【记】源自防已科圆叶千金藤(*S. rotunda*)的一种生物碱,又名“左旋延胡索乙素”“左旋四氢帕马丁”“颅痛定”。 【类】镇痛药 【药】作用同四氢帕马丁,但较强,兼有镇痛、催眠及安定作用,镇痛作用弱于哌替啶,强于 NSAIDs,无呼吸抑制作用,无成瘾性,对持续性疼痛及内脏钝痛效果好,用于各种慢性钝痛、月经痛及疼痛性失眠等。 【联】四氢帕马丁 tetrahydropalmatine(THP,又称延胡索乙素);布桂嗪 bucinnazine(又称强痛定) 【量】口服,一次 30～120mg,一日 1～4 次;肌内注射,一次 60～120mg,一日 1～4 次。 【禁】对本品过敏者禁用。
螺内酯 【C】 【L2】 【基】	spironolactone[spaiəˌrəunə'læktəun] 【记】spir-(apiral 环状的),ono(-one 酮,酮结构),-lactone(内酯),商品名有“安体舒通(Antisterone)”。 【类】保钾利尿药;醛固酮拮抗剂 【药】醛固酮结构类似物,在远曲小管和集合管竞争性拮抗醛固酮作用,阻断 Na^{+}-K^{+}、Na^{+}-H^{+} 交换,使 Na^{+}、Cl^{-} 和水排泄增多,利尿作用较弱,适用于心衰性水肿、原发性醛固酮增多症及高血压的辅助治疗。 【联】阿米洛利 amiloride;氨苯蝶啶 triamterene;醛固酮 aldosterone 【量】口服,一次 10～40mg,一日 2～4 次,应从最小有效剂量开始使用。 【禁】高钾血症患者禁用。

续表

<table>
<tr><td>洛哌丁胺
【B】
【L2】</td><td>loperamide[ˈləupərəmaid]
【记】lo(同-clo,氯),per(piperidine 哌啶衍生物),amide(酰胺),商品名有“易蒙停(Imodium)”。
【类】止泻药
【药】结构与哌替啶和氟哌啶醇类似,但治疗剂量对中枢无作用,对肠道平滑肌的作用与阿片类及地芬诺酯相似,抑制肠道平滑肌,减少肠蠕动,用于急性腹泻以及各种病因引起的慢性腹泻。
【联】地芬诺酯 diphenoxylate;阿片酊 opium tincture
【量】口服,一次 2～4mg,一日 2～4 次,日剂量不超过 20mg。
【禁】高热和脓血便的急性细菌性痢疾、急性溃疡性结肠炎、使用广谱抗菌素引起的假膜性肠炎及 2 岁以下小儿禁用。</td></tr>
<tr><td>洛索洛芬</td><td>loxoprofen[lɔksəuˈprəufən]
【记】loxo(音“洛索”),-profen(洛芬,异丁芬酸衍生物,抗炎止痛药),商品名有“乐松(Loxom)”。
【类】非甾体抗炎药(NSAIDs)
【药】前体药物,需经消化道吸收后转化为活性代谢物从而抑制环氧化酶(COX),减少前列腺素生成,发挥镇痛、抗炎及解热作用,用于多种关节炎症、手术后的消炎和镇痛,也可用于急性上呼吸道炎的解热镇痛。
【联】布洛芬 ibuprofen;普拉洛芬 pranoprofen
【量】口服,一次 60mg,一日 2～3 次,日剂量不超过 180mg。
【禁】消化性溃疡、严重血液异常、严重肝肾损伤、严重心衰竭、服用阿司匹林出现哮喘或有其既往史、妊娠晚期妇女禁用。</td></tr>
</table>

L

续表

铝镁加 【OTC】	almagate['ælməgeit] 【记】al(aluminium 铝),mag(magnesium 镁),-ate(盐,酯),商品名有"安达"。 【类】抗胃酸药 【药】铝盐与镁盐形成的复合氢氧化碳酸盐,作用类似氢氧化铝,中和胃酸起效快、作用强,能避免长期服用氢氧化铝导致的便秘、铝中毒等,用于胃及十二指肠溃疡或胃酸过多引起的反酸、胃灼热等。 【联】氢氧化铝 aluminum hydroxide;硫糖铝 sucralfate;铝碳酸镁 hydrotalcite 【量】口服,一次 1.5g,一日 3～4 次,餐后 1～2 小时或睡前服用。 【禁】低膦酸盐血症、胃酸缺乏、结肠及回肠造口术、原因不明的胃肠出血、阑尾炎、溃疡性结肠炎和憩室炎、慢性腹泻及肠梗阻禁用。
铝碳酸镁 【OTC】	hydrotalcite[haidrəu'tælsait] 【记】hydro-(氢,含氢的),talc(滑石,云母),-ite(盐或酯),又称"碱式碳酸铝镁",商品名有"达喜(Talcid)"。 【类】抗胃酸药 【药】天然水滑石主要成分,作用类似氢氧化铝,中和胃酸起效快、作用强,能避免长期服用氢氧化铝导致的便秘、铝中毒等,用于胃及十二指肠溃疡、与胃酸有关的胃部不适症状,如胃痛、胃灼热感、嗳气、饱胀等。 【联】氢氧化铝 aluminum hydroxide;硫糖铝 sucralfate 【量】口服(咀嚼后服用),一次 500～1000mg,一日 3～4 次,一日不超过 7000mg。 【禁】低膦酸盐血症、胃酸缺乏、结肠及回肠造口术、原因不明的胃肠出血、阑尾炎、溃疡性结肠炎和憩室炎、慢性腹泻及肠梗阻禁用。

L

续表

氯胺酮 【C】 【L3】 【基】 【精 1】	ketamine[ˈketəmiːn] 【记】ket（ketone 酮），amine（胺），俗称“K 粉”“克他命”“Ketalar”。 【类】麻醉药；*N*-甲基-*D*-天冬氨酸（NMDA）受体拮抗剂 【药】具有环已酮结构的新型非巴比妥类静脉麻醉药，可通过阻断谷氨酸 NMDA 受体抑制中枢兴奋，麻醉时具有动感分离特性，作用快速、短暂，呼吸抑制弱，用于小手术麻醉、全身诱导和复合麻醉及难治性疼痛。 【联】依托咪酯 etomidate；苯巴比妥 phenobarbital 【量】静脉注射，05～2mg/kg。极量：静脉注射 4mg/(kg·min)，肌内注射 13mg/kg。 【禁】顽固、难治性高血压，严重的心血管疾病及甲亢患者禁用。
氯贝丁酯 【C】	clofibrate[kləˈfaibreit] 【记】clo-（同 chloro-，氯，含氯的），-fibrate（贝特，氯贝丁酸衍生物，降血脂药），商品名有“安妥明（Atromid）”。 【类】调节血脂药 【药】属氯贝丁酸衍生物类血脂调节药，能通过抑制肝脏极低密度脂蛋白的释放和胆固醇合成发挥作用，并具有抑制血小板聚集作用，用于高甘油三酯血症、高胆固醇血症及混合型高脂血症等。 【联】非诺贝特 fenofibrate；吉非罗齐 gemfibrozil 【量】口服，一次 250～500mg，一日 3～4 次。 【禁】严重肝肾功能不全者、妊娠期妇女禁用。
氯苯那敏 【B】 【基】 【OTC】	chlorphenamine[ˈklɔːfenəmiːn] 【记】chlor-（氯，含氯的），phen（phenyl 苯基），amine（胺，胺类），商品名有“扑尔敏”。 【类】抗变态反应药；抗组胺药 【药】通过拮抗 H_1 受体而对抗组胺的过敏作用，但不影响组胺的代谢，作用强，用量小，具有中度镇静作用和抗胆碱作用，减少腺体分泌，用于变应性鼻炎、皮肤黏膜的过敏及

L

续表

氯苯那敏 【B】 【基】 【OTC】	复方制剂中改善感冒症状。 【联】曲吡那敏 tripelennamine;苯海拉明 diphenhydramine 【量】口服,一次 4mg,一日 3 次;肌内注射,一次 5～20mg。 【禁】急性哮喘、早产儿和新生儿、孕妇、睡眠呼吸暂停患者禁用。
氯吡格雷 【B】 【L3】 【基】	clopidogrel[kləu'pidəugrel] 【记】clo-(同 chloro-,氯,含氯的),-grel(格雷,血小板凝集抑制剂),商品名有“波立维(Plavix)”。 【类】抗血小板药物;二磷酸腺苷(ADP)受体阻断药 【药】可与血小板膜表面 ADP 受体不可逆结合,使纤维蛋白原无法与糖蛋白 GPⅡb/Ⅲa 受体结合,从而抑制血小板相互聚集,用于防治因血小板高聚集引起的心脑及其他动脉循环障碍疾病。 【联】奥扎格雷 ozagrel;沙替格雷 satigrel;替格瑞洛 ticagrelor 【量】口服,一次 75mg,一日 1 次。 【禁】严重肝脏损害、活动性病理性出血患者禁用。
氯丙嗪 【C】 【基】 【L3】	chlorpromazine[klɔ:'prəuməzi:n] 【记】chlor-(氯,含氯的),promazine(丙嗪),吩噻嗪类衍生物,商品名有“冬眠灵(Wintermine)”。 【类】抗精神病药 【药】吩噻嗪类代表药物,基于异丙嗪研发的首个抗精神病药,中枢多巴胺(DA)受体拮抗剂,通过阻断脑内 DA 受体发挥中枢抑制作用,个体差异大,用于精神病阳性症状治疗,小较量可作为镇吐药使用。 【联】异丙嗪 promethazine;奋乃静 perphenazine 【量】口服,一次 25～150mg,一日 2～4 次;肌内或静脉滴注,一次 25～100mg,一日 2～4 次。止吐剂量减半或更小。 【禁】骨髓抑制、青光眼、严重肝功能不全、帕金森病、有癫痫病史及昏迷患者禁用。

续表

氯氮平 【B】 【L3】 【基】	clozapine[ˈkləuzəpiːn] 【记】clo-(同 chloro-,氯,含氯的),-zapine(氮平,抗精神药),又称"氯扎平""Clozaril"。 【类】非典型抗精神病药;苯二氮䓬类(BDZ 类) 【药】第一个非典型抗精神病药,拮抗脑内 5-HT_2、D_2 等多种神经递质受体,对阴性症状改善作用好,锥体外系反应及迟发性运动障碍较轻,但会导致粒细胞减少症,一般不宜作为首选药,用于各型精神分裂症。 【联】奥氮平 olanzapine;米氮平 mirtazapine 【量】口服,一次 50～200mg,一日 2～3 次;肌内注射,一次 50～100mg,一日 2 次。 【禁】严重心肝肾疾病患者、昏迷、谵妄、低血压、癫痫、青光眼、白细胞减少者、妊娠期妇女禁用。
氯氮䓬 【D】 【L3】 【精 2】	chlordiazepoxide[ˌklɔːdaiˌeiziˈpɔksaid] 【记】chlor-(氯,含氯的),diazep(地西泮衍生物),oxide(氧化物),又称"利眠宁",商品名有"Librium"。 【类】镇静催眠药;苯二氮䓬类(BDZ 类) 【药】最早合成和应用的 BDZ 类药物,作用机制及药动学特点类似地西泮,但作用较弱,代谢产物有活性且维持作用时间长,属长效 BDZ 类,久用有蓄积性,用于焦虑症、神经症和失眠,疗效不如地西泮,现已少用。 【联】地西泮 diazepam;氟西泮 flurazepam 【量】口服,一次 10～20mg,一日 2～4 次;肌内注射或静脉注射,一次 25～50mg,一日 3～4 次。 【禁】白细胞减少、急性酒精中毒、重症肌无力、严重呼吸抑制及有精神病症状者禁用。
氯己定 【B】 【L4】 【OTC】	chlorhexidine[ˌklɔːˈheksidiːn] 【记】chlor-(氯,含氯的),hex-(己,六个的),-idine(因"定",表同系物),含氯的己烷衍生物,商品名有"洗必泰(Hibistat)"。 【类】消毒防腐药

续表

氯己定 【B】 【L4】 【OTC】	【药】阳离子表面活性剂,吸附在细菌膜上破坏其渗透屏障功能,具有强效广谱抑菌、杀菌作用,对芽胞、真菌及病毒无效,用于防治各种口腔感染及用作器械和皮肤消毒剂和滴眼药的防腐,栓剂用于治疗痔疮。 【联】苯扎溴铵 benzalkonium bromide;溴己新 bromhexine 【量】外用或口腔含漱,一日数次;栓剂塞肛,一次 1 枚,一日 2 次。 【禁】含漱液禁用于门牙填补术患者。
氯喹 【C】 【L2】 【基】	chloroquine[ˈklɔːrəkwin] 【记】chloro-(氯,含氯的),quine(喹,喹啉衍生物),商品名有“Aralen”。 【类】抗寄生虫病药;抗疟药 【药】能干扰疟原虫 DNA 的复制与转录,主要对疟原虫的红内期起作用,对红外期无作用,故不能作病因预防和阻断传播,用于治疗疟疾急性发作及控制疟疾症状,亦可用于治疗类风湿关节炎等结缔组织病。 【联】奎宁 quinine;羟氯喹 hydroxychloroquine 【量】口服,一次 500～1000mg,一日 1 次。 【禁】可能导致胎儿耳聋、脑积水、四肢缺陷,故孕妇禁用。
氯喹那多	chlorquinaldol[klɔːˈkwinəldɔl] 【记】chlor-(氯,含氯的),quin(喹,quinoline 喹啉衍生物),-aldol(多,止痛药),复方制剂商品名有“可宝净(Cloposeptine)”。 【类】抗真菌药 【药】一种卤化羟基喹啉,作用机制与氯碘羟喹类似,具有抗细菌、抗真菌活性,主要通过局部用药治疗皮肤感染和阴道感染,常与雌激素普罗雌烯组成复方制剂用于多种原因引起的阴道炎。 【联】普罗雌烯 promestriene;普罗雌烯 clioquinolx 【量】阴道深部给药,每晚一片(含氯喹那多 200mg)。 【禁】(复方制剂)有雌激素依赖性癌症史患者禁用。

续表

氯雷他定 【B】 【L1】	loratadine[lɔˈrætədiːn] 【记】lor(chloro-氯,氯取代的),-atadine(他定,三环类组胺 H_1 受体拮抗剂),商品名有"开瑞坦(Claritine)"。 【类】抗组胺药;抗过敏药 【药】第二代组胺 H_1 受体拮抗剂的代表品种,与异丙嗪比较,长效、选择性对抗外周 H_1 受体,中枢抑制和抗胆碱等副作用弱,用于变应性鼻炎、急慢性荨麻疹及其他与 H_1 受体有关的过敏性疾病。 【联】异丙嗪 promethadine;赛庚啶 cyproheptadine;地氯雷他定 desloratadine 【量】口服,一次 10mg,一日 1 次。 【禁】2 岁以下儿童不推荐使用。
氯霉素 【C】 【L4】 【基】	chloramphenicol[ˌklɔːræmˈfenikɔl] 【记】chlora(氯,含氯的),phenicol(苯丙醇),具有苯基酰胺醇结构。 【类】酰胺醇类抗生素 【药】抑菌性广谱抗生素,作用于细菌核糖体阻碍蛋白质合成,对 G^- 菌作用较强,用于耐药菌及立克次体引起的重度感染、伤寒等,因其可致骨髓抑制及灰婴综合征等致命性毒副作用,一般不作首选药物。 【联】乙酰氯霉素 cetofenicol;甲砜霉素 thiamphenicol 【量】口服,一次 250~500mg,一日 3~4 次;静脉滴注,一次 0.5~1g,一日 2 次;滴眼,一次 1~2 滴,一日 3~5 次。 【禁】精神病患者、新生儿和早产儿禁用。
氯美扎酮 【OTC】	chlormezanone[klɔːˈmezənəun] 【记】chlor-(氯,含氯的),me(methyl 甲基),zan(thiazide 噻嗪),-one(酮),又称"氯甲噻酮",商品名有"芬那露(Fenarol)"。 【类】抗焦虑药 【药】中枢性神经镇静剂和肌肉松弛剂,其抗焦虑作用较

续表

氯美扎酮 【OTC】	地西泮弱,起效快(15～20 分钟),半衰期长(24 小时),用于神经紧张、精神性神经病、失眠、肌肉疼痛及痉挛等症,并具有抗晕船和缓减疲劳的作用。 【联】地西泮 diazepam;氯氮䓬 chlordiazepoxide 【量】口服,一次 200mg,一日 3 次,连续服用时间不应超过 1 周。 【禁】卟啉症患者、驾车、操纵机器等禁用。
氯米芬 【X】 【L4】	clomifene[ˈkləumifi:n] 【记】clo-(同 chloro-,氯,含氯的),-ifene(芬,氯米芬衍生物,抗雌激素药),又称"克罗米芬",商品名有"法地兰(Fertilan)"。 【类】抗肿瘤药;雌激素受体拮抗剂 【药】具有较强的抗雌激素作用和较弱的雌激素活性双重作用,低剂量能促进促性腺激素分泌,诱发排卵,高剂量则抑制促性腺激素的释放,用于无排卵的女性不育症、黄体功能不足及因精子过少的男性不育等。 【联】他莫昔芬 tamoxifen;托瑞米芬 toremifene 【量】口服,一次 25～50mg,一日 1 次。 【禁】卵巢囊肿及其他妇科肿瘤患者、肝肾功能损害、血栓性静脉炎患者禁用。
氯米帕明 【C】 【L2】 【基】	clomipramine[kləˈmiprəmi:n] 【记】clo-(同 chloro-,氯,含氯的),mipramine(米帕明,丙米嗪的衍生物,抗抑郁药),商品名有"安拿芬尼(Anafranil)"。 【类】抗抑郁药;三环类 【药】作用机制同丙米嗪,主要阻断中枢神经系统去甲肾上腺素和 5-HT 的再摄取,其抑制 5-HT 再摄取作用于强于其他三环类药,抗胆碱作用中等,镇静作用低,用于各类抑郁症及强迫症。 【联】丙米嗪 imipramine;曲米帕明 trimipramine 【量】口服,一次 25～75mg,一日 2～3 次;一日最大剂量 300mg。 【禁】新近发生心肌梗死、先天性 QT 延长综合征者、6 岁以下儿童禁用。

续表

氯哌噻吨	clopenthixol[ˌkləupenˈθiksəul] 【记】clo-(同 chloro-,氯,含氯的),penthixol(噻吨),由氯丙嗪结构改造而得,又称"氯噻吨"。 【类】抗精神药 【药】硫杂蒽(噻吨)类,作用机制与氯丙嗪相似,疗效更持久,半衰期较长(20 小时),镇静作用较弱,有抗焦虑和抗抑郁作用,用于各种类型的精神分裂症,尤适用于伴有焦虑、抑郁的精神病。 【联】氯丙嗪 chlorpromazine;氟哌噻吨 flupentixol;氯普噻吨 chlorprothixene 【量】口服,一次 10~50mg,一日 1 次;肌内注射,一次 50~100mg,每 72 小时 1 次。 【禁】严重心肝肾功能不全者、有惊厥病史者、妊娠与哺乳期妇女禁用。
氯普噻吨 【C】 【L3】	chlorprothixene[klɔːprəuˈθiksiːn] 【记】chlor-(氯,含氯的),pro(propyl 丙基),thixene(噻吨,噻吨衍生物),商品名有"泰尔登(Tardan)"。 【类】抗精神病药 【药】硫杂蒽(噻吨)类抗精神病药,作用机制与氯丙嗪相似,抗精神病作用比吩噻嗪类弱,但镇静作用强,具有抗焦虑和抗抑郁作用,用于伴有焦虑或抑郁的精神分裂症,亦用于改善焦虑、紧张及睡眠障碍等。 【联】氟哌噻吨 flupentixol;氯哌噻吨 clopenthixol 【量】口服,用于精神病,一次 25~100mg,一日 2~3 次,用于神经症,一次 12.5~25mg,一日 3 次。 【禁】帕金森病及帕金森综合征、骨髓抑制、青光眼、尿潴留、昏迷及 6 岁以下儿童禁用。
氯噻酮 【B】	chlorthalidone[klɔːθælidəun] 【记】chlor-(氯,含氯的),thalid(thiazide,噻嗪),-one(酮),商品名有"Hygroton"。 【类】利尿药;噻嗪类

续表

氯噻酮 【B】	【药】作用机制与氢氯噻嗪相似,属中效利尿药,吸收较氢氯噻嗪慢且不完全,但是作用维持时间长,半衰期 35～50 小时,降低收缩压的效果较好,长期服用需补钾,用于各种水肿性疾病和高血压。 【联】氢氯噻嗪 hydrochlorothiazide;美托拉宗 metolazone 【量】口服,一次 12.5～50mg,一日 1 次;或一次 100mg,隔日 1 次。 【禁】磺胺类过敏者、严重肝肾功能不全患者禁用。
氯沙坦 【C/D】 【L3】 【基】	losartan[ləu'sa:tən] 【记】lo(chloro-氯,氯取代的),-sartan(沙坦,血管紧张素Ⅱ受体拮抗剂),商品名有"科素亚(Cozaar)"。 【类】血管紧张素Ⅱ受体拮抗剂(ARB) 【药】首个上市的非肽类 ARB,能全面阻断血管紧张素Ⅱ引起的血管收缩、水钠潴留、交感神经兴奋等生理效应,具有降低血压、减轻左室肥厚及改善肾功能的作用,用于治疗原发性高血压和慢性心力衰竭。 【联】缬沙坦 valsartan;坎地沙坦 candesartan;奥美沙坦 olmesartan 【量】口服,一次 25～100mg,一日 1 次,通常起始和维持剂量为每天 50mg。 【禁】对本品过敏者禁用。
氯硝西泮 【D】 【精 2】	clonazepam[klə'næzipæm] 【记】clo(同 chloro-,氯,含氯的),n(nitro 硝基),-azepam(西泮,地西泮衍生物),又称"氯安定"。 【类】镇静催眠药;抗焦虑药;苯二氮䓬(BDZ)类 【药】作用机制同地西泮,代谢产物无镇静催眠活性,属中长效 BDZ 类,其肌肉松弛及抗惊厥作用强,口服吸收快而完全,用于催眠、麻醉诱导及控制各型癫痫,尤适用于失神发作、婴儿痉挛症等。 【联】硝西泮 nitrazepam;艾司唑仑 estazolam 【量】口服,一次 0.5mg,一日 3 次,一日最大剂量 20mg;静脉注射,一次 1～4mg。 【禁】孕妇、妊娠期妇女、新生儿禁用。

L

续表

氯唑沙宗 【C】 【L4】 【OTC】	chlorzoxazone[klɔːˈzɔksəzəun] 【记】chlor-(氯,含氯的),zo(azo,唑类),azone(宗,唑酮衍生物),商品名有"Parafon"。 【类】骨骼肌松弛药;中枢性肌松剂 【药】中枢性肌肉松弛剂,作用于中枢系统脊髓和大脑皮层的多突触通道而产生骨骼肌肌松效果,对正常神经肌肉传导无影响,常与对乙酰氨基酚合用,用于各种急慢性软组织扭伤、挫伤,肌肉痉挛及慢性筋膜炎等。 【联】乙哌立松 eperisone;巴氯芬 baclofen 【量】口服,一次 200～400mg,一日 3 次。 【禁】肝功能不全者禁用。
氯唑西林 【B】 【L2】	cloxacillin[klɔksəˈsilin] 【记】clo-(同 chloro-,氯,含氯的),xa(oxazole 噁唑),cillin(西林,青霉素类),商品名有"奥格林"。 【类】青霉素类抗生素;耐酶青霉素类 【药】抗菌谱及适应证与苯唑西林相似,对葡萄球菌属产酶株的抗菌活性较强,但其不易透过血脑屏障,不用于治疗脑膜炎,适用于产青霉素酶葡萄球菌感染引起的败血症、心内膜炎、肺炎和皮肤感染等。 【联】苯唑西林 oxacillin;氟氯西林 flucloxacillin 【量】肌内注射或静脉滴注,一次 0.5～2g,一日 3～4 次;口服,一次 250～500mg,一日 4 次。 【禁】有青霉素类药物过敏史者或青霉素皮肤试验阳性患者禁用。

L

第12单元：M

麻黄碱 【C】 【基】	ephedrine[ˈefidri:n] 【记】源自植物草麻黄(*Ephedra sinica Stapf*)的一种生物碱,又称“麻黄素”,-drine(君,拟交感神经药)。 【类】拟交感神经药;α、β受体激动剂 【药】结构与肾上腺素类似的生物碱,能促使神经末梢释放去甲肾上腺素,间接激动肾上腺素受体,对α、β受体均有激动作用,用于麻醉引起的低血压、慢性低血压、支气管哮喘及缓解鼻黏膜充血性鼻塞等。 【联】肾上腺素 epinephrine;利托君 ritodrine 【量】口服、皮下或肌内注射,一次15～30mg,一日3次。 【禁】甲状腺功能亢进者、高血压、动脉硬化、心绞痛等患者禁用。
吗啡 【C】 【L3】 【基】	morphine[ˈmɔ:fi:n] 【记】morph(源自古希腊梦神 Morpheus),-ine(素,生物碱),从阿片中分离得到的可引起嗜睡多梦的一种生物碱,商品名有“美施康定(MS Contin)”。 【类】麻醉性镇痛药 【药】阿片受体激动剂,具有强效止痛、镇静、镇吐、呼吸抑制、胃肠麻痹等多种药理作用,无封顶效应,故无极量限制,成瘾性强,具有恶心、呕吐等多种副作用,用于创伤、手术及癌症等多种原因引起的中到重度疼痛。 【联】可待因(甲基吗啡)codeine;氢吗啡酮 hydromorphone;羟考酮 oxycodone 【量】口服,一次5～15mg,一日4～6次;静脉或肌内注射,一次5～15mg,一日3～6次;剂量无封顶,视个体化需

M

续表

吗啡 【C】 【L3】 【基】	要逐渐增量。 【禁】呼吸抑制、颅内压增高和颅脑损伤、支气管哮喘、肺源性心脏病、甲状腺功能减退、前列腺肥大、排尿困难、严重肝功能不全、休克、肠梗阻等患者禁用。
吗氯贝胺 【L3】	moclobemide[mɔ'kləubemaid] 【记】mo(音"吗",morpholin 吗啡啉衍生物),clo-(氯),bemide(音"贝胺",benzamide 苯甲酰胺),商品名有"昂然""Aurorix"。 【类】抗抑郁药;单胺氧化酶抑制剂(MAOI) 【药】首个可逆的、选择性单胺氧化酶 A(MAO-A)抑制剂,增加脑内多巴胺(DA)、去甲肾上腺素(NE)、5-HT 等单胺类神经递质浓度,产生抗抑郁作用,食物相互作用少,对性功能影响较小,用于抑郁症。 【联】苯乙肼 phenelzine;司来吉兰 selegiline 【量】口服,一次 100~200mg,每日 2~3 次,如果有必要,可以第二周加至最大剂量每日 600mg。 【禁】有意识障碍及患嗜铬细胞瘤者禁用;禁与三环类等其他抗抑郁药合用(须间隔 2~4 周才能使用);忌服奶酪及大豆类等含高酪胺的食物。
吗替麦考酚酯 【D】	mycophenolate mofetil[maikəu'finəuleit mɔ'fətil] 【记】mycophenoli(mycophenolic 霉酚酸的),-ate(酯或盐),mofetil(吗啡啉酯),常缩写为"MMF",商品名有"骁悉(Cellcept)"。 【类】免疫抑制剂 【药】强效、选择性肌苷酸脱氢酶抑制剂,阻碍鸟嘌呤核苷酸的合成,使 DNA 合成受阻,从而抑制 T 细胞和淋巴细胞增殖,发挥免疫抑制作用,常与环孢素及皮质激素等合用,用于器官移植术后的免疫排斥反应。 【联】环孢素 ciclosporin;他克莫司 tacrolimus;来氟米特 leflunomide 【量】口服,一次 500~1500mg,一日 2 次。需根据病情及患者个体情况进行剂量调整。 【禁】孕妇及哺乳期妇女禁用。

M

续表

麦角新碱 【X】 【L3】 【基】	ergometrine[ˌəːgəu'metrin] 【记】ergo-(麦角,ergot,麦角生物碱衍生物),metr(methyl,甲基),-ine(素,生物碱),又名"ergonovine"。 【类】妇产科用药;麦角衍生物 【药】子宫收缩药,对子宫平滑肌有高度选择性,可直接作用于子宫平滑肌,缩宫范围较缩宫素作用广泛,作用较强而持久,故不适用于催产和引产,用于防治产后或流产后子宫出血,加速子宫复原。 【联】麦角胺 ergotamine;尼麦角林 nicergoline;缩宫素 oxytocin 【量】肌内或静脉注射,一次 0.2mg,必要时可 2~4 小时重复注射一次,最多 5 次。 【禁】胎儿娩出前使用本药可能发生子宫强直收缩,以致胎儿缺氧或颅内出血,故应禁用。
毛果芸香碱 【C】 【L3】 【基】	pilocarpine[ˌpailəu'kaːpin] 【记】源自南美灌木毛果芸香(*Pilocarpus*)叶子中提取分离的一种生物碱,又称"匹鲁卡品""Salagen"。 【类】拟胆碱药;M 胆碱受体激动剂 【药】M 胆碱受体激动剂,拟副交感神经药,对眼和腺体作用最为明显,具有缩瞳、降低眼压和调节痉挛作用,并能增加腺体分泌,提高平滑肌张力,用于各型青光眼、眼科手术中缩瞳、阿托品类中毒及药源性口干症等。 【联】卡巴胆碱 carbachol;毒扁豆碱 physostigmine 【量】滴眼,一日 3~4 次;口服,一次 2~4mg,一日 3 次;皮下注射,一次 2~10mg。 【禁】老年白内障、视网膜脱落、虹膜睫状体炎、瞳孔阻滞性青光眼、支气管哮喘、胃溃疡等患者禁用。
美法仑 【D】 【L5】	melphalan['melfələn] 【记】mel(mechlorethamine 氮芥),ph(phenyl 苯基),alan(alanine 丙氨酸),又称"苯丙氨酸氮芥""马法兰",商品名有"爱克兰(Alkeran)"。

M

续表

美法仑 【D】 【L5】	【类】抗肿瘤药;烷化剂 【药】氮芥类烷化剂,在体内能产生正碳离子,插入 DNA 双链内交叉连接,阻止其复制,对分化和未分化肿瘤细胞均有作用,属细胞周期非特异性药物,用于多发性骨髓瘤、晚期卵巢癌、乳腺癌等。 【联】苯丁酸氮芥 chlorambucil;卡莫司汀 carmustine;环磷酰胺 cyclophosphamide 【量】口服,一次 8~10mg/m²,一日 1 次,4~6 周为一疗程;动脉灌注,一次 20~40mg,视情况而定。 【禁】妊娠期妇女、严重贫血者禁用。
美罗培南 【B/D】 【L3】	meropenem[ˈmerəupinəm] 【记】me(methyl 甲基),ro(pirrole 吡咯),-penem(培南,碳青霉烯类),商品名有"美平(Mepem)"。 【类】碳青霉烯类抗生素 【药】碳青霉烯类广谱抗生素,作用机制及适应证同亚胺培南,但对肾脱氢酶稳定,不需与脱氢酶抑制剂配伍使用,且对中枢副作用较轻,用于肺炎、尿路感染、中枢感染等各种敏感菌引起的感染。 【联】亚胺培南 imipenem;帕尼培南 panipenem;厄他培南 ertapenem 【量】静脉滴注,一次 500~1000mg,一日 3 次。 【禁】对碳青霉烯类抗生素过敏者及合用丙戊酸钠患者禁用。
美洛昔康 【C/D】 【L3】	meloxicam[məˈlɔksikəm] 【记】mel(methyl 甲基),-oxicam(同-icam 昔康,伊索昔康类衍生物),商品名有"莫比可(Mobic)"。 【类】非甾体抗炎药(NSAIDs) 【药】烯醇酸类非甾体抗炎药,对 COX-2 的选择性抑制作用高于 COX-1,具有抗炎、止痛和解热作用,口服生物利用度高(89%~100%),半衰期长(12~20 小时),用于疼痛性关节炎、脊柱炎等。

M

续表

美洛昔康 【C/D】 【L3】	【联】氯诺昔康 lornoxicam;吡罗昔康 piroxicam 【量】口服或肌内注射,一次 7.5~15mg,一日 1 次。 【禁】消化性溃疡者、严重肝肾功能不全者、出血倾向患者及严重未控制的心衰患者禁用。
美沙拉秦 【B】 【L3】	mesalazine[meˈsæləziːn] 【记】me(音"美"),-salazine(沙拉秦,柳氮磺吡啶衍生物),又称 5-ASA,商品名有"颇得斯安(Pentasa)""艾迪莎(Etiasa)"。 【类】NSAIDS;5-氨基水杨酸(5-ASA)类药物 【药】为柳氮磺吡啶衍生物,能抑制炎症部位前列腺素及其他炎性介质的形成,抗炎作用较强,且减少了因磺胺吡啶引起的药物不良反应,适用于溃疡性结肠炎、克罗恩(Crohn)病等炎症性肠病的治疗。 【联】柳氮磺吡啶 sulfasalazide;奥沙拉秦 olsalazine;巴柳氮 balsalazide 【量】口服,一次 500~1000mg,一日 3~4 次。 【禁】对水杨酸类药物过敏者、严重肝肾功能不全者、胃及十二指肠溃疡、出血倾向患者、妊娠期及哺乳期妇女禁用。
美沙酮 【C】 【L3】	methadone[ˈmeθədəun] 【记】meth-(甲基),ado(同-adol,多,阿片类药物),-one(酮),又称"美散痛",商品名有"多罗芬(Dolophine)"。 【类】麻醉性镇痛药 【药】人工合成的吗啡结构类似物,作用与吗啡、哌替啶类似,半衰期较长(8~59 小时),起效慢,作用维持时间久,不易产生耐受性,成瘾性较低,用于剧烈咳嗽、慢性中至重度疼痛及阿片类成瘾者的戒断治疗。 【联】哌替啶 pethidine;吗啡 morphine;曲马多 tramadol 【量】口服,一次 5~10mg,一日 1~2 次;肌内或皮下注射,一次 2.5~5mg,一日 2~3 次,一般一日不超过 20mg。 【禁】呼吸功能不全者、急腹症、中毒性腹泻、急性哮喘等禁用。

M

续表

美托洛尔 【D】 【L3】 【基】	metoprolol[miˈtəuprələul] 【记】meto(音"美托"),-olol(洛尔,β受体阻断药),商品名有"倍他乐克(Betaloc)"。 【类】抗高血压药;α、β受体阻断药 【药】选择性的 β_1 受体阻断药,对心脏有较大的选择性作用,有较弱的膜稳定作用,无内在拟交感活性,但大剂量对血管及支气管平滑肌也有作用,口服吸收迅速且完全,首过代谢约 50%,用于高血压及心绞痛等。 【联】普萘洛尔 propranolol;阿替洛尔 atenolol;比索洛尔 bisoprolol 【量】口服,一次 25~50mg,一日 2~3 次,或一次 100mg,每日 2 次;静脉注射,每分钟 1~2mg,一般不超过 15mg。 【禁】心源性休克、病态窦房结综合征、Ⅱ或Ⅲ度房室传导阻滞、失代偿性心力衰竭、有症状的低血压或心动过缓患者禁用。
美西律 【C】 【L2】 【基】	mexiletine[ˈmeksələti:n] 【记】methylphenoxy(甲苯氧基),propanamine(丙胺),即甲苯氧基丙胺,商品名有"慢心律""脉舒律(Mexitil)"。 【类】$Ⅰ_B$类抗心律失常药;钠通道阻滞剂 【药】$Ⅰ_B$类抗心律失常药,抑制心肌细胞钠内流,降低动作电位零相除极速度,缩短有效不应期,同时具有抗惊厥及局部麻醉作用,大剂量可致低血压、心动过缓等,用于急慢性室性心律失常及神经病理性疼痛等。 【联】利多卡因 lidocaine;苯妥英 phenytoin 【量】口服,一次 50~200mg,一日 3~4 次;静脉注射或滴注,一次 50~100mg。 【禁】心源性休克、Ⅱ或Ⅲ度房室传导阻滞、病态窦房结综合征者禁用。

M

续表

门冬酰胺酶 【C】 【基】	asparaginase[əsˈpærədʒiˌneis] 【记】asparagine 天门冬酰胺，-ase（酶），商品名有“Elspar”。 【类】抗肿瘤药 【药】源自大肠埃希菌的一种水解酶，能将急性白血病等肿瘤细胞增殖所必需的门冬酰胺水解为门冬氨酸和氨，抑制肿瘤细胞增殖并促使其凋亡，具有细胞周期 G_1 期特异性，用于治疗急慢性淋巴性白血病、黑素瘤等。 【联】培门冬酶 pegaspargase；门冬氨酸 aspartic acid 【量】静脉滴注，1000～1500IU/m^2，一周 3～7 次。 【禁】妊娠早期、有胰腺炎病史或现患胰腺炎者、肝肾功能严重损害者禁用。
孟鲁司特 【B】 【L3】	montelukast[ˈmɔntəlukæst] 【记】monte（音“孟”），-lukast（鲁司特，白三烯受体拮抗剂），商品名有“顺尔宁（Singulair）”。 【类】平喘药；抗过敏药 【药】白三烯受体拮抗剂，作用与扎鲁司特类似，选择性高，仅作用于白三烯受体，半衰期较短（2.7～5.5 小时），生利用度较高（64%），且受进食影响小，用于防治成人及儿童哮喘及改善变应性鼻炎症状等。 【联】扎鲁司特 zafirlukast；曲尼司特 tranilast 【量】口服，一次 5～10mg，一日 1 次，每晚睡前服用。 【禁】对本药过敏者禁用。
咪达唑仑 【D】 【L2】 【基】	midazolam[maidəˈzəuləm] 【记】mida（imidazole 咪唑），-azolam（唑仑，BDZ 衍生物），商品名有“多美康（Dormicum）”“力月西”。 【类】镇静催眠药；苯二氮䓬（BDZ）类 【药】作用机制同地西泮，药动学特性与三唑仑相似，能迅速发挥镇静催眠作用，且具有较强的肌肉松弛作用，半衰期短，后遗效应小，用于失眠症、全身麻醉诱导和维持及操作性镇静等。

M

续表

咪达唑仑 【D】 【L2】 【基】	【联】三唑仑 triazolam;阿普唑仑 alprazolam 【量】口服,一次 7.5～15mg,一日 1 次,睡前服用,使用不超过 2 周;肌内或静脉注射,一次 10～15mg,视个体差异而定。 【禁】对苯二氮䓬类药物过敏者、重症肌无力、严重心肝肺功能不全者、睡眠呼吸暂停综合征、严重抑郁患者、儿童及妊娠初期 3 个月内禁用。
咪唑斯汀 【B】	mizolastine[maizəuˈlæstiːn] 【记】mizol-(imidazole 咪唑),-astine(斯汀,组胺 H_1 受体拮抗剂),商品名有"皿治林(Mizollen)"。 【类】抗组胺药;抗过敏药 【药】属第二代长效、高选择性组胺 H_1 受体拮抗剂,具有抗组胺和抗炎症介质双重作用,口干、镇静等副作用少,生物利用度较氮䓬斯汀高,用于荨麻疹等皮肤过敏、变应性鼻炎及枯草热等。 【联】氮䓬斯汀 azelastine;依美斯汀 emedastine 【量】口服,一次 10mg,一日 1 次。 【禁】严重肝功能损害、严重心脏病、有心律失常病史的患者禁用。禁与咪唑类抗真菌药或大环内酯类及已知可延长 QT 间期的药物合用。
糜蛋白酶	chymotrypsin[ˌkaiməˈtripsin] 【记】chymo(糜,凝乳状,chymosin 凝乳酶),trypsin(胰蛋白酶),又称"胰凝乳蛋白酶""Chymar"。 【类】蛋白水解酶类;酶制剂;外科用药 【药】由胰脏中分离得到的另一种蛋白水解酶,作用与胰蛋白酶类似,仅水解部位有差异,能促进血凝块、脓性分泌物和坏死组织的清除,促进伤口愈合,用于治疗创面的炎性水肿、炎性粘连、血肿、溃疡等。 【联】胰蛋白酶 trypsin;胃蛋白酶 pepsase;糜木瓜酶 chymopapain 【量】肌内注射,一次 4000U;眼科注入后房,一次 800U。

M

续表

糜蛋白酶	不可静脉注射。 【禁】严重肝病或凝血功能不正常者、眼内压高或 20 岁以下患者禁用。
米多君 【C】 【L3】	midodrine[ˈmidɔdriːn] 【记】mido(音"米多",amide 酰胺),-drine(君,麻黄碱衍生物),商品名有"管通(Gutron)"。 【类】拟交感神经药 【药】肾上腺素受体激动剂,激动外周 α_1 受体而使血管收缩,血压升高,不激动心脏 β 受体,不影响脉率,也不影响中枢神经系统功能,用于各种原因导致的直立性低血压、压力性尿失禁及射精功能障碍等。 【联】麻黄碱 ephedrine;利托君 ritodrine 【量】口服,一次 2.5~10mg,一日 2~3 次。 【禁】严重器质性心脏病、急性肾脏疾病、嗜铬细胞瘤或甲状腺功能亢进患者、持续性卧位高血压患者禁用。
米非司酮 【X】 【L3】 【基】 【OTC】	mifepristone[maifəˈpristəun] 【记】mife(音"米非"),-pristone(司酮,孕激素受体拮抗剂),商品名有"含珠停""Korlym"。 【类】抗孕激素药;抗早孕药 【药】首个口服抗早孕药,能与黄体酮受体及糖皮质激素受体结合,有明显抗孕激素、抗着床、抗排卵与诱导月经作用,无性激素样作用,对氢化可的松水平影响也较小,用于 72 小时内预防意外妊娠及终止妊娠等。 【联】卡前列素 carboprost;米索前列醇 misoprostol 【量】口服,顿服 200mg,或每次 25mg,每日 2 次,连续 3 天。 【禁】宫外孕、宫内节育器在位、慢性肾上腺衰竭、长期伴随使用可的松治疗、出血异常、肾上腺皮质功能不全等患者禁用。

M

续表

米力农 【C】 【L4】	milrinone[ˈmilrinəun] 【记】mil(音"米",表 methyl 甲基),-rinone(力农,氨力农衍生物),即甲基氨力农,商品名有"伊克维(Primacor)"。 【类】强心药;抗心力衰竭药 【药】非苷类磷酸二酯酶抑制剂,作用与氨力农相似,兼有正性肌力和血管扩张作用,作用较氨力农强 20～30 倍,口服不良反应较多,不宜长期应用,用于各种原因引起的急慢性顽固性充血性心力衰竭。 【联】氨力农 amrinone;奥普力农 olprinone;地高辛 digoxin 【量】口服,一次 2.5～7.5mg,一日 4 次;静脉滴注,0.25～1μg/kg,日最大剂量不超过 1.13mg/kg。 【禁】严重低血压、室性心律失常及室性心动过速、严重肾功能不全者禁用。
米诺地尔 【C】 【L3】 【OTC】	minoxidil[miˈnɔksidil] 【记】mino(amino 氨基),oxi-(oxide 氧化物),-dil(地尔,血管扩张剂),又名"长压定",商品名有"蔓迪""敏乐定(Loniten)"。 【类】促生发剂;降压药 【药】外周血管扩张剂,作用机制与肼屈嗪相似,能直接松弛外周血管平滑肌,但作用较强和持久,不引起直立性低血压;外用具有促进毛囊内皮生长作用,目前主要用于男性型脱发治疗,作为降血压治疗已少用。 【联】肼屈嗪 hydralazine;前列地尔 alprostadil;乌拉地尔 urapidil 【量】局部外用,一日 2 次;口服,一次 2.5～10mg,一日 2～3 次。 【禁】嗜铬细胞瘤患者禁用。
米诺环素 【D】 【L3/L4】	minocycline[ˌminəuˈsaikliːn] 【记】mino(amino 氨基),-cycline(环素,四环素衍生物),又称"美满霉素"。 【类】四环素类抗生素

M

续表

米诺环素 【D】 【L3/L4】	【药】半合成四环素类抗生素，作用机制和抗菌谱与四环素类似，抗菌作用更强，耐药较少，口服吸收快且完全，半衰期较长(约 16 小时)，对衣原体和支原体也有作用，用于各种敏感菌引起的感染。 【联】四环素 tetracycline；替加环素 tigecycline；多西环素 doxycycline 【量】口服，首次剂量 200mg，以后每次 50～100mg，一日 2 次。 【禁】对本药及其他四环素类过敏者禁用。
米索前列醇 【X】 【L3】 【基】	misoprostol[misəu'prəustɔl] 【记】miso(音"米索")，-prost(前列，前列腺素衍生物)，-ol(醇)，又称"前列环素""前列腺素 I_2"，商品名有"喜克溃(Cytotec)"。 【类】前列腺素类药；抗消化道溃疡药 【药】合成前列腺素类药，在血管壁中形成并释出，具有防止血小板凝固、抑制胃酸分泌、扩张活性血管等多重作用，用于心肺分流手术、血液灌注时保护血小板功能及肾透析时代替肝素、胃和十二指肠溃疡及抗早孕。 【联】依前列醇 epoprostenol；贝前列素 beraprost；卡前列素 carboprost 【量】口服，一次 200～400μg，一日 3～4 次；静脉滴注，一次 2～16ng/(kg·min)。 【禁】心肝肾疾病患者或肾上腺皮质功能不全者、带宫内节育器妊娠和怀疑宫外孕者禁用。治疗溃疡时禁用于孕妇或计划妊娠的妇女。
米托蒽醌 【D】 【L5】	mitoxantrone[mai'tɔksəntrəun] 【记】mito-(米托，抗肿瘤药，mitosis 有丝分裂)，-(x)antrone(蒽醌，蒽类抗肿瘤药)，商品名有"米西宁"。 【类】抗肿瘤药；抗肿瘤抗生素 【药】结构及抗癌作用与多柔比星类似，抗肿瘤谱广，因其无氨基糖结构，不产生自由基，且有抑制脂质过氧化作用，

M

续表

米托蒽醌 【D】 【L5】	故对心脏毒性较低,为细胞周期非特异性药物,用于恶性淋巴瘤、乳腺癌和各种急性白血病等多种肿瘤。 【联】米托唑胺 mitozolomide;丝裂霉素 mitomycin;匹克生琼 pixantrone 【量】缓慢静脉滴注,一次 12~14mg/m^2 体表面积,每 3~4 周 1 次;或 4~8mg/m^2,一日 1 次,连用 3~5 天,间隔 2~3周。 【禁】妊娠及哺乳期妇女、有骨髓抑制或肝功能不全、呈恶液体质并伴有心肺功能不全的患者禁用。
莫沙必利 【C】	mosapride[məusəˈpraid] 【记】mosa(音“莫沙”),-pride(必利,舒必利衍生物),商品名有“加斯清(Gasmotin)”。 【类】胃肠动力药物;5-羟色胺(5-HT)激动剂 【药】选择性 5-HT_4受体激动剂,促进乙酰胆碱释放,增强胃肠道蠕动力,不影响胃酸分泌,与脑内多巴胺等神经递质受体无亲和力,锥体外系及心血管不良反应少,用于改善消化不良症状及胃食管反流性疾病等。 【联】伊托必利 itopride;多潘立酮 domperidone;甲氧氯普胺 metoclopramide 【量】口服,一次 5mg,一日 3 次,餐前服用。 【禁】胃肠道出血、穿孔及刺激胃肠道可能引起危险的患者禁用。
莫西沙星 【C】 【L3】	moxifloxacin[mɔksiˈflɔksəsin] 【记】moxi(音“莫西”),-floxacin(沙星或氟沙星,氟喹诺酮类抗菌药),商品名有“拜复乐(Avelox)”。 【类】合成抗菌药;喹诺酮类 【药】新一代氟喹诺酮类药,口服生物利用度高,半衰期长,抗 G^- 菌作用与诺氟沙星类似,但对多数 G^+ 菌、厌氧菌、结核分枝杆菌、衣原体等均有较强抗菌活性,用于呼吸道感染、肺炎、皮肤及软组织感染等。 【联】诺氟沙星 norfloxacin;加替沙星 gatifloxacin

M

续表

莫西沙星 【C】 【L3】	【量】口服，一次 400mg，一日 1 次；静脉滴注，一次 400mg，一日 1 次。 【禁】妊娠和哺乳期妇女、肝功能严重损伤患者、18 岁以下患者禁用。

第 13 单元：N

那格列奈 【C】	nateglinide[neit'glinaid] 【记】nate(音"那"),-glinide(格列奈,胰岛素促分泌剂),商品名有"唐力(Starlix)"。 【类】口服降血糖药 【药】餐时服用的血糖调节药,作用机制同瑞格列奈,促进胰岛素分泌,作用快于磺酰脲类,口服生物利用度比瑞格列奈高(约 75%),适用于饮食控制及运动锻炼不能有效控制的 2 型糖尿病。 【联】瑞格列奈 repaglinide;米格列奈 mitiglinide 【量】餐前 1～15 分钟内口服,一次 60～120mg,一日 3 次。以小剂量开始,逐步加量,根据糖化血红蛋白(HbA1c)检测结果调整剂量。 【禁】1 型糖尿病、糖尿病酮症酸中毒、妊娠和哺乳期妇女、儿童禁用。
纳洛酮 【C】 【L3】 【基】	naloxone[nə'lɔksəun] 【记】nal-(纳,去甲吗啡衍生物),ox-(含氧的,epoxymorphinan 环氧吗啡烷衍生物),-one(酮),商品名有"Narcan"。 【类】阿片受体拮抗剂;解毒药 【药】吗啡结构类似物,吗啡拮抗剂,能阻止阿片类药物与受体结合,缓解呼吸抑制,并能对抗镇静作用及使血压上升,用于拮抗阿片类药物呼吸抑制作用、镇静催眠药及急性酒精中毒和依赖性诊断。 【联】纳美芬 nalmefene;纳曲酮 naltrexone 【量】静脉注射,一次 0.2～2mg。由于个体差异大,应根据具体情况确定剂量及是否需多次给药。 【禁】对本品过敏的患者禁用。

N

续表

萘普生 【C】 【L3/L4】	naproxen[nə'prɔksən] 【记】na(naphthyl 萘基),proxen(propanoic 丙酸,丙酸衍生物),商品名有"消痛灵""Aleve"。 【类】非甾体抗炎药(NSAIDs) 【药】丙酸类非选择性 NSAIDs 药,作用与布洛芬类似,心血管风险较小,胃肠道副作用间于布洛芬和吲哚美辛,长期使用时可与质子泵抑制剂联合使用以保护胃黏膜,用于缓解各种轻至中度疼痛。 【联】布洛芬 ibuprofen;氟比洛芬 flubiprofen 【量】口服,一次 250~500mg,一日 2~3 次,日剂量不超过 1.25g;肌内注射,一次 100~200mg,一日 1 次。 【禁】孕妇及哺乳期妇女、2 岁以下儿童、哮喘、鼻息肉综合征及对阿司匹林过敏者、胃及十二指肠活动性溃疡患者禁用。
尼尔雌醇 【X】 【基】	nilestriol[nai'lestraiɔl] 【记】nil(音"尼尔"),-estri(雌,雌激素类),-ol(醇),商品名有"维尼安"。 【类】雌激素类药 【药】为雌三醇衍生物,口服吸收优于雌三醇,药理作用与雌二醇相似,但生物活性低,刺激子宫内膜增生作用较弱,适合用作激素替代疗法,用于因雌激素缺乏引起的绝经期或更年期综合征。 【联】雌三醇 estriol;己烯雌酚 diethylstilbestrol;炔雌醚 quinestrol 【量】口服,一次 2mg,每两周 1 次,症状改善后维持量为每次 1~2mg,每月 2 次,3 个月为一疗程。 【禁】雌激素依赖性疾病(如乳腺癌、子宫内膜癌、宫颈癌、较大子宫肌瘤等)病史者、血栓病、高血压病患者禁用。

N

续表

尼可刹米 【基】	nikethamide[ni'keθəmaid] 【记】nik(音“尼可”,nicotinic 烟碱的),eth(ethyl 乙基),amide(酰胺),烟酸乙胺,商品名有“可拉明(Coramine)”。 【类】中枢兴奋药;解毒药 【药】选择性地兴奋延髓呼吸中枢,使呼吸加深加快,也作用于颈动脉体和主动脉体化学感受器反射性兴奋呼吸中枢,对阿片类中毒解救效力较戊四氮好,用于中枢性呼吸抑制、麻醉药及其他中枢抑制药的中毒。 【联】洛贝林 lobeline;咖啡因 caffeine;甲氯芬酯 meclofenoxate 【量】皮下、肌内或静脉注射,一次 0.25～0.5g,必要时 1～2小时重复用药,极量一次 1.25g。 【禁】抽搐及惊厥患者禁用。
尼麦角林 【B】	nicergoline[nai'sə:gəli:n] 【记】nic(nicotinic 烟酸的),ergo-(ergot 麦角,麦角碱衍生物),-ine(素,生物碱),商品名有“思尔明(Sermion)”。 【类】脑功能改善药;促智药 【药】半合成麦角碱衍生物,具有 α 受体阻断作用和扩血管作用,可加强脑细胞能量的新陈代谢,促进神经递质多巴胺的转换和传导,用于急慢性脑功能不全、周围血管功能不全及血管性痴呆等。 【联】麦角胺 ergotamine;麦角新碱 ergometrine;丁苯酞 butylphthalide 【量】口服,一次 10～30mg,一日 2～3 次;肌内注射或静脉滴注,一次 2～4mg,一日 1～2 次。 【禁】近期的心肌梗死、急性出血、严重心动过缓、直立性调节功能障碍、出血倾向者禁用。
尼美舒利	nimesulide[nimə'sjulaid] 【记】ni(nitro 硝基),me(methyl 甲基),sulide(音“舒利”,sulfonamide 磺酰胺类),商品名有“瑞普乐”。 【类】非甾体抗炎药(NSAIDs)

N

续表

尼美舒利	【药】新型结构的 NSAIDs,作用比对乙酰氨基酚、布洛芬等略强或相当,选择性抑制环加氧酶-2(COX-2),对 COX-1 抑制作用弱,消化道副作用小,主要不良反应为肝脏损伤,用于急慢性疼痛及感冒引起的发热。 【联】对乙酰氨基酚 acetaminophen;舒林酸 sulindac;依托考昔 etoricoxib 【量】口服,一次 50～100mg,一日 2 次,餐后服用,最大单次剂量不超过 100mg,疗程不超过 15 天。 【禁】冠状动脉搭桥手术(CABG)术后疼痛治疗、有活动性消化道溃疡、严重凝血障碍、严重心衰、严重肝肾功能损害患者禁用。
尼莫地平 【C】 【L2】 【基】	nimodipine[niˈməudipiːn] 【记】ni(nitro 硝基),mo(methoxyethyl 甲氧乙基的缩写),-dipine(地平,硝苯地平衍生物),商品名有"尼膜同(Nimotop)"。 【类】降压药;钙通道阻滞剂 【药】二氢吡啶类钙通道阻滞剂,作用与硝苯地平类似,亲脂性较强,易透过血脑屏障,对脑血管选择性作用高,用于脑血液循环改善、缺血性神经障碍、偏头痛等,对血管性痴呆及突发性耳聋有一定疗效。 【联】硝苯地平 nifedipine;尼群地平 nitrendipine;氨氯地平 amlodipine 【量】口服,一次 20～60mg,一日 2～3 次;静脉滴注,滴速 0.5～2mg/h,随时监测血压,病情稳定后改口服。 【禁】严重肝功能受损、心源性休克、心肌梗死急性期、妊娠及哺乳期妇女禁用。
尿激酶 【B】 【基】	urokinase[juərəuˈkaineis] 【记】uro-(尿,泌尿的),kinase(激酶,蛋白质磷酸化酶),又称"u-PA"(urokinase-type plasminogen activator)。 【类】溶栓药;纤溶酶原激活剂 【药】最初从人尿中分离得到的一种蛋白水解酶,能激活

N

续表

尿激酶 【B】 【基】	并催化裂解纤溶酶原转化成纤溶酶,降解纤维蛋白凝块,发挥溶栓作用,用于血栓栓塞性疾病的溶栓治疗及人工瓣膜术后预防血栓形成。 【联】链激酶 streptokinase;蚓激酶 lumbrokinase;瑞替普酶 reteplase 【量】静脉滴注,一次 20 万～50 万单位。 【禁】急性内出血、陈旧性脑梗死、近期(2 周内)有活动性出血、颅内肿瘤、动静脉畸形或动脉瘤、出血倾向、严重难控制的高血压患者禁用。
凝血酶 【C】 【基】	thrombin[ˈθrɔmbin] 【记】thromb-(thrombus 血栓,血栓形成),-in(素,因子)。 【类】局部止血药 【药】从凝血酶原中分离的丝氨酸蛋白酶,是凝血级联反应中的主要效应蛋白酶,能使纤维蛋白原转化成纤维蛋白,发挥促凝的作用,必须直接与创面接触才能起止血作用,用于局部不易结扎的小血管止血及消化道出血等。 【联】凝血酶原 prothrombin;血凝酶 reptilase 【量】用注射用水或生理盐水配制成适当浓度,局部喷洒于创伤表面。 【禁】对本品有过敏史者禁用;如误入血管可导致血栓形成、局部坏死而危及生命,故严禁注射。
诺氟沙星 【C】 【L3】 【基】	norfloxacin[nɔːˈflɔksesin] 【记】nor-(去甲),-floxacin(沙星或氟沙星,氟喹诺酮类抗菌药),又称“氟哌酸”“Noroxin”。 【类】合成抗菌药;喹诺酮类 【药】第一个用于临床的氟喹诺酮类药物,通过抑制细菌 DNA 螺旋酶发挥作用,抗菌谱广,对大多数 G^- 杆菌作用强,但口服生物利用度低(35%～45%),对厌氧菌及支原体无效,适用于敏感菌所致胃肠道及泌尿道感染。 【联】左氧氟沙星 levofloxacin;莫西沙星 moxifloxacin 【量】口服,一次 100～200mg,一日 3～4 次,一般疗程 3～8 天。 【禁】对氟喹诺酮类药过敏、18 岁以下青少年、妊娠期及哺乳期妇女禁用。

N

第 14 单元：P

帕利哌酮 【C】 【L2】	paliperidone[pæli'peridəun] 【记】pali(音“帕利”),-peridone(哌酮,利培酮型抗精神病药),商品名有“芮达(Invega)”“善思达(Sustenna)”。 【类】非典型抗精神病药 【药】利培酮的主要活性代谢产物,作用机制及适应证与利培酮类似,具有对中枢多巴胺 D_2 受体和 5-HT_2 受体联合的拮抗作用,运动功能抑制及锥体外系副作用较少,用于精神分裂症急性期和维持期的治疗。 【联】利培酮 risperidone;多潘立酮 domperidone;齐拉西酮 ziprasidone 【量】口服,一次 6mg,一日 1 次,早上服用,一日最大推荐剂量为 12mg;肌内注射,首次 150mg,一周后再次注射 100mg,维持治疗剂量为每月 75mg。 【禁】对本品或利培酮过敏者、有严重胃肠道梗阻或狭窄的患者、心电图示及病史中有 QT 间期延长者及有心律失常病史的患者禁用。
帕罗西汀 【D】 【L2】 【基】	paroxetine[pæ'rɔksitin] 【记】par(音“帕罗”),-oxetine(西汀,氟西汀类抗抑郁药),商品名有“赛乐特(Seroxst)”。 【类】抗抑郁药;选择性 5-羟色胺再摄取抑制剂(SSRI) 【药】氟西汀的衍生物,作用机制和适应证与氟西汀类似,抑制脑神经细胞对 5-羟色胺(5-HT)的再摄取,产生抗抑郁作用,对 NA 和 DA 等神经递质影响小,起效较三环类快,用于抑郁症及相关症状和强迫症的治疗。 【联】氟西汀 fluoxetine;氟伏沙明 fluvoxamine;舍曲林

续表

帕罗西汀 【D】 【L2】 【基】	sertraline 【量】口服,一次 20mg,一日 1 次,早餐时顿服,最大剂量一日 50mg。 【禁】禁与单胺氧化酶抑制剂合用(如利奈唑胺等);在以单胺氧化酶抑制剂进行治疗结束后两周内禁止使用。
帕瑞考昔 【L3】	parecoxib[pæri'kɔksib] 【记】pare(音"帕瑞"),-coxib(考昔,环加氧酶-2 抑制剂),商品名有"特耐(Dynastat)"。 【类】非甾体抗炎药(NSAIDs) 【药】首个也是目前唯一的注射用选择性 COX-2 抑制剂,为伐地考昔的前体药,主要通过抑制前列腺素合成发挥镇痛作用,可显著减少阿片类用量及其不良反应的发生,用于中度或重度术后急性疼痛的短期治疗。 【联】塞来昔布 celecoxib;依托考昔 etoricoxib;艾瑞昔布 imrecoxib 【量】肌内或静脉注射,首剂量 40mg,随后视需要间隔 6~12 小时给予 20~40mg,每天总剂量不超过 80mg。 【禁】活动性消化道溃疡或胃肠道出血、妊娠后三分之一孕程或正在哺乳患者、严重肝功能损伤、缺血性心脏疾病、冠状动脉搭桥术后镇痛等禁用。
哌甲酯 【C】 【L3】 【精 1】	methylphenidate[meθil'fenideit] 【记】methyl-(甲基),phenid-(phenidyl 苯哌啶),-ate(酯或盐),商品名有"专注达(Concerta)"。 【类】中枢兴奋药 【药】中枢性兴奋剂,结构与作用机制类似苯丙胺和麻黄碱,能兴奋延髓呼吸中枢,拟交感作用较弱,成瘾性轻,主要用于小儿多动综合征及轻度脑功能失调,也可用于催眠药引起的嗜睡倦怠和呼吸抑制等。 【联】苯丙胺 amphetamine;麻黄碱 ephedrine

P

续表

哌甲酯 【C】 【L3】 【精 1】	【量】口服,一次 10mg,一日 2~3 次,一日总量不超过 60mg。 【禁】明显焦虑、紧张和激越症状患者,青光眼患者,正在或 14 天内使用过单胺氧化酶抑制剂治疗的患者(可能导致高血压)禁用。
哌拉西林 【L2】 【基】	piperacillin[paipəˈræsilin] 【记】pipera(音“哌拉”,piperazin 哌嗪),-enicillin(penicillin 盘尼西林,青霉素),又称“氧哌嗪青霉素”。 【类】β-内酰胺类抗生素 【药】半合成的氨脲苄类抗铜假单胞菌青霉素,对革兰阴性杆菌作用强,对铜绿假单胞菌作用强于羧苄西林,对阳性菌的作用与氨苄西林相似,不耐酶,用于敏感菌所致尿路、呼吸道、胆道感染及败血症等。 【联】羧苄西林 carbenicillin;替卡西林 ticarcillin 【量】肌内注射或静脉滴注,一次 1~3g,一日 3~4 次。 【禁】有青霉素类药物过敏史或青霉素皮肤试验阳性患者禁用。
哌仑西平	pirenzepine[pairənˈzəpi:n] 【记】piren(音“哌仑”,piperazin 哌嗪),zepine(西平,同-azepine,苯二氮草类衍生物),商品名有“必舒胃(Bisvanil)”。 【类】选择性抗 M 胆碱药;抑酸药 【药】对胃黏膜(特别是壁细胞)的 M_1 受体有高度亲和力,治疗剂量下仅能抑制胃酸分泌,不能透过血脑屏障,不影响中枢神经系统,很少有其他抗胆碱药的不良反应,用于胃和十二指肠溃疡等。 【联】卡马西平 carbamazepine;奥卡西平 oxcarbazepine 【量】口服,一次 50mg,一日 2~3 次。 【禁】青光眼患者;前列腺增生患者;妊娠期妇女禁用。

P

续表

哌替啶 【B/D】 【L3】 【麻】 【基】	pethidine[ˈpeθidiːn] 【记】苯基哌啶(phenylpiperidine)衍生物,-eridine(利定,哌替啶类镇痛药),又称"meperidine""杜冷丁(Dolantin)"。 【类】阿片类镇痛药 【药】首个全人工合成的阿片类镇痛药,作用与吗啡相似,通过激动中枢神经系统的阿片 μ 及 κ 受体而产生镇痛、镇静作用,效力为吗啡的 1/10~1/8,维持时间较短,用于多种剧痛、麻醉前用药或人工冬眠等。 【联】阿尼利定 anileridine;舒芬太尼 sufentanil 【量】口服,一次 50~100mg,一日 200~400mg;肌内或静脉注射,一次 25~100mg,一日 100~400mg,日剂量不超过 600mg。 【禁】排尿困难、颅脑损伤、慢性阻塞性肺疾病(COPD)、支气管哮喘患者、严重肺功能不全、肺源性心脏病、室上性心动过速等禁用。
哌唑嗪 【C】 【L4】 【基】	prazosin[ˈpræzəusin] 【记】pra(音"哌",piperazine 哌嗪),-azosin(唑嗪,哌唑嗪类衍生物),商品名有"脉宁平(Minipress)"。 【类】降压药;α 受体阻断药 【药】选择性突触后 α_1 受体阻断药,能使周围血管扩张,血管阻力降低,对心输出量影响小,但初次使用易出现直立性低血压等首剂现象,用于高血压二线治疗及良性前列腺增生。 【联】特拉唑嗪 terazosin;多沙唑嗪 doxazosin;阿夫唑嗪 alfuzosin 【量】口服,一次 0.5~1mg,每日 3 次,逐渐按疗效调整为一日 6~15mg,分 2~3 次服。 【禁】对本品过敏者禁用。

续表

泮托拉唑 【B】 【L1】	pantoprazole[pæntəu'prəzəul] 【记】panto(音"泮托"),-prazole(拉唑,质子泵抑制剂),商品名有"潘妥洛克(Pantoloc)"。 【类】抗胃溃疡药;抗酸药;质子泵抑制剂 【药】奥美拉唑衍生物,有效抑制胃壁细胞 H^+,K^+-ATP酶阻断胃酸分泌,生物利用度较高,半衰期虽短,但作用持久,且药物相互作用较少,用于胃及十二指肠溃疡、卓-艾综合征和胃食管反流病等。 【联】兰索拉唑 lansoprazole;奥美拉唑 omeprazole;雷贝拉唑 rabeprazole 【量】口服,一次 40mg,一日 1~2 次;静脉滴注,一次 40mg,一日 1 次。疗程一般为 6~8 周。 【禁】婴幼儿、妊娠期妇女、哺乳期妇女禁用。
培哚普利 【D】 【L3】	perindopril[perin'dɔpril] 【记】perindo(音"培哚"),-pril(普利,ACEI 类降压药),商品名有"雅施达(Acertil)"。 【类】抗高血压药;ACEI 类 【药】羧酸类前体,不含巯基的强效、长效 ACEI,作用机制及适应证同依那普利,其抑制 ACE 的强度较依那普利强 3~11 倍,口服吸收快,食物会显著影响其生物利用度,必须餐前服用,用于高血压与充血性心力衰竭。 【联】卡托普利 captopril;依那普利 enalapril 【量】口服,一次 4~8mg,一日 1 次。 【禁】与使用 ACEI 有关的血管神经性水肿病史、妊娠期 4 至 9 个月妇女、哺乳期妇女禁用。
培美曲塞 【D】	pemetrexed[pemi'trəksit] 【记】peme(音"培美"),-trexed(曲塞,胸苷酸合成酶抑制剂),商品名有"力比泰(Alimta)"。 【类】抗肿瘤药 【药】多靶点叶酸拮抗药,具有广谱抗肿瘤活性,通过破坏细胞内叶酸依赖性的正常代谢过程,抑制细胞复制,从而

P

续表

培美曲塞 【D】	抑制肿瘤的生长,用于局部晚期或转移性非鳞状细胞型非小细胞肺癌、膀胱癌、恶性胸腺瘤等。 【联】甲氨蝶呤 methotrexate;雷替曲塞 raltitrexed;卡培他滨 capecitabine 【量】静脉滴注,一次 500mg/m²,滴注 10 分钟以上,每 21 日重复一个周期。 【禁】妊娠及哺乳期妇女、肌酐清除率<45ml/min 的患者禁用。
喷他佐辛 【C】 【L3】 【精 2】	pentazocine[pen'tæzəsi:n] 【记】pent(音"喷他",penta-,戊,五),-azecine(佐辛,吗啡烷衍生物),又称"镇痛新(Talwin)"。 【类】麻醉性镇痛药 【药】首个临床应用的阿片受体激动-拮抗剂,镇痛作用与吗啡相当,呼吸抑制作用为吗啡的 1/2,作用维持时间较短,成瘾性较小,用于各种急慢性疼痛,也可用手术前或麻醉前给药,手术后遗作用迅速消除。 【联】地佐辛 dezocine;布托啡诺 butorphanol;丁丙诺啡 buprenorphine 【量】皮下、肌内或静脉注射,一次 30mg;口服,一次 25~50mg。必要时每 3~4 小时一次。 【禁】中毒性腹泻、毒物聚集于肠腔尚未排尽者、急性呼吸抑制、通气不足患者禁用。
喷托维林 【C】 【L5】 【基】 【OTC】	pentoxyverine[pen'tɔksivə:rin] 【记】pent(音"喷托",penta-,戊,五),-oxy(氧),-verine(维林,罂粟碱类解痉药),商品名有"咳必清(Toclase)"。 【类】镇咳药 【药】为非成瘾性镇咳药,对咳嗽中枢有选择性抑制作用,尚有轻度的阿托品样作用和局麻作用,大剂量对支气管平滑肌有解痉作用,镇咳强度是可待因的 1/3,用于各种原因引起的干咳,对小儿疗效优于成人。 【联】可待因 codeine;苯丙哌林 benproperine;右美沙芬 dextromethorphan 【量】口服,一次 25mg,一日 3~4 次。 【禁】对本品过敏者禁用。

P

续表

硼替佐米 【D】	bortezomib[bɔːtiˈzəumib] 【记】borte(音"硼替",borate 硼酸盐),-zomib(佐米,蛋白酶抑制剂),小分子的二肽硼酸盐,商品名有"万珂(Velcade)"。 【类】抗肿瘤药;蛋白酶抑制剂 【药】首个哺乳动物蛋白酶体可逆性抑制剂,特异性作用于 26S 蛋白酶体,破坏癌细胞内环境稳定,导致肿瘤细胞周期停滞,诱导凋亡及抑制血管生成,并能增强放化疗的细胞毒性效应,用于复发或难治性多发性骨髓瘤。 【联】卡非佐米 carfilzomib;曲妥珠单抗 trastuzumab 【量】静脉注射,一次 1.3mg/m^2,每周 2 次。 【禁】对硼或者甘露醇过敏的患者禁用。
匹多莫德	pidotimod[pidəuˈtimɔd] 【记】pido(音"匹多",pyrrolidinyl 吡咯烷基),-imod(莫德,免疫调节剂),商品名"普利莫 Polimod"。 【类】免疫增强药 【药】通过刺激和调节细胞介导的免疫反应而起作用,可促进巨噬细胞及中性粒细胞的吞噬活性,可激活自然杀伤细胞,促进淋巴细胞增殖,增强特异性和非特异性免疫功能,用于机体免疫功能低下反复感染的患者。 【联】咪喹莫特 imiquimod;乌苯美司 ubenimex 【量】口服,一次 400～800mg,一日 1～2 次。 【禁】妊娠头三个月内禁用。孕妇、哺乳期妇女及 2 岁以下儿童不宜使用。
匹维溴铵	pinaverium bromide[pinəˈvəriəm ˈbrəumaid] 【记】pinaveri(音"匹维",-verine 维林,罂粟碱类解痉剂),-ium(铵,季铵盐类),bromide(溴化物),商品名有"得舒特(Dicetel)"。 【类】肠道解痉药;钙通道阻滞剂 【药】合成的罂粟碱类衍生物,结构与曲美布汀类似,对胃肠道具有高度选择性解痉作用的钙拮抗药,防止肌肉过度

P

续表

匹维溴铵	收缩而达到解痉作用,口服吸收率差(低于 10%),用于肠道功能紊乱有关的疼痛、排便异常和胃肠不适及肠道准备等。 【联】曲美布汀 trimebutine;屈他维林 drotaverine;罂粟碱 papaverine 【量】口服,一次 50~100mg,一日 3 次。 【禁】严重心功能不全者;严重肝肾衰竭者;卟啉症患者禁用。
泼尼松 【C/D】 【L2】 【基】	prednisone[ˈprednisəun] 【记】predni-(泼尼,泼尼松衍生物,pregnadiene 孕甾二烯),sone(松,cortisone 可的松),又称"强的松""去氢可的松"。 【类】肾上腺皮质激素类药 【药】中效肾上腺皮质激素,具有抗炎、抗过敏、抗风湿、免疫抑制作用,其水钠潴留及排钾作用比可的松小,抗炎作用较强,不良反应较少,须在肝脏中转化为泼尼松龙而显活性,用于过敏性与自身免疫性炎症疾病。 【联】可的松 cortisone;泼尼松龙 prednisolone;氢化可的松 hydrocortisone 【量】口服,一般一次 5~10mg,一日 10~60mg,晨起空腹服用 2/3,下午服用 1/3,症状减轻后逐渐减量。 【禁】对本品及肾上腺皮质激素类药物有过敏史、真菌和病毒感染者禁用。
泼尼松龙 【C/D】 【L2】	prednisolone[predˈnisələun] 【记】predni-(泼尼,泼尼松衍生物,pregnadiene 孕甾二烯),-solone(松龙,类固醇类),又称"强的松龙"。 【类】肾上腺皮质激素类药 【药】中效肾上腺皮质激素,疗效与泼尼松相当,抗炎作用较强而水盐代谢作用弱,不宜作为激素替代治疗,口服易吸收,本身以活性形式存在,无须经肝脏转化即发挥其生物效应,用于过敏性与自身免疫性炎症性疾病。

续表

泼尼松龙 【C/D】 【L2】	【联】泼尼松 prednisone;甲泼尼龙 methylprednisolone 【量】口服,一日 15~60mg,分 3 次服用或每日晨起顿服,通常维持量 5~10mg;肌内或关节腔注射,一次 5~40mg;滴眼,一日 2~4 次。 【禁】严重精神病和癫痫、活动性消化性溃疡、创伤修复期、糖尿病、高血压、糖尿病、孕妇、抗菌药物不能控制的感染等应权衡利弊使用。
扑米酮 【D】 【L3】	primidone[ˈpraimidəun] 【记】primi(音"扑米",伯胺衍生物),done(dione 二酮),又称"扑痫酮""去氧苯比妥"。 【类】抗癫痫及抗惊厥药 【药】苯巴比妥类似物,可视为苯巴比妥的前药,但作用和毒性均较低,与苯妥英钠及卡马西平有协同作用,用于癫痫大发作、单纯部分性发作和复杂部分性发作,以及特发性震颤及老年性震颤。 【联】苯巴比妥 phenobarbital;氯巴占 clobazam;伊来西胺 ilepcimide 【量】口服,开始每次 50mg,一周后逐渐增量至每次 250mg,一日 2~3 次,极量一日 1.5g。 【禁】卟啉症及对苯巴比妥类药物过敏的患者禁用。
葡醛内酯 【OTC】	glucurolactone[ˌgluːkjuərəuˈlæktəun] 【记】glucuro(glucuronic acid 葡萄糖醛酸),lactone(内酯),是葡萄糖醛酸内酯的简称,商品名有"肝泰乐"。 【类】护肝药;肝胆疾病辅助用药 【药】人肝脏所产生的葡萄糖代谢物,是结缔组织的重要成分之一,能与羟基或羧基化合物结合,形成低毒或无毒水溶物随尿排出体外,具有保护肝脏及解毒作用,用于急慢性肝炎、肝硬化及肝中毒辅助解毒。 【联】谷胱甘肽 glutathione;硫普罗宁 tiopronin;苦参碱 oxymatrine 【量】口服,一次 100~200mg,一日 3 次;肌内或静脉注射,一次 100~200mg,一日 1~2 次。 【禁】对本品过敏者禁用。

P

续表

<table>
<tr><td>普拉克索
【C】
【L4】</td><td>pramipexole[præmiˈpekisəul]
【记】prami(音"普拉",propylamino 丙氨基),pexole("克索",thiazole 噻唑衍生物),商品名有"森福罗(Sifrol)"。
【类】多巴胺激动剂
【药】合成的非麦角类多巴胺(DA)激动剂,选择性作用于 D_3 受体,能兴奋纹状体 DA 受体来减轻帕金森病患者的运动障碍,对神经元有抗氧化保护作用,口服起效快,生物利用度高(90%以上),用于帕金森病及多动腿综合征。
【联】吡贝地尔 piribedil;培高利特 pergolide;溴隐亭 bromocriptine
【量】口服,一次 1.5～4.5mg,一日 3 次。
【禁】对本品过敏者、孕妇禁用。</td></tr>
<tr><td>普拉洛芬</td><td>pranoprofen[prənəuˈprəufən]
【记】prano(音"普拉",pyrane 吡喃衍生物),-profen(洛芬,异丁芬酸衍生物,抗炎止痛药),商品名有"普南扑灵(Pranopulin)"。
【类】NSAIDs;眼科用药
【药】布洛芬的苯并吡喃衍生物,作用机制同布洛芬,具有抑制前列腺素生成和稳定细胞膜作用,脂溶性较强,局部外用为主,适用于结膜炎、角膜炎及术后眼部炎症等对症治疗。
【联】布洛芬 ibuprofen;酮洛芬 ketoprofen;洛索洛芬 loxoprofen
【量】滴眼,一次 1～2 滴,一日 3～5 次。
【禁】服用阿司匹林或其他 NSAIDs 后诱发哮喘、荨麻疹或过敏反应的患者禁用。</td></tr>
<tr><td>普罗布考</td><td>probucol[prəuˈbjukɔl]
【记】pro(音"普罗",propyl 丙基),bucol(音"布考",butylphenol 丁基酚),又称"丙丁酚",商品有"之乐""畅泰"。
【类】调节血脂药
【药】可降低血浆 LDL-C 和 HDL-C,对甘油三酯(TG)和</td></tr>
</table>

P

续表

普罗布考	极低密度脂蛋白(VLDL)无影响,同时具有强大的抗氧化作用,口服生物利用度低(5%~10%),脂溶性强,易蓄积,可引起 QT 间期延长和严重室性心律失常,用于治疗高胆固醇血症。 【联】考来烯胺 colestyramine;依折麦布 ezetimibe 【量】口服,一次 0.5g,一日 2 次,早、晚餐时服用。 【禁】心肌损害、严重室性心律失常、心源性晕厥或不明原因晕厥者、QT 间期异常、血钾或血镁过低、妊娠期妇女、感染患者等禁用。
普罗雌烯	promestriene[prɔ'mistrieni] 【记】pro(音"普罗",propyl 丙基),m(表 methyl 甲基),-estr-(雌,雌激素),-ene(烯,烯类),商品名有"更宝芬(ColpOtrOPhine)"。 【类】雌激素类;妇产科外用药 【药】雌二醇衍生物,通过局部作用,具有促进宫颈和阴道黏膜损伤修复的作用,仅约 1%被吸收,无全身作用,用于由雌激素缺乏所致的外阴、前庭部及阴道环部萎缩性病变,亦可用于脂溢性皮炎。 【联】己烯雌酚 diethylstibestrol;尼尔雌醇 nilestriol;氯喹那多 chlorquinaldol 【量】外用,一日 1~2 次;栓剂,一日 1 次,疗程 20 天。 【禁】采用局部避孕法者及有雌激素依赖性肿瘤史者禁用。
普罗帕酮 【C】 【L2】 【基】	propafenone['prəupəfənəun] 【记】propa(propyl 丙基),-fenone(帕酮或非农,普罗帕酮类抗心律失常药),商品名有"悦复隆(Rytmonorm)"。 【类】Ⅰc 抗心律失常药;钠通道阻滞剂 【药】广谱高效膜抑制性抗心律失常药,具有钠通道阻滞作用,能直接稳定细胞膜及抑制钠离子内流,使传导速度减低,并具有一定的 β 受体阻断作用,用于防治室性心动过速、预激综合征及室颤发作等。

P

续表

普罗帕酮 【C】 【L2】 【基】	【联】阿普非农 alprafenone;胺碘酮 amiodarone;莫雷西嗪 moracizine 【量】口服,一次 100～200mg,一日 3～4 次;静脉滴注,一日不超过 350mg。 【禁】窦房结功能障碍、Ⅱ或Ⅲ度房室传导阻滞、双束支传导阻滞(除非已有起搏器)、心源性休克、重症肌无力、严重低血压等禁用。
普萘洛尔 【C】 【L2】 【基】	propranolol[prəˈprænəlɔl] 【记】propranol(丙醇),-olol(洛尔,β受体阻断药),商品名有"心得安"。 【类】降压药;β受体阻断药 【药】非选择性β受体阻断药,阻断心脏 β_1、β_2 受体,拮抗交感神经兴奋和儿茶酚胺的作用,降低心肌的收缩力和收缩速度,不易引起直立性低血压,用于治疗多种原因所致的心律失常、心绞痛、高血压、嗜铬细胞瘤等。 【联】噻吗洛尔 timolol;美托洛尔 metoprolol;阿替洛尔 atenolol 【量】口服,一次 5～20mg,一日 2～4 次;静脉滴注,一次 2.5～5mg,宜慎用。 【禁】哮喘及变应性鼻炎、窦性心动过缓、Ⅱ或Ⅲ度房室传导阻滞、心源性休克、低血压等禁用。
普瑞巴林 【C】 【L3】	pregabalin[priˈgæbəlin] 【记】pre(音"普瑞"),-gab-(GABA 类似物),商品名有"乐瑞卡(Lyrica)"。 【类】抗癫痫药;镇痛药 【药】γ-氨基丁酸(GABA)结构类衍生物,新型钙离子通道调节剂,能阻滞电压依赖性钙通道,减少神经递质的释放,作用机制与加巴喷丁类似但作用更强,用于外周神经痛以及辅助性治疗局限性部分癫痫发作。 【联】加巴喷丁 gabapentin;氨酪酸 aminobutyric acid 【量】口服,一次 50～100mg,一日 3 次。起始剂量可为一

P

续表

普瑞巴林 【C】 【L3】	次 75mg,一日 2 次,或者一次 50mg,一日 3 次,日剂量不超过 600mg。 【禁】对本品所含活性成分或任何辅料过敏者禁用。

第15单元：Q

七叶皂苷钠	aescinate sodium[ˈesi:neit ˈsəudjəm] 【记】源自七叶树(*Aesculus chinensis*)的一种活性皂苷的钠盐,又称"aescine",商品名有"麦通纳"等。 【类】改善微循环药物 【药】能刺激腺垂体和肾上腺皮质,提高机体促肾上腺皮质激素(ACTH)和氢化可的松水平,具有抗炎消肿、改善微循环等作用,用于脑水肿、创伤或手术等各种原因引起的肿胀,也可用于周围神经炎及静脉回流障碍性疾病。 【联】七叶苷(秦皮素苷)aesculin;七叶内酯(香豆素衍生物)aesculetin 【量】口服,一次30～60mg,一日2次;静脉注射或滴注,一次5～20mg,一日1～2次。 【禁】孕妇、肾衰竭患者禁用。
齐多夫定 【C】 【L3】	zidovudine[zaiˈdəuvjudi:n] 【记】zido(音"齐多",azide叠氮化物),-vudine(夫定,齐多夫定类抗病毒药),又名"叠氮胸苷",商品名有"立妥威(Retrovir)"。 【类】核苷类抗病毒药;核苷类逆转录酶抑制剂(NRTI) 【药】首个上市的抗艾滋病药,核苷类似物,选择性抑制人类免疫缺陷病毒(HIV)逆转录酶,阻止HIV链合成及复制,常与其他抗逆转录病毒药物联合使用,用于艾滋病和相关综合征患者及HIV感染的治疗。 【联】拉米夫定 lamivudine;替比夫定 telbivudine;扎那米韦 zanamivir 【量】口服,一次200～300mg,一日2～3次。 【禁】中性粒细胞计数异常低下($<0.75\times10^9$/L)、血红蛋白水平异常低下(<7.5g/dl)患者禁用。

Q

续表

前列地尔 【X】	alprostadil[æl'prɔstədil] 【记】al(表加强),-prost(前列腺素衍生物),-dil(地尔,血管扩张剂),即前列腺素 E_1,商品名有"保达新(Prostavasin)""凯时"等。 【类】前列腺素类药;血管扩张剂 【药】人工合成的前列腺素 E_1,具有增加红细胞柔韧性、抑制血小板聚集、提高血液流动性等作用,能改善缺血组织营养供应,扩张外周和冠脉血管,用于慢性动脉闭塞及微循环障碍等相关疾病。 【联】米诺地尔 minoxidil;贝前列素 beraprost;米索前列醇(前列腺素 E_1 类似物) misoprostol;依前列醇 epoprostenol 【量】静脉滴注,脂质体:一次 5～10μg,一日 1 次;普通制剂:一次 40μg,一日 2 次或一次 60μg,一日 1 次,缓慢静滴。 【禁】严重心功能不全患者、妊娠或可能妊娠的妇女禁用。
羟苯磺酸钙 【C】 【OTC】	calcium dobesilate['kælsiəm 'dəubəsaileit] 【记】calcium(钙,钙元素);do(hydroquinone 氢醌,对苯二酚),besilate(苯磺酸盐或酯),商品名有"导升明(Doxium)"。 【类】改善微循环药;眼科用药 【药】血管保护剂,具有调节微血管壁的生理功能、降低血浆黏稠度、减少血小板聚集、缓解微血管病变等作用,用于视网膜病及肾小球硬化症等微血管病变、慢性静脉功能不全及其后遗症的辅助治疗。 【联】苯磺酸盐 besylate;地奥司明 diosmin 【量】口服,一次 250～500mg,一日 2～3 次。 【禁】孕妇、哺乳期妇女禁用。
羟基脲 【D】 【L3】 【基】	hydroxycarbamide[haidrɔksi'ka:bəmaid] 【记】hydroxy-(羟基),carbamide(脲,尿素)。 【类】抗肿瘤药;免疫抑制剂 【药】核苷二磷酸还原酶抑制剂,抑制核苷酸还原为脱氧

Q

续表

羟基脲 【D】 【L3】 【基】	核苷酸,选择性抑制 DNA 合成,对 RNA 及蛋白质合成无作用,口服吸收良好,用于黑素瘤、胃癌、恶性淋巴瘤、原发性肝癌及急慢性粒细胞白血病等。 【联】巯嘌呤 mercaptopurine;氟尿嘧啶 fluorouracil 【量】口服,一日 20~60mg/kg,一周 2 次,6 周为一疗程。 【禁】严重骨髓抑制、严重肝肾功能受损、妊娠及哺乳期妇女、水痘、带状疱疹及各种严重感染禁用。
羟考酮 【B】 【L3】	oxycodone[ɔksiˈkəudəun] 【记】oxy-(hydroxyl 羟基),-cod-(codeine 可待因衍生物),-one(酮),商品名有"奥施康定(Oxycontin)"。 【类】麻醉性镇痛药 【药】半合成的中效阿片类镇痛药,纯阿片受体激动剂,主要激动 κ 受体,其代谢物羟吗啡酮可激动 μ 受体,镇痛作用是吗啡的 2~3 倍,无封顶效应,较为严重的副作用包括嗜睡、呼吸抑制等,用于治疗持续性中至重度疼痛。 【联】氢可酮 hydrocodone;羟吗啡酮 oxymorphone;美沙酮 methadone 【量】口服,一次 5~200mg,一日 2 次。 【禁】呼吸抑制、颅脑损伤、肠梗阻、急腹症、慢性阻塞性呼吸道疾病、肺源性心脏病、急性或严重支气管哮喘、中重度肝功能障碍、重度肾功能障碍(肌酐清除率<10ml/min)等禁用。
青霉胺 【D】 【L4】	penicillamine[ˌpenisiˈlæmin] 【记】青霉素(penicillin)的代谢产物,含巯基的氨基酸,-amine(胺)。 【类】解毒药;免疫抑制剂 【药】能络合铜、铁、汞、铅、砷等重金属,形成稳定和可溶性复合物由尿排出,口服吸收良好,作用较二巯丙醇强,用于重金属中毒、肝豆状核变性(Wilson 病)及其他药物治疗无效的严重活动性类风湿关节炎。 【联】青霉素 penicillin;二巯丙醇 dimercaprol;去铁胺 deferoxamine

Q

续表

青霉胺 【D】 【L4】	【量】口服,一日 0.5～1.5g,分 3～4 次服用。 【禁】对青霉素类过敏者、粒细胞缺乏、再生障碍性贫血、肾功能不全者、红斑狼疮及严重皮肤病、重症肌无力、妊娠期或哺乳期妇女禁用。
青霉素 【B】 【L1】 【基】	benzylpenicillin[ˌbenzilpeniˈsilin] 【记】benzyl(苄基,苯甲基),penicillin(青霉素),又称"青霉素 G""苄青霉素"。 【类】青霉素类抗生素;窄谱青霉素 【药】首个使用的抗生素,作用于细菌细胞膜上青霉素结合蛋白(PBP),使新生细胞壁产出缺陷而发挥抗菌作用,抗菌谱较窄,不耐酶,主要对 G^+ 菌有效,可作为炭疽、破伤风、梅毒、钩端螺旋体病的首选药物。 【联】阿莫西林 amoxicillin;苯唑西林 oxacillin 【量】静脉滴注,一日 50 万～1000 万单位,一日 3～4 次。 【禁】有青霉素类药物过敏史或青霉素皮试阳性患者禁用。
氢化可的松 【C】 【L3】 【基】	hydrocortisone[ˌhaidrəˈkɔːtisəun] 【记】hydro-(氢),cortisone(可的松,cort-,可的松衍生物),又称"皮质醇(cortisol)"。 【类】糖皮质激素类药物 【药】人工合成也是天然存在的糖皮质激素,抗炎作用为可的松的 1.25 倍,具有免疫抑制、抗毒、抗休克等作用,有一定的盐皮质激素活性,具有留水、留钠及排钾作用,用于肾上腺皮质功能减退、过敏性和炎症性疾病。 【联】泼尼松 prednisone;氟氢可的松 fludrocortisone 【量】口服,一次 10～20mg,一日 2 次;静脉滴注,一次 50～100mg,一日 1 次;外用,一日 2 次。 【禁】严重的精神病和癫痫、活动性消化性溃疡病、肾上腺皮质功能亢进症、高血压、糖尿病、未能控制的感染等禁用。

Q

续表

氢氯噻嗪 【B】 【L2】 【基】	hydrochlorothiazide[ˌhaidrəuˌklɔːrəˈθaiəzaid] 【记】hydro-(氢),chloro-(氯),-thiazide(噻嗪,噻嗪类利尿药),商品名有“双克”“Oretic”。 【类】利尿药;降压药 【药】噻嗪类中效利尿药,抑制远端小管前段和近端小管对水、Na^+的重吸收,增加远曲小管K^+分泌,同时能减少肾源性尿崩症的尿量,用于各种水肿、高血压及尿崩症等,长期应用需适当补充钾盐摄入。 【联】美托拉宗 metolazone;氯噻酮 chlortalidone;吲达帕胺 indapamide; 【量】口服,一次 25～50mg,一日 1～2 次,一日不超过 200mg。 【禁】对磺胺类药物过敏者禁用。
庆大霉素 【C】 【L2】 【基】	gentamicin[ˌdʒentəˈmaisin] 【记】genta(音“庆大”),-micin(米星,小单胞菌株产生的抗生素),因 1959 年庆祝建国十周年伟大胜利而得名。 【类】氨基糖苷类抗生素 【药】作用机制与链霉素类似,抗菌活性强,抗菌谱广,对G^-菌作用强,对G^+菌亦有效,曾广泛用于敏感菌所致的中枢外系统或局部感染,后因耳肾毒性及神经肌肉阻滞等不良反应显著而少用。 【联】依替米星 etimicin;奈替米星 netilmicin;阿米卡星 amikacin 【量】静脉滴注或肌内注射,一次 80mg,一日 3 次,或一次 5mg/kg,一日 1 次,疗程为 7～14 日。 【禁】对本品或其他氨基糖苷类过敏者禁用。
秋水仙碱 【C】 【L4】 【基】	colchicine[ˈkɔltʃisin] 【记】colchic(*Colchicum* 秋水仙属植物),-ine(素,生物碱),最初从百合科植物秋水仙中提取而得的生物碱。 【类】抗痛风药 【药】具有减低白细胞活动和吞噬作用,能减少乳酸形成

续表

秋水仙碱 【C】 【L4】 【基】	从而减少尿酸结晶的沉积,减轻炎性反应,用于急性痛风,对一般疼痛、炎症和慢性痛风无效。另具有抑制有丝分裂、抑制 IL-6 等多重药理作用。 【联】秋水仙胺 demecolcine;丙磺舒 probenecid 【量】口服,一日 0.5~1.5mg,分次服用,一日最大剂量 6mg。 【禁】骨髓增生低下、肝肾功能不全、妊娠期妇女和 2 岁以下儿童禁用。
屈他维林	drotaverine[drəu'təvəri:n] 【记】drota(音"屈他"),-verine(维林,罂粟碱类解痉药),又称"定痉灵",商品名有"诺仕帕(No-Spa)"。 【类】胃肠道解痉药 【药】为异喹啉类衍生物,直接作用于平滑肌细胞的亲肌性解痉药,通过抑制磷酸二酯酶,增加细胞内 cAMP 的水平,使平滑肌舒张从而解除痉挛,用于治疗胃肠道、胆道及尿道痉挛,应激性肠道综合征。 【联】罂粟碱 papaverine;喷托维林 pentoxyverine;匹维溴铵 pinaverium bromide 【量】口服,一次 40~80mg,一日 3 次。 【禁】严重肝肾功能不全、严重心功能不全、妊娠和哺乳期妇女、儿童禁用。
曲安奈德 【C】 【L3】	triamcinolone acetonide[ˌtraiæm'sinələun æ'sitəunaid] 【记】triamcinolone(曲安西龙,泼尼松龙类似物),acet(acetal 乙缩醛),-onide(奈德,合成糖皮质激素),又称"去炎松",商品名有"康宁克通-A(Kenacort-A)"。 【类】糖皮质激素类药 【药】合成长效糖皮质激素,可通过口服、注射、吸入及局部使用等多种途径使用,抗炎作用强,是氢化可的松 20~40 倍,维持时间长,用于各种皮肤病、关节痛、支气管哮喘、肩周围炎及眼科炎症等。 【联】氟轻松 fluocinonide;哈西奈德 halcinonide;布地奈

Q

续表

曲安奈德 【C】 【L3】	德 budesonide 【量】臀部肌内注射,起始剂量视病情而定,一日 2.5～60mg,一周 1 次,4～5 周为一疗程;外用,一日 2～3 次。 【禁】未控制的细菌性或真菌性感染、进行性病毒感染、痛风、胃十二指肠溃疡、精神病、急性病毒性肝炎、髋关节病、6 岁以下儿童等禁用;血小板减少性紫癜为肌内注射用药的禁忌证。
曲马多 【C】 【L2】 【精 2】	tramadol[ˈtræmədəul] 【记】tram(音"曲马"),-adol(多,阿片受体激动剂),商品名有"舒敏(Tramal)""奇曼丁(Tramcontin)"。 【类】麻醉性镇痛药 【药】人工合成的阿片类镇痛药,作用强度约为吗啡的 1/10,其优点是无抑制呼吸作用,长期应用依赖性小,兼有镇咳作用,且给药剂型多样化,适用于癌症疼痛、骨折或各种手术后疼痛等。 【联】地美庚醇 dimepheptanol;奈福泮 nefopam;罗通定 rotundine 【量】口服,一次 50～100mg,一日 3 次;静脉注射或肌内注射,一次 50～100mg,一日不超过 4 次。 【禁】中枢神经系统作用药物急性中毒患者、严重脑损伤、呼吸抑制、戒毒治疗禁用。
曲美布汀 【L3】	trimebutine[traiməˈbju:ti:n] 【记】trime(音"曲美",trimethoxy 三甲氧基),methyl(甲基),butine(音"布汀",butene 丁烯衍生物),商品名有"尼为孚""舒丽启能(Cerekinon)"。 【类】肠道解痉药 【药】苯甲胺类化合物,具有选择性 M 受体拮抗和 μ 受体弱激动作用,松弛胆道平滑肌并抑制胆道奥狄括约肌,降低胆总管与十二指肠汇合部位的阻力,用于胃肠运动功能紊乱及肠易激惹综合征。 【联】曲匹布通 trepibutone;匹维溴铵 pinaverium;屈他维林

续表

曲美布汀 【L3】	drotaverine 【量】口服,一次 100～200mg,一日 3 次。 【禁】对本品过敏者禁用。
曲美他嗪	trimetazidine[traimə'tæzaidi:n] 【记】trimetho(音"曲美他",trimethoxy 三甲氧基),azidine(嗪,piperazine 哌嗪衍生物),商品名有"万爽力(Vasorel)"。 【类】抗心绞痛药;血管扩张剂 【药】新型的脂肪酸氧化抑制剂,阻止细胞内腺苷三磷酸(ATP)水平下降,利于心肌细胞在缺氧或缺血条件下的能量代谢,起效较硝酸甘油缓慢而作用维持时间长,用于一线抗心绞痛疗法控制不佳的稳定型心绞痛对症治疗。 【联】硝酸甘油 nitroglycerin;双嘧达莫 dipyridamole 【量】口服,一次 20mg,一日 2～3 次,一般疗程 3 个月。 【禁】帕金森病、帕金森综合征、震颤、不宁腿综合征以及其他相关的运动障碍、严重肾功能损害(肌酐清除率＜30ml/min)患者禁用。
曲匹布通 【X】	trepibutone['trepibutəun] 【记】trepi(音"曲匹",triethoxyphenyl 三乙氧苯基),butone(音"布通",butanone 丁酮),商品名有"舒胆通""Supacal"。 【类】肠道解痉药;利胆药 【药】曲美布汀结构类似物,具有选择性 M 受体拮抗和 μ 受体弱激动作用,松弛胆道平滑肌并抑制胆道奥狄括约肌,发挥解痉、镇痛及利胆的作用,作用略强于曲美布汀,用于胆囊炎及胆道疾病。 【联】苯丙醇 phenylpropanol;曲美布汀 trimebutine;匹维溴铵 pinaverium 【量】口服,一次 40mg,一日 3 次,餐后服用,疗程 2～4 周。 【禁】妊娠期妇女、严重肝肾功能不全患者禁用。

续表

曲普瑞林 【X】 【L3】	triptorelin[triptə'relin] 【记】tripto(音"曲普",tryptophane 色氨酸),-relin(瑞林,垂体激素释放兴奋药),商品名有"达菲林(Diphereline)"。 【类】抗肿瘤药;促性腺激素释放激素(GnRH)激动剂 【药】人工合成的长效 GnRH 类似物,作用与戈那瑞林类似,通过持续刺激使脑垂体促性腺激素分泌受到抑制,从而降低性激素水平,用于转移性前列腺癌、女性不孕症、中枢性早熟及术前子宫肌瘤的预处理等。 【联】戈那瑞林 gonadorelin;戈舍瑞林 goserelin;丙氨瑞林 alarelin 【量】肌内注射,一次 3.75mg,每 4 周 1 次,疗程 4～6 个月。 【禁】对 GnRH 及其类似物或药品任何一种成分过敏者、妊娠期妇女、哺乳期妇女及儿童禁用。
曲妥珠单抗 【D】	trastuzumab['træstuˌzumæb] 【记】trastu(音"曲妥"),-zumab(珠单抗,人源化单克隆抗体),商品名"赫赛汀(Herceptin)"。 【类】分子靶向抗肿瘤药 【药】重组 DNA 衍生的人源化单克隆抗体,通过选择性地作用于人表皮生长因子受体-2(HER-2)的细胞外部位,从而阻断肿瘤细胞生长,用于 HER-2 过度表达的转移性乳腺癌。在本品治疗前,应进行 HER-2 检测。 【联】贝伐珠单抗 bevacizumab;西地珠单抗 cedelizumab 【量】静脉注射,一次 120mg,一周 1 次,或一次 360mg,每 3 周 1 次。 【禁】禁用于儿童肌内注射,因为本品使用苯甲醇作为溶媒。

Q

续表

曲唑酮 【C】 【L2】	trazodone[ˈtræzɔdəun] 【记】trazo(音"曲唑",triazole 三唑),done(one 酮),商品名有"美时玉(Mesyrel)"。 【类】抗抑郁药 【药】三唑吡啶类抗抑郁药,作用机制与三环类抗抑郁药类似,副作用与三环类及单胺氧化酶抑制剂类不同,无抗胆碱作用,用于治疗各种类型的抑郁症,尤适于失眠、焦虑及药物依赖戒断后情绪障碍。 【联】阿米替林 amitriptyline;丙米嗪 imipramine;舍曲林 sertraline 【量】口服,一次 50~100mg,一日 1~2 次,应从小剂量开始,逐渐增加剂量,一旦有足够的疗效,可逐渐减量,日剂量不超过 400mg。 【禁】肝功能严重受损、严重的心脏疾病或心律失常、意识障碍者禁用。
去氨加压素 【B】 【基】 【L2】	desmopressin[desməˈpresin] 【记】des(de-,去除),mo(amino-,氨基),-pressin(加压素,垂体后叶加压素衍生物),商品名有"弥凝(Minirin)"。 【类】抗利尿药 【药】作用机制与人体内加压素类似,抗利尿作用较强,对平滑肌作用很弱,避免了升高血压的不良作用,催产作用弱,作用维持时间较长,用于治疗中枢性尿崩症以及颅外伤或手术所致暂时性尿崩症。 【联】赖氨加压素 lypressin;加压素 vasopressin;特利加压素 terlipressin 【量】口服,一次 100~200μg,一日 3 次;静脉注射,一次 1~4μg,一日 1~2 次。 【禁】习惯性及精神性烦渴症、不稳定型心绞痛和代偿失调的心功能不全、中重度肾功能不全(肌酐清除率低于 50ml/min)患者禁用。

续表

去甲肾上腺素 【C】 【基】	norepinephrine[ˌnɔːrepiˈnefrin] 【记】nor-(去甲,正),epinephrine(肾上腺素),又称"noradrenaline""正肾素"。 【类】拟交感神经药;α 受体激动剂 【药】儿茶酚胺类神经递质,主要由肾上腺髓质、肾上腺素能神经末梢合成和分泌,强效 α 受体激动药,对 β 受体作用较弱,用于治疗急性心肌梗死、体外循环、血容量不足及嗜铬细胞瘤切除等各种原因引起的低血压。 【联】异丙肾上腺素 isoprenaline;麻黄碱 ephedrine 【量】静脉滴注,2～12μg/min,根据病情调整用量;口服,治疗消化道出血,每次服 1～3ml(1～3mg),一日 3 次,加入适量冷盐水服下。 【禁】完全性房室传导阻滞、高血压、动脉硬化、继发于未纠正的低血容量性低血压、无尿患者、可卡因中毒及心动过速患者禁用。
去羟肌苷 【B】 【L5】	didanosine[daiˈdænəusiːn] 【记】又称"dideoxyinosine",简称 DDI,di-(双,两个的),deoxy-(去羟基),inosine(肌苷),商品名有"艾略""Videx"。 【类】抗病毒药;核苷类逆转录酶抑制剂(NRTIs) 【药】核苷类 HIV 逆转录酶抑制剂,在体内形成有活性的代谢物双脱氧腺苷三磷酸(ddATP)而抑制 HIV-1 逆转录酶,嵌入病毒 DNA 而使其复制终止,常与其他抗逆转录酶病毒药物合用,治疗 1 型 HIV 感染。 【联】阿德福韦 adefovir;恩替卡韦 entecavir 【量】口服,一次 200～400mg,一日 1～2 次。 【禁】禁止与别嘌醇、利巴韦林合用。
去铁胺 【C】	deferoxamine[difəˈrɔksəmiːn] 【记】de-(删除,去除),ferox(铁,含铁化合物),amine(胺),商品名有"得斯芬(Desferal)"。 【类】解毒药;金属螯合剂 【药】由链球菌发酵液中提取的天然物,属羟肟酸络合剂,

Q

续表

去铁胺 【C】	与 Fe^{3+}、Al^{3+}形成稳定无毒的水溶性络合物,与其他金属的亲和力小,用于急性铁中毒的解毒。 【联】去铁酮 deferiprone;氧化铁 ferric oxide 【量】肌内注射或静脉滴注,一次 0.5～1g,根据病情 4～12 小时重复给药,日剂量不超过 6g。 【禁】严重肾功能不良者、孕妇及 3 岁以下小儿(易引起眼和耳的损害)。
去乙酰毛花苷 【基】	deslanoside[des'lænəsaid] 【记】des(de-,去除),lanoside(lanatoside 毛花苷 C),毛花苷 C 脱乙酰化衍生物,又称"西地兰 D(cedilanid D)"。 【类】强心药 【药】理化性质与地高辛、毛花苷 C 类似,结构比较稳定,起效较快,具有正性肌力、负性频率作用,常以注射给药用于快速饱和,继后用其他慢速或中速强心苷作维持治疗,用于急性心力衰竭及心房颤动、扑动等。 【联】地高辛 digoxin;洋地黄毒苷 digitoxin;毛花苷 C lanatoside C(西地兰) 【量】静脉注射,首剂 0.2～0.6mg,以后每 2～4 小时可再给 0.2～0.4mg,日剂不超过 1.6mg。 【禁】强心苷中毒、室性心动过速及心室颤动、梗阻性肥厚型心肌病、预激综合征伴心房颤动或扑动患者禁用。
炔雌醇 【X】 【L3】 【基】	ethinylestradiol[eθəniləs'trədiəul] 【记】ethinyl(乙炔基),estradiol(雌二醇),又称"乙炔雌二醇"。 【类】雌激素类药 【药】首个口服有效的强效合成雌激素,对下丘脑和垂体有双相调节作用,小剂量刺激促性腺素及催乳素分泌,大剂量则抑制分泌,抑制排卵达到避孕目的,根据剂量不同,用于激素替代疗法、避孕、晚期乳腺癌等。 【联】炔雌醚 quinestrol;己烯雌酚 diethylstilbestrol 【量】口服,根据适应证不同,一次 20～500 μg,一日 1～3 次。 【禁】肝肾疾病患者、与雌激素有关的肿瘤(如乳腺癌、子宫颈癌)患者禁用。

Q

续表

炔诺酮 【X】 【L3】	norethisterone[nɔːrəˈθistərəun] 【记】nor-(去甲),ethi(ethynyl 乙炔基),sterone(甾酮,睾酮衍生物),探亲避孕药主要成分,商品名有"Jolivette""Camila"。 【类】孕激素类药;避孕药 【药】口服合成孕激素,作用机制同黄体酮,抑制排卵作用更强,具有轻度的雄激素样和雌激素样活性,除与雌激素合用作为短效避孕药外,还用于功能性子宫出血、妇女不育症、闭经痛经及子宫内膜异位症等。 【联】黄体酮 progesterone;甲地孕酮 megestrol;诀诺孕酮 norgestrel 【量】口服,一次 1.25~10mg,一日 1~3 次。 【禁】重症肝肾功能不全、乳房肿块患者禁用。

Q

第16单元：R

绒促性素 【X】 【基】	chorionic gonadotrophin[ˌkɔːriˈɔnik gɔnədəuˈtrəufin] 【记】chorionic(绒毛膜的)，gonado-(生殖腺)，-trophin(调理素，促…素)，临床又称“安胎素”“HCG”。 【类】促性腺激素 【药】源自孕妇尿中提取的绒毛膜促性腺激素，具有促进性激素正常分泌、维持男女性征、促进女性黄体功能及卵泡生成和成熟等作用，现已基因重组技术制备，用于垂体功能低下、女性黄体功能不全及先兆流产等。 【联】尿促性素 menotrophin；促皮质素 corticotropin；戈舍瑞林 goserelin 【量】肌内注射，一次1000～10 000U，视适应证不同按需给药。 【禁】血栓性静脉炎、怀疑有垂体增生或肿瘤、前列腺癌或其他与雄激素有关的肿瘤患者禁用。
柔红霉素 【D】 【基】	daunorubicin[dɔːnəˈrubisin] 【记】dauno(音“道诺”)，-rubicin(柔比星，柔红霉素衍生物)，因首先在正定县土壤放线菌发现，又称“正定霉素”，商品名有“Cerubidine”。 【类】抗肿瘤抗生素 【药】首个上市的蒽环类抗肿瘤抗生素，能嵌入DNA双链相邻碱基对之间，抑制其解链后再复制，抗瘤谱较窄，毒副作用大，用于各种类型的急性白血病、恶性淋巴瘤、尤因肉瘤和肾母细胞瘤等。 【联】多柔比星 doxorubicin；表柔比星 epirubicin 【量】静脉滴注，一次0.5～3mg/kg，一日1次，按需调整

续表

柔红霉素 【D】 【基】	用药频度。 【禁】持续骨髓抑制、严重的肝脏或肾脏功能损伤、心肌功能不全、严重感染及哺乳期妇女禁用。
软骨素 【OTC】	chondroitin[klɔn'drəuitin] 【记】chondro-(软骨的,颗粒的),商品名有"康得灵(Condroitin)"。 【类】调节血脂药;辅助治疗药 【药】源自动物软组织的一种酸性黏多糖,具有调脂、抗炎、抗凝血、保护胶原纤维等多种生物活性,用于退行性关节炎、神经性头痛、高脂血症等辅助治疗及促进角膜修复等。 【联】氨基葡萄糖 glucosamine 【量】口服,一次 600mg,一日 3 次;肌内注射,一次 40mg,一日 2 次。疗程均为 3 个月。 【禁】正在接受静脉药物抗凝的患者禁用。
瑞巴派特	rebamipide[ribæmi'paid] 【记】rebami(音"瑞巴",chlorobenzoylamio 氯苯甲酰胺基),pide(音"派特",propanoic 丙酸类化合物),商品名有"膜固思达(Mucosta)"。 【类】抗胃溃疡药;胃黏膜保护药 【药】喹啉酮的氨基酸衍生物,具有增强黏膜防御、清除自由基及激活环加氧酶-2 基因表达等多种作用,不影响基础胃酸分泌,口服吸收好,餐后吸收较缓慢,用于胃溃疡、胃炎急性加重期胃黏膜病变的改善。 【联】吉法酯 gefarnate;替普瑞酮 teprenone;硫糖铝 sucralfate 【量】口服,一次 100mg,一日 3 次,早、晚及睡前口服。 【禁】对本品成分有过敏既往史的患者禁用。

R

续表

瑞格列奈 【C】 【L4】	repaglinide[riˈpæglinaid] 【记】repa(音"瑞"),-glinide(格列奈,胰岛素促分泌剂),商品名有"诺和龙(NovoNorm)"。 【类】降血糖药 【药】首个餐时服用的血糖调节药,与胰岛 β 细胞膜上的特异性受体结合,促进胰岛素分泌,可以模拟胰岛素的生理性分泌,作用快于磺酰脲类,用于饮食及运动锻炼不能有效控制的 2 型糖尿病。 【联】那格列奈 nateglinide;美格列奈 meglitinide;罗格列酮 rosiglitazone 【量】餐前口服,一次 0.5～2mg,进餐时服用,剂量因人而异,以个人血糖而定,最大日剂量不应超过 16mg。 【禁】1 型糖尿病、酮症酸中毒、严重肝肾功能不全、妊娠或哺乳期妇女及 12 岁以下儿童禁用。
瑞舒伐他汀 【X】 【L3】	rosuvastatin[rəusuːˈvaːstætin] 【记】rosu(音"瑞舒"),-vastatin(伐他汀,HMG-CoA 还原酶抑制剂),商品名有"可定(Crestor)"。 【类】降脂药;羟甲戊二酰辅酶 A(HMG-CoA)还原酶抑制剂 【药】抑制内源性胆固醇的合成,作用较其他他汀类均强,是阿托伐他汀抑制强度的 7 倍,抑制时间也长,起效较快,能降低 VLDL-C、LDL-C,升高 HDL-C,用于原发性高胆固醇血症及混合型血脂异常等。 【联】阿托伐他汀 atorvastatin;洛伐他汀 lovastatin;普伐他汀 pravastatin 【量】口服,一次 5～20mg,一日 1 次,每日最大剂量为 20mg。可在一天中任何时候给药,进食或空腹时服用均可。 【禁】活动性肝病、严重肾功能损害(肌酐清除率<30ml/min)、肌病患者、同时使用环孢素、妊娠及哺乳期妇女禁用。

R

续表

瑞替普酶 【C】	reteplase[ˈriːtəpleis] 【记】re(音“瑞”,recombinant 重组的),-teplase(替普酶,t-PA 类),商品名有“派通欣”“Retavase”。 【类】溶栓药;组织型纤溶酶原激活剂(t-PA) 【药】通过基因重组技术生产的 t-PA,作用与阿替普酶类似,渗透性好,溶栓作用更强,半衰期较长(13~16 分钟),用于由冠状动脉梗塞引起的急性心肌梗死的溶栓疗法,能够改善心肌梗死后的心功能。 【联】阿替普酶 alteplase;度替普酶 duteplase;血凝酶 reptilase 【量】静脉推注,一次 10MU,必要时重复,只能静脉使用,在症状发生后 12 小时内尽可能早期使用。 【禁】活动性内出血、出血性脑卒中病史、新近颅脑或脊柱手术及外伤、颅内肿瘤、动静脉畸形或动脉瘤、出血体质等禁用。

R

第17单元：S

塞来昔布 【C】 【L2】	celecoxib[si'lekɔksib] 【记】cele(音"塞来"),-coxib(昔布,COX-2抑制剂),商品名有"西乐葆(Celebrex)"。 【类】非甾体抗炎药(NSAIDs);环加氧酶-2(COX-2)抑制剂 【药】首个上市的选择性COX-2抑制剂,阻止炎性前列腺素产生从而发挥抗炎、镇痛及退热作用,对COX-1的作用小,胃肠道副作用少,用于缓解骨关节炎、类风湿关节炎症状及各类轻中度疼痛。 【联】依托考昔 etoricoxib;帕瑞考昔 parecoxib 【量】口服,一次200~400mg,一日1次。 【禁】对磺胺过敏、NSAIDs诱发哮喘或过敏、重度心力衰竭、有活动性消化道溃疡/出血、冠状动脉搭桥术(CABG)患者禁用。
噻氯匹定 【B】 【L4】	ticlopidine[tai'klɔpidiːn] 【记】ti(同thi-,硫,含硫的,thiophene 噻吩),-clo(氯,含氯的),pidine(pyridine 吡啶),商品名有"抵克立得(Ticlid)"。 【类】抗血小板药 【药】首个上市的腺苷二磷酸(ADP)的受体抑制剂,具有抑制血小板聚集作用,有罕见但严重的粒细胞减少和血小板减少性紫癜等不良反应,用于防治因血小板高聚集状态引起的心脑及其他动脉循环障碍。目前较少用。 【联】氯吡格雷 clopidogrel;西洛他唑 cilostazol;吲哚布芬 indobufen 【量】口服,一次250mg,一日1~2次,宜就餐时服用以减

S

续表

噻氯匹定 【B】 【L4】	少轻微的胃肠道反应。 【禁】血友病或其他出血性疾病、粒细胞或血小板减少、溃疡病及活动性出血、严重的肝功能损害患者禁用。
噻托溴铵 【C】	tiotropium bromide[taiəu'trəupiəm 'brəumaid] 【记】tio(同 thio-,硫,含硫的),-trop(托品,阿托品衍生物),-ium(铵,季铵化合物),bromide(溴化物),商品名有“思力华(Spiriva)”。 【类】平喘药;抗胆碱药 【药】长效、特异性 M 受体阻断药,作用机制同异丙托溴铵,阻断支气管平滑肌 M 受体,抑制乙酰胆碱引起的支气管收缩,用于防治慢性阻塞性肺病(COPD)及相关支气管炎和肺气肿的维持治疗,对急性哮喘发作无效。 【联】阿托品 atropine;异丙托溴铵 ipratropium bromide 【量】吸入,一次 18 μg,一日 1 次。 【禁】乳糖过敏者、阿托品及其衍生物过敏者禁用。
赛庚啶 【B】 【基】 【OTC】	cyproheptadine[saiprəu'heptədi:n] 【记】cypro(cyclopropyl 环丙基),hept(heptyl 庚基),-(a)tadine(他定,三环类组胺 H_1 受体拮抗剂)。 【类】抗组胺药 【药】组胺 H_1 受体拮抗剂,可与组织中释放出来的组胺竞争效应细胞上的 H_1 受体,从而阻止过敏反应的发作,作用较氯苯那敏、氯丙嗪强,用于荨麻疹、皮肤瘙痒等过敏性疾病。 【联】氯雷他定 loratadine;阿扎他定 azatadine;异丙嗪 promethazine 【量】口服,一次 2~4mg,一日 2~3 次。 【禁】青光眼、尿潴留、幽门梗阻及孕妇和哺乳期妇女禁用。

续表

三氟拉嗪 【C】 【L3】	trifluoperazine[ˌtraifluəˈperəziːn] 【记】tri-(三,三倍的),fluo-(氟,含氟的),perazine(音"拉嗪",培拉嗪,吩噻嗪类),商品名有"Stelazine"。 【类】抗精神病药 【药】吩噻嗪类抗精神病药,作用与氯丙嗪类似,抗精神病作用和镇吐作用较强,作用快且持久,镇静及催眠作用较弱,锥体外系反应明显(发生率约 60%),用于各型精神分裂症、抑郁症的躁狂状态、中毒性精神病等。 【联】氯丙嗪 chlorpromazine;奋乃静 perphenazine;硫利达嗪 thioridazine 【量】口服,镇吐,一次 1~2mg,一日 2 次;抗精神病,一次 5~15mg,一日 2~3 次,日剂量不超过 45mg。 【禁】基底神经节病变、帕金森病、骨髓抑制、青光眼、昏迷及对吩噻嗪类药物过敏者禁用。
三乙醇胺 【L3】	trolamine[ˈtrəuləmiːn] 【记】tr(同 tri,三,三个的),ol(ethanol 乙醇),amine(胺),又称 triethanolamine,商品名有"比亚芬(Biafine)"。 【类】皮肤病用药 【药】一种碱性化工原料,常用作乳化剂和表面活性剂,对皮肤有水合作用,能增加皮肤血流速度,具有清洁和引流的作用,用于放射治疗引发的继发性红斑、轻度烧伤及未感染的皮肤创伤等。 【联】水杨酸软膏 salicylic acid;辣椒碱 capsaicin 【量】外用,每日敷用 2~4 次,每次敷用间隔相等。 【禁】禁用于出血性伤口、被感染的伤口、眼部。
三唑仑 【X】 【L3】	triazolam[traiˈeizəlæm] 【记】tri(三,三倍的),-azolam(唑仑,BDZ 衍生物),商品名有"酣乐欣(Halcion)"。 【类】镇静催眠药;苯二氮䓬(BDZ)类 【药】短效的 BDZ 类催眠药,作用机制同地西泮,起效快、作用强且维持时间较短,是常见的"迷幻药"之一,药物依

S

续表

三唑仑 【X】 【L3】	赖性较强,不宜长期使用,用于各型不眠症,尤适于入睡困难、醒觉频繁或早醒等睡眠障碍,也可用于焦虑、紧张等。 【联】地西泮 diazepam;咪达唑仑 midazolam;艾司唑仑 estazolam 【量】睡前口服,一次 0.25~0.5mg,仅适用于短期治疗,疗程不超过 2 周。 【禁】急性酒精中毒、严重呼吸抑制、重症肌无力、闭角型青光眼禁用。
沙丁胺醇 【C】 【L1】 【基】	salbutamol[sælˈbjuːtəmɔl] 【记】sal(沙或柳,水杨酸衍生物),but(丁,butyl 丁基),am(胺,amine 胺类),-ol(醇),商品名有"万托林(Ventolin)"。 【类】支气管扩张药;选择性 β_2受体激动剂 【药】首个上市的选择性 β_2受体激动剂,选择性作用于支气管 β_2受体,起效快,作用维持时间短,能快速缓解支气管痉挛状态,改善可逆性气道阻塞疾病,用于缓解哮喘及慢性阻塞性肺病的相关症状。 【联】沙美特罗 salmeterol;特布他林 terbutaline 【量】吸入,一次 0.1~0.2mg,必要时每 4 小时重复;口服,一次 2~4mg,一日 3 次;肌内或静脉注射,一次 0.4mg,必要时每 4 小时重复。 【禁】对本品及其他肾上腺素受体激动剂过敏者、先兆性流产者禁用。
沙奎那韦 【B】	saquinavir[səkwiˈnæviə] 【记】saqui(isoquinoline 异喹啉衍生物),-navir(那韦,HIV 蛋白酶抑制剂),商品名有"因服雷(Invirase)"。 【类】抗病毒药;抗 HIV 药 【药】第一代 HIV 蛋白酶特异性抑制剂,直接作用于病毒靶酶,阻碍感染性病毒颗粒生成和复制,对静止细胞也有作用,常与齐多夫定等核苷类药物联用,用于治疗成人获得性免疫缺陷综合征(AIDS)。 【联】茚地那韦 indinavir;利托那韦 ritonavir 【量】口服,一次 600mg,一日 3 次。 【禁】严重肝疾病、妊娠及哺乳期妇女禁用。

S

续表

沙利度胺 【X】 【L5】	thalidomide[θə'lidəmaid] 【记】thali(音"沙利",phthalein 酞,酞类衍生物),domide(音"度胺",piperidone 哌啶酮,amide 酰胺类化合物),即酞胺哌啶酮,又称"反应停""Thalomid"。 【类】镇静催眠药;免疫抑制剂;抗麻风病药 【药】20 世纪 50 年代上市的一种非巴比妥类镇静催眠药,强致畸性,具有免疫调节、抗肿瘤等多种作用,能稳定溶酶体膜,抑制中性粒细胞趋化性,产生抗炎作用,用于控制瘤型麻风反应症及相关难治性免疫疾病。 【联】来那度胺 lenalidomide;氯法齐明 clofazimine 【量】口服,一次 25~50mg,一日 3~4 次。 【禁】孕妇及哺乳期妇女、儿童、对本品有过敏反应的患者、驾驶员、机器操纵者禁用。
山莨菪碱 【基】	anisodamine[æni'səudəmi:n] 【记】aniso-(异,不同),amine(胺,胺类),我国特产植物山莨菪[*Anisodus tanguticus*(Maxim.)Pascher]中提取得到的一种生物碱,现用其人工合成的消旋体,又称"654-2"。 【类】抗胆碱药 【药】M 受体阻断药,作用与阿托品类似,但不易通过血脑屏障,中枢抗胆碱作用弱,外周作用较强,解除外周血管痉挛,极少引起中枢兴奋症状,用于感染中毒性休克、有机磷中毒、平滑肌痉挛、眩晕症及假性近视等。 【联】樟柳碱 anisodine;东莨菪碱 scopolamine;消旋山莨菪碱 raceanisodamine 【量】口服,一次 5~10mg,一日 3 次;肌内或静脉注射,一次 5~40mg,一日 1~2 次;滴眼,一次 1~2 滴,一日 2 次,3 个月为一疗程。 【禁】脑出血急性期、青光眼及眼内压增高患者禁用。

S

续表

舍曲林 【C】 【L2】	sertraline[ˈsəːtrəliːn] 【记】ser(音"舍",serotonin 5-羟色胺相关的),traline(音"曲林",naphthalenamine 萘胺类化合物),商品名有"左洛复(Zoloft)"。 【类】抗抑郁药;选择性 5-羟色胺再摄取抑制剂(SSRI) 【药】新型结构 SSRI,作用与氟西汀类似,强效选择性抑制中枢神经元对 5-羟色胺(5-HT)的再摄取,提高细胞外 5-HT 水平,对去甲肾上腺素(NA)和多巴胺(DA)影响小,用于治疗抑郁症相关症状及强迫症等。 【联】氟西汀 fluoxetine;西酞普兰 citalopram;文拉法辛 venlafaxine 【量】口服,一次 50～200mg,一日 1 次,最大日剂量 200mg。 【禁】禁与单胺氧化酶抑制剂(MAOIs)合用,禁与匹莫齐特类抗精神病药合用。
肾上腺色腙	carbazochrome[ˈkɑːbəzəukrəum] 【记】carb(碳,含碳的),azo(唑,偶氮化合物),chrome(铬,含铬黄的),曾用通用名"卡巴克洛",商品名有"安络血(Adrenosin)"。 【类】促凝血药;止血药 【药】为肾上腺素的氧化衍生物,无肾上腺素作用,能修复受损的毛细血管并降低其通透性,具有良好的止血作用且不影响凝血过程,用于因毛细血管损伤及通透性增加所致的出血,也用于血小板减少性紫癜。 【联】细胞色素 cytochrome;肾上腺素 epinephrine(又作 adrenline) 【量】口服,一次 2.5～5mg,一日 3 次;肌内注射,一次 5～10mg,一日 2～3 次;静脉滴注,一次 60～80mg。 【禁】对水杨酸过敏者禁用本品水杨酸钠盐。

S

续表

肾上腺素 【C】 【L1】 【基】	epinephrine[ˌepiˈnefrin] 【记】epi-(表,在…外面的),nephr-(肾,肾脏的),-ine(素,与…相关的),又称“adrenaline”“副肾素”。 【类】拟交感神经药;α、β 受体激动剂 【药】肾上腺素能受体激动剂,直接激动 α、β 受体,使交感神经兴奋,引起心肌收缩增强,收缩压上升,皮肤、黏膜血管收缩等,用于过敏性休克及心脏停搏抢救,与局麻药合用有利于局部止血和延长药效。 【联】去甲肾上腺素 norepinephrine;麻黄碱 ephedrine 【量】静脉或皮下注射,一次 0.25～1mg。 【禁】心源性哮喘患者禁用。
生长激素 【B/C】	somatropin[səuməˈtrəupin] 【记】soma-(生长素,生长激素类药),-tropin(促…激素),通过 DNA 重组制得的生长激素,又称“r-HGH”,商品名有“思增(Saizen)”。 【类】生长激素类药;垂体激素及其有关药 【药】人工合成的生长激素,能促进除神经组织以外的各种组织生长,促进机体蛋白质合成、脂肪分解,对胰岛素有拮抗作用,用于内源性生长激素分泌不足所致的生长障碍、性腺发育不全所致的生长障碍(特纳综合征)。 【联】生长抑素 somatostatin;促皮质素 corticotropin;尿促性素 menotropin 【量】肌内或皮下注射,一次 0.1～0.15IU/kg,一日 1 次。 【禁】骨骺闭合的儿童、妊娠期和哺乳期妇女、有肿瘤进展症状的患者、严重全身感染等危重患者在机体急性休克期内禁用。
生长抑素 【B】	somatostatin[səumətəˈstætin] 【记】somato-(身体的,同 soma,生长激素类药),-statin(他汀或他丁,酶抑制剂),商品名有“思他宁(Stilamin)”。 【类】生长激素类药;消化科用药

S

续表

生长抑素 【B】	【药】人工合成环状多肽,结构和功能与天然的生长抑素相同,抑制生长激素、甲状腺素及胰岛素等多种激素的分泌,并抑制胃泌素、胃酸、胃蛋白酶的分泌,用于严重急性的内脏出血及防治胰腺术后并发症等。 【联】奥曲肽 octreotide;兰瑞肽 lanreotide;生长激素 somatropin 【量】静脉滴注,根据需要,每小时 100～500μg,应连续使用 1～3 天,而后逐渐停药,以防反跳作用。 【禁】对本品过敏者、妊娠期、产后或哺乳期妇女禁用。
石杉碱甲 【基】	huperzine A[ˈhjupəziːn ˈei] 【记】从石杉属植物千层塔(*Huperzia S.*)中分离得到的一种生物碱,商品名有"双益平""哈伯因(Haboyin)"。 【类】拟胆碱药;胆碱酯酶(AChE)抑制剂 【药】可逆性 AChE 抑制剂,生物活性高,分子量小,脂溶性强,口服生物利用度 96%,易透过血脑屏障,对中枢 AChE 有强大的抑制作用,具有提高认知和增强记忆作用,用于中老年良性记忆障碍、各型痴呆及情绪行为障碍等。 【联】多奈哌齐 donepezil;加兰他敏 galanthamine;利斯的明 rivastigmine 【量】口服,一次 0.1～0.2mg,一日 2 次,一日最大剂量不超过 0.45mg。 【禁】严重心动过缓、低血压、哮喘、尿路梗阻、癫痫、肾功能不全、机械性肠梗阻及心绞痛患者禁用。
舒巴坦 【B】 【L1】	sulbactam[sjulˈbæktəm] 【记】sul(sulf-,硫,硫取代的),-bactam(巴坦,β-内酰胺酶抑制剂),商品名有"苏秦"。 【类】β-内酰胺酶抑制剂 【药】青霉烷砜类 β-内酰胺酶抑制剂,作用机制类似克拉维酸,本身抗菌活性弱,但对细菌(铜绿假单胞菌除外)产生的 β-内酰胺酶有不可逆抑制作用,且随时间延长作用增

S

续表

舒巴坦 【B】 【L1】	强,用于与其他 β-内酰胺类药合用增强抗菌作用。 【联】克拉维酸 clavulanic acid;他唑巴坦 tazobactam 【量】静脉注射,一次 0.25~1g,一日 3~4 次,日剂量一般不超过 4g。 【禁】对青霉素类药物过敏者禁用。
舒必利 【L2】 【基】	sulpiride[ˈsʌlpiraid] 【记】sul-(音"舒",同 sulf-,硫,含硫的),-piride(必利,舒必利衍生物),商品名有"止吐灵""Abilit"。 【类】抗精神病药;多巴胺(DA)受体拮抗剂 【药】多巴胺受体拮抗剂,阻断中脑边缘系统的 DA_2 受体,对 DA 受体选择性不高,但对其他神经递质影响小,镇静和抗胆碱作用较氯丙嗪弱,用于各型精神分裂症及抑郁症,也用于止吐及其他消化道疾病。 【联】舒托必利 sultopride;硫必利 tiapride;莫沙必利 mosapride 【量】口服,一次 100~200mg,一日 3 次,日剂量不超过 1.2g;肌内注射或静脉滴注,一次 100~300mg,一日 2~4 次。 【禁】嗜铬细胞瘤、高血压、严重心血管疾病和严重肝病患者禁用。
舒芬太尼 【C】 【麻】	sufentanil[sjuːˈfentənil] 【记】su-(音"舒",sulf 硫,硫取代的),-fentanil(fentanyl 芬太尼,芬太尼衍生物),商品名有"舒芬尼(Sufenta)"。 【类】麻醉性镇痛药;阿片类镇痛药 【药】强效麻醉性镇痛药,芬太尼衍生物,亲脂性强,易通过血脑屏障,镇痛强度是芬太尼的 5~7 倍,代谢物具镇痛活性,安全范围大,作用持续时间长,适用于复合麻醉中镇痛、大手术的麻醉诱导和维持。 【联】阿芬太尼 alfentanil;瑞芬太尼 remifentanil 【量】静脉推注或滴注,0.1~5.0μg/kg,按需给药。 【禁】呼吸抑制疾病的患者、低血容量症、低血压患者、重症肌无力患者、新生儿、妊娠期和哺乳期的妇女禁用。

续表

<table>
<tr><td>舒马普坦
【C】
【L3】</td><td>sumatriptan[sjumə'triptæn]
【记】suma(音“舒马”),-triptan(普坦或曲坦,5-HT_1受体激动剂),商品名有“尤舒”“Imitrex”。
【类】抗偏头痛药;5-羟色胺(5-HT)受体激动剂
【药】选择性 5-HT 激动剂,能激动脑内 5-HT_1受体,引起脑内相应血管收缩,逆转偏头痛时颅内血管扩张,改善脑血流量,缓解偏头痛症状,用于成人有先兆或无先兆偏头痛的急性发作。
【联】阿莫曲坦 almotriptan;依来曲坦 eletriptan;佐米曲普坦 zolmitriptan
【量】口服,一次 50～100mg,日剂量不超过 200mg;皮下注射,一次 3 ～6mg,日剂量不超过 12mg。
【禁】缺血性心脏病、缺血性脑血管病和缺血性外周血管病等疾病病史、症状和体征的患者,重肝功能损害的患者禁用。</td></tr>
<tr><td>双醋瑞因</td><td>diacerein[daiə'siərin]
【记】di-(双,两个的),ace(acetoxy-,醋酸基,乙酰氧基),rein(音“瑞因”),商品名有“安必丁(Artrodar)”。
【类】非甾体抗炎药(NSAIDs)
【药】具有抑制骨关节炎 IL-1 的 NSAIDs,可诱导软骨生成,具有止痛、抗炎及退热作用,不抑制前列腺素合成,对骨关节炎有延缓疾病进程的作用,用于治疗退行性关节疾病。
【联】双氯芬酸 diclofenac;塞来昔布 celecoxib
【量】口服,一次 50mg,一日 1～2 次,需长期治疗(不短于3 个月)。
【禁】15 岁以下儿童、对蒽醌衍生物过敏者禁用。</td></tr>
<tr><td>双环醇
【C】</td><td>bicyclol[bai'saikləul]
【记】bi-(双,两倍的),cyclo-(环,环状的),-ol(醇或酚),商品名有“百赛诺”。
【类】降酶护肝药</td></tr>
</table>

S

续表

双环醇 【C】	【药】联苯双酯衍生物,作用与联苯双酯类似,具有清自由基、保护肝细胞膜和线粒体、防止肝纤维化等作用,口服易吸收,通常需要服用 6 个月以上,用于治疗慢性肝炎所致的转氨酶升高。 【联】联苯双酯 bifendate;水飞蓟宾 silibinin 【量】口服,一次 25～50mg,一日 3 次,最少服用 6 个月。 【禁】对本品过敏者禁用。
双氯芬酸 【C/D】 【L2】 【基】	diclofenac[daiˈkləufenæk] 【记】di-(双,两个的),clo-(氯,含氯的),-fenac(芬酸,芳香酸类),商品名有“扶他林(Voltaren)”“戴芬(Difene)”。 【类】非甾体类抗炎药(NSAIDs) 【药】苯乙酸类 NSAIDs,主要通过抑制前列腺素合成而产生镇痛、抗炎、解热作用,口服吸收迅速且完全,起效快,用于缓解肌肉、软组织和关节的轻至中度疼痛,应用最广的 NSAIDs 药物之一,用于各种急慢性疼痛及解热。 【联】异丁芬酸 ibufenac;醋氯芬酸 aceclofenac;溴芬酸 bromfenac 【量】口服,一次 50～75mg,一日 2～3 次;肌内注射,一次 50mg,一日 1～2 次。 【禁】胃肠道溃疡患者、妊娠 3 个月内、冠脉搭桥手术围手术期、重度心力衰竭患者禁用。
双嘧达莫 【B】 【L3】 【基】	dipyridamole[daiˈpiridəməul] 【记】di-(双,两个的),pyrid-(pyridine,嘧啶),amole(amino-alcohol,胺基醇),商品名有“潘生丁(Persantine)”。 【类】抗血小板药;扩血管药 【药】作用于血小板的 A_2 受体,刺激腺苷酸环化酶,使血小板内 cAMP 增多,还对冠状血管有较强的扩张作用,可显著增加冠脉血流,增加心肌供氧量,用于抗血小板聚集、

S

续表

双嘧达莫 【B】 【L3】 【基】	预防血栓形成及冠心病等辅助治疗。 【联】阿司匹林 aspirin;贝前列素 beraprost 【量】口服,一次 25～50mg,一日 3 次。 【禁】休克患者禁用。
水飞蓟素	silymarin[ˈsiləmərin] 【记】sily(*Silybum* 水飞蓟属植物),marin(*marianum* 水飞蓟,菊科植物),商品名有"利加隆(Legalon)"。 【类】抗氧化剂;肝脏保护剂 【药】从菊科植物水飞蓟提取的黄酮类标准提取物,主要成分有水飞蓟宾、水飞蓟宁和水飞蓟亭等,具有抗氧化、稳定肝细胞膜等作用,毒性低,可长期安全服用,用于慢性肝炎、肝硬化及化学物质引起肝损伤的治疗。 【联】水飞蓟宾 silibinin;水飞蓟宁 silydianin 【量】口服,一次 70～140mg,一日 2～3 次,餐前用适量液体吞服。 【禁】对本品过敏者禁用。
水合氯醛 【麻】	chloral hydrate[ˈklɔrəl ˈhaidreit] 【记】chloral(氯醛,三氯乙醛),hydrate(水化合物)。 【类】镇静催眠药;其他类 【药】作用机制可能与巴比妥相似,广泛的中枢抑制作用,抑制作用与它的代谢产物三氯乙醇有关,不易蓄积中毒,醒后无不适感,外用对神经痛具有轻度止痛作用,用于神经性失眠、兴奋性精神病及破伤风惊厥等。 【联】氯醛糖 chloralose;苯巴比妥 phenobarbital 【量】口服或灌肠,一次 0.5～1.5g,极量一次 2g,一日 4g。 【禁】对氯化物过敏、显著肝肾损伤、严重心脏病、胃溃疡患者禁用。
顺铂 【D】 【L5】 【基】	cisplatin[ˈsisplætin] 【记】cis-(顺式),-platin(铂,铂类抗肿瘤药),又称"DDP",商品名有"科鼎"。 【类】抗肿瘤药;烷化剂类 【药】铂类烷化剂,能与 DNA 链间及链内交联破坏其结构

S

续表

顺铂 【D】 【L5】 【基】	和功能,干扰 DNA 复制和转录,对 RNA 影响小,属细胞周期非特异性药,对多种实体瘤有效,用于肺癌、卵巢癌、恶性淋巴瘤及各种鳞状上皮癌。 【联】卡铂 carboplatin;奥沙利铂 oxaliplatin 【量】静脉滴注,一次 $20mg/m^2$,一日 1 次;最大剂量 $120mg/m^2$。 【禁】对含铂化合物有过敏史、孕妇或哺乳妇女以及肾功能不良患者禁用。
司可巴比妥 【D】 【L3】	secobarbital[ˌsekəuˈbaːbitɔl] 【记】seco(音"司可"),barbital(巴比妥),商品名有"速可眠(Seconal)"。 【类】镇静催眠药;巴比妥类 【药】作用机制同巴比妥,属短效巴比妥类,随剂量加大产生镇静、催眠、抗惊厥和抗癫痫作用,过量可麻痹延髓呼吸中枢致死,用于难入眠型失眠及破伤风等引起的惊厥等。 【联】苯巴比妥 phenobarbital;异戊巴比妥 amobarbital;戊巴比妥 pentobarbital 【量】口服,催眠用,一次 50～200mg,睡前一次顿服;镇静用,一次 30～50mg,每日 3～4 次。极量一次 300mg。 【禁】严重肺功能不全、肝硬化、血卟啉病史、贫血、哮喘史、未控制的糖尿病等禁用。
司来吉兰 【C】 【L4】	selegiline[siˈlegəliːn] 【记】sele(音"司来",理解为 selective 选择性的),-giline(吉兰,MAO 抑制剂),商品名有"咪多吡(Eldepryl)"。 【类】抗帕金森病药;单胺氧化酶(MAO)抑制剂 【药】不可逆中枢选择性 MAO-B 抑制剂,能阻断多巴胺(DA)代谢,抑制其降解,增加中枢 DA 浓度,增强左旋多巴的作用并减轻相关运动障碍,常与左旋多巴等药物联用,用于原发性帕金森病及其综合征。 【联】雷沙吉兰 rasagiline;恩他卡朋 entacapone;吡贝地尔 piribedil

S

续表

司来吉兰 【C】 【L4】	【量】口服,每日 5～10mg,早晨一次顿服或分早、晚 2 次服用。 【禁】严重精神病、严重痴呆、迟发性异动症、有消化性溃疡以及病史者禁用。
四环素 【D】 【L2】	tetracycline[ˌtetrəˈsaiklin] 【记】tetra-(四,四个的),-cycline(环素,四环素衍生物)。 【类】四环素类抗生素 【药】为链霉菌所产生天然广谱抑菌剂,能特异性地与细菌核糖体 30S 亚基结合从而阻止细菌蛋白质合成,口服吸收快,体内分布广,但不良反应多,现主要用于立克次体、衣原体、寄生虫及敏感菌所致感染。 【联】多西环素 doxycycline;米诺环素 minocycline;替加环素 tigecycline 【量】口服,一次 0.25～0.5mg,一日 3～4 次。 【禁】对四环素类药物过敏者、严重肾功能不全者禁用。
羧苄西林 【B】 【L1】	carbenicillin[kɑːbeniˈsilin] 【记】carb(carboxyl 羧基衍生物),enicillin(penicillin 盘尼西林,青霉素),又称“羧苄青霉素”。 【类】青霉素类;抗铜绿假单胞菌青霉素类 【药】广谱青霉素,不耐酸,口服无效,抗菌谱与氨苄西林相似,但对 G^- 杆菌作用强,尤其对铜绿假单胞菌有效,用于铜绿假单胞菌及其他敏感肠杆菌科细菌引起的系统性感染。 【联】哌拉西林 piperacillin;磺苄西林 sulbenicillin 【量】静脉滴注,一次 2～5g,一日 2～4 次。 【禁】有青霉素类药物过敏史或青霉素皮肤试验阳性患者禁用。

S

续表

羧甲司坦	carbocisteine[kɑ:bəu'sisteinə] 【记】carbo(carboxyl 羧基衍生物),cisteine(cysteine 司坦,黏液溶解药,半胱氨酸衍生物),商品名有“化痰片”。 【类】祛痰药 【药】为黏液调节剂,作用与乙酰半胱氨酸类似,可影响支气管腺体的分泌,使痰液黏滞性降低,用于慢性支气管炎、COPD 等疾病引起的痰黏稠、咳痰困难等患者,仅对咳痰症状有一定作用。 【联】乙酰半胱氨酸 acetylcysteine;美司坦 mecysteine;厄多司坦 erdosteine;桃金娘油 myrtol 【量】口服,一次 250~500mg,一日 3 次。 【禁】消化道溃疡活动期患者禁用。
缩宫素 【X】 【L2】 【基】	oxytocin[ˌɔksi'təusin] 【记】oxy-(hydroxy 羟基),-tocin(缩宫素,宫素衍生物),又称“催产素”“Pitocin”。 【类】催产药;促排乳药 【药】神经垂体分泌的一种多肽类激素,能引起妊娠子宫节律性收缩,频率和强度增加,还能使乳腺导管收缩,促进排乳,用于引产、催产、产后出血和子宫复原不全等,滴鼻用于促排乳,还用于催产素激惹试验。 【联】卡贝缩宫素 carbetocin;垂体后叶素 pituitrin;麦角新碱 ergometrine 【量】肌内注射或静脉滴注,一次 2.5~10U;喷鼻,哺乳前 2~3 分钟使用 1 次。 【禁】明显头盆不称及胎位异常者、脐带先露或脱垂者、严重的妊娠高血压综合征、产前出血者禁用。
索利那辛 【C】 【L4】	solifenacin[səuli'fi:næsin] 【记】soli(音“索利”),-fenacin(那辛或那新,选择性 M_3 受体阻断药),商品名有“卫喜康(Vesicare)”。 【类】抗胆碱药;M 受体阻断药;尿路解痉药 【药】竞争性 M 受体阻断药,能选择性阻断膀胱平滑肌的

S

续表

索利那辛 【C】 【L4】	M_3受体,抑制逼尿肌的过度活动,缓解膀胱过度活动症伴随的急迫性尿失禁、尿急和尿频症状,适用于膀胱过度活动症(OAB)的治疗。 【联】托特罗定 tolterodine;达非那新 darifenacin 【量】口服,一次 5~10mg,一日 1 次。 【禁】尿潴留、严重胃肠道疾病、重症肌无力或窄角性青光眼、严重肝功能障碍的患者禁用。

S

第 18 单元：T

他克林	tacrine[ˈtækriːn]
【C】	【记】ta(音"他"),-crine(克林,acridine 吖啶类衍生物),商品名有"派可致""Cocnex"。 【类】中枢兴奋药;胆碱酯酶(AChE)抑制剂 【药】首个 FDA 批准用于阿尔茨海默病(AD)的药物,为可逆性中枢 AChE 抑制剂,能透过血脑屏障,增加乙酰胆碱(ACh)含量,同时能激动脑内 M、N 受体,促进 ACh 释放,口服生物利用度及血药浓度个体差异大,用于轻中度 AD 的治疗。 【联】多奈哌齐 donepezil;加兰他敏 galanthamine;卡巴拉汀 rivastigmine 【量】口服,起始剂量 40mg/d,逐渐增量至 160mg/d,分 4 次服用。 【禁】对本品过敏者、肝功能严重不全者、药源性胆红素大于 3mg/dl 患者禁用。
他克莫司	tacrolimus[tæˈkrəuliməs]
【C】 【L3】	【记】tacroli(音"他克",macrolide 大环内酯类结构的),-imus(莫司,免疫抑制剂),又称"FK506",商品名有"普乐可复(Prograf)"。 【类】免疫抑制剂;神经钙蛋白抑制剂 【药】从链霉菌属真菌中提取的一种具有强效免疫抑制作用的大环内酯类抗生素,免疫机制与环孢素类似,作用更强,肝毒性较小,且有刺激干细胞再生作用,用于移植术后的免疫排斥反应,外用可治疗特应性皮炎。

T

续表

他克莫司 【C】 【L3】	【联】西罗莫司 sirolimus;依维莫司 everolimus;环孢素 cyclosporin 【量】口服,一次 3.0～9.0mg,一日 2 次;外用,一日 2 次。 【禁】妊娠、对他克莫司或其他大环内酯类药物过敏者禁用。
他莫昔芬 【D】 【L5】 【基】	tamoxifen[tæ'mɔksifən] 【记】tamo(音"他莫",ethylamino 乙胺基),-(x)ifene(昔芬,氯米芬及他莫昔芬衍生物),商品名有"特莱芬(Tamofen)"。 【类】抗肿瘤药;雌激素受体调节剂 【药】选择性非甾体类雌激素受体调节剂,雌激素的部分激动剂,具有组织特异性,在乳腺中具有抗雌激素作用,但在胆固醇代谢、骨密度及子宫内膜细胞增殖方面具有雌激素样作用,用于治疗晚期乳腺癌和卵巢癌。 【联】氯米芬 clomifene;雷洛昔芬 raloxifene;来曲唑 letrozole 【量】口服,日剂量 20～40mg,可单次服用,也可分成两个相等剂量服用。 【禁】妊娠或哺乳期间禁用。
坦度螺酮 【C】	tandospirone[tændəu'spairəun] 【记】tando(音"坦度"),-spirone(螺酮,丁螺酮衍生物,抗焦虑药),商品名有"希德(Sediel)"。 【类】抗焦虑药;其他类 【药】新型非 BDZ 类抗焦虑药,作用与丁螺酮类似,通过选择性激活脑内 5-HT_{1A}受体发挥抗焦虑作用,无镇静、肌肉松弛和抗惊厥作用,用于各种神经症所致的焦虑状态,尤适于原发性高血压、消化性溃疡等躯体疾病伴发的焦虑状态。 【联】丁螺酮 buspirone;替螺酮 tiospirone;氯美扎酮 chlormezanone 【量】口服,一次 10～20mg,一日 3 次,日剂量不超过 60mg。 【禁】对本品中任何成分过敏者、妊娠期妇女、哺乳期妇女禁用。

续表

坦索罗辛 【B】 【L3】 【基】	tamsulosin[tæmsʌˈlɔsin] 【记】tam(音“坦”,ethylamino 乙胺基),sulosin(音“索罗辛”,sulfonamide 磺酰胺),又称“坦洛新”,商品名有“哈乐(Harnal)”。 【类】前列腺疾病用药;α 受体阻断药 【药】选择性 α_1 受体阻断药,能有效阻断前列腺中的 α_{1A} 肾上腺素受体,松弛前列腺平滑肌,改善良性前列腺增生症所致的排尿困难等症状,用于良性前列腺增生症(BPH)引起的排尿障碍。 【联】特拉唑嗪 terazosin;多沙唑嗪 doxazosin;阿夫唑嗪 alfuzosin 【量】口服,一次 0.2mg,一日 1 次,餐后服。 【禁】对本品过敏者、肾功能不全者禁用。
特比萘芬 【B】 【L2】	terbinafine[təˈbinəfiːn] 【记】terbi(音“特比”),-nafine(萘芬,naphthaline 萘衍生物),商品名有“兰美抒(Lamisil)”。 【类】抗真菌药 【药】烯丙胺类合成抗真菌药,抑制真菌细胞麦角固醇合成过程中的鲨烯单加氧酶,使鲨烯在细胞中蓄积而起杀菌作用,亲脂性强,抗真菌谱广,用于浅表真菌引起的皮肤、指甲感染及皮肤白假丝酵母感染。 【联】布替萘芬 butenafine;阿莫罗芬 amorolfine 【量】口服,一次 250mg,一日 1 次,疗程 1~6 周不等;外用,一日 1~2 次,疗程 1~2 周。 【禁】对本药过敏者、严重肾功能不全者禁用。
特布他林 【B】 【L2】	terbutaline[təˈbjuːtəliːn] 【记】ter(音“特”,同-terol 特罗,苯乙胺衍生物,支气管扩张药),butaline(音“布他林”,butylamine 丁胺),商品名有“博利康尼(Bricanyl)”。 【类】β 受体激动药;支气管扩张药 【药】选择性 β_2 受体激动剂,作用机制类似沙丁胺醇,支气

T

续表

特布他林 【B】 【L2】	管扩张作用较沙丁胺醇弱或相近,对心脏兴奋作用比沙丁胺醇小 7～10 倍,可松弛子宫平滑肌,用于支气管哮喘、喘息性支气管炎及 COPD 等,也可用于抑制缩宫,预防早产。 【联】沙丁胺醇 salbutamol;班布特罗 bambuterol;克伦特罗 clenbuterol 【量】吸入,一次 0.25～0.50mg,一日 3～4 次;口服,开始 1～2 周,一次 1.25mg,一日 2～3 次,逐渐可加至一次 2.5mg,一日 3 次。 【禁】对拟交感神经胺和该药任何成分过敏者、严重心功能损害者禁用。
特拉唑嗪 【C】 【L4】 【基】	terazosin[terə'zəusin] 【记】ter(音"特拉"),-azosin(唑嗪,哌唑嗪类衍生物),商品名有"高特灵(Hytrin)"。 【类】降压药;α 受体阻断药;前列腺疾病用药 【药】外周选择性突触后膜 α_1 受体阻断药,作用机制同哌唑嗪,松弛外周血管和尿道平滑肌,作用时间较长,对心输出量影响小,较少引起反射性心跳加快,首剂现象较少,用于良性前列腺增生及高血压二线治疗。 【联】哌唑嗪 prazosin;多沙唑嗪 doxazosin;阿夫唑嗪alfuzosin 【量】口服,开始时一次 1mg,睡前服用,逐渐增量,常用维持剂量一次 5～10mg,一日 1 次,一日最大剂量 20mg。 【禁】已知对 α 肾上腺素受体阻断药敏感者、严重肝肾功能不全者、12 岁以下儿童、妊娠期妇女、哺乳期妇女禁用。
替比夫定 【B】 【L4】	telbivudine[til'bivjudi:n] 【记】telbi(音"替比"),-vudine(夫定,齐多夫定类抗病毒药),商品名有"素比伏(Sebivo)"。 【类】抗病毒药;核苷类逆转录酶抑制剂(NRTI) 【药】胸腺嘧啶核苷类似物,作用机制及适应证类似拉米夫定,但耐药率较低,且吸收不受食物影响,对 CYP450 无

续表

替比夫定 【B】 【L4】	影响，半衰期长(40～99 小时)，用于乙肝病毒复制活跃或血清转氨酶 ALT 持续升高的慢性乙型病毒性肝炎。 【联】拉米夫定 lamivudine；齐多夫定 zidovudine；替诺福韦 tenofovir 【量】口服，一次 600mg，一日 1 次。 【禁】使用聚乙二醇干扰素患者禁用，因为会增加外周神经毒性。
替勃龙	tibolone[ˈtibəuləun] 【记】bol-(勃，同化激素类)，-one(酮，龙)，商品名有“利维爱(Livial)”。 【类】同化激素类药 【药】甲基异炔诺酮衍生物，兼有雌激素、孕激素及弱雄激素等多种生物活性，能够稳定更年期卵巢功能衰退后的下丘脑-垂体系统，适用于妇女绝经后骨质疏松及各种相关症状。 【联】美曲勃龙 metribolone；勃雄二醇 bolandiol 【量】口服，一次 2.5mg，一日 1 次。 【禁】妊娠、已确诊或怀疑的激素依赖性肿瘤、血栓性静脉炎、血栓栓塞形成等心脑血管疾病、原因不明的阴道流血、严重肝病禁用。
替加氟 【基】	tegafur[ˈtegəfə] 【记】tega(音“替加”，tetrahydrofuran 四氢呋喃)，fur(氟，氟尿嘧啶)。 【类】抗肿瘤药；抗代谢药 【药】四氢呋喃修饰的氟尿嘧啶前体药物，在体内缓慢转化为氟尿嘧啶而起抗肿瘤作用，主要作用于细胞增殖周期的 S 期，化疗指数为氟尿嘧啶的 2 倍，且毒性较小，对免疫的影响较轻，用于乳腺癌及消化道肿瘤等。 【联】氟尿嘧啶 fluorouracil；卡莫氟 carmofur 【量】口服，一次 200～400mg，一日 3 次，总量 20～40g 为一疗程；静脉滴注，一次 800～1200mg，一日 1 次。 【禁】严重肝功能损害者、孕妇及哺乳期妇女禁用。

T

续表

替加环素 【D】 【L3】	tigecycline[.taigə'saikli:n] 【记】tige(音"替加"),-cycline(环素,四环素衍生物),俗称"老虎素",商品名"泰阁(Tygacil)"。 【类】四环素类抗生素 【药】具有甘酰胺结构新型四环素类,由米诺环素结构改造而得,主要优点为克服四环素类常见耐药机制的影响,抗菌谱广,耐药率低,且肝肾毒性小,用于成年患者敏感菌所致的复杂性腹腔内感染等。 【联】米诺环素 minocycline;四环素 tetracyclien;多西环素 doxycycline 【量】静脉滴注,首剂量 100mg,然后一次 50mg,每 12 小时给药 1 次,一般疗程为 5～14 天。 【禁】对本品任何成分过敏的患者禁用。
替考拉宁	teicoplanin[teikəu'plænin] 【记】teico(音"替考",*teichomyceticus* 浮游菌株),-planin(拉宁,放线菌属抗生素),商品名有"他格适(Targocid)"。 【类】糖肽类抗生素 【药】从放线菌属分离得到的糖肽类抗生素,作用机制及适应证与万古霉素类似,但其毒性较小,半衰期长,用于各种严重的 MRSA 等革兰阳性菌感染及青霉素、头孢菌素类不适用的感染。 【联】万古霉素 vancomycin;阿克拉宁 actaplanin;替拉凡星 telavancin 【量】静脉注射或肌内注射,一次 200～400mg,一日 1 次。 【禁】对替考拉宁有过敏史者禁用。
替罗非班 【B】	tirofiban[tairəu'faibæn] 【记】tiro(音"替罗",tyrosine 酪氨酸),-fiban(非班,纤维蛋白原受体拮抗剂),商品名有"艾卡特(Aggrastat)"。 【类】抗血小板药;抗血栓药 【药】非肽类血小板糖蛋白Ⅱb/Ⅲa 受体的可逆性拮抗剂,阻止纤维蛋白原与糖蛋白Ⅱb/Ⅲa 结合,从而阻断血小板

T

续表

替罗非班 【B】	的交联和聚集,常与肝素合用,用于不稳定型心绞痛或非Q波心肌梗死、冠脉内斑块切除术等。 【联】利伐沙班 rivaroxaban;拉米非班 lamifiban;氯吡格雷 clopidogrel 【量】静脉滴注,一次 12.5mg,一日 1 次,2～5 天为一疗程。 【禁】活动性内出血、颅内出血史、颅内肿瘤、动静脉畸形及动脉瘤患者禁用。
替莫唑胺 【D】 【L5】	temozolomide[timəu'zəuləmaid] 【记】tem(音"替莫"),-ozolomide(唑胺,咪唑甲酰胺类烷化剂),商品名有"泰道(Temodal)"。 【类】抗肿瘤药;烷化剂 【药】具有甲酰胺类结构的前体烷化剂,转化为活性化合物 MTIC 发挥烷化作用,抗肿瘤谱广,耐酸可口服,易透过血脑屏障,与其他化疗药物合用无叠加毒性,用于治疗胶质母细胞瘤和间变性星形细胞瘤。 【联】达卡巴嗪 dacarbazine;米托唑胺 mitozolomide 【量】口服,一次 100～300mg,一日 1 次。 【禁】对本药及达卡巴嗪过敏者(均代谢为 MTIC)、妊娠期妇女、严重骨髓抑制的患者禁用。
替尼泊苷 【D】 【L4】	teniposide[teni'pəusaid] 【记】teni(音"替尼",thienyl 噻吩),-poside(泊苷,鬼臼毒素糖苷类衍生物),商品名有"卫萌(Vumon)"。 【类】植物来源抗肿瘤药;拓扑异构酶抑制剂 【药】半合成的鬼臼毒素衍生物,作用机制和适应证与依托泊苷类似,属周期特异性细胞毒药物,抑制拓扑异构酶Ⅱ,引起 DNA 断裂,阻断有丝分裂于 S 期和 G_2 期,用于淋巴瘤、中枢神经系统肿瘤及膀胱癌等。 【联】依托泊苷 etoposide;鬼臼毒素 podophyllotoxin;托泊替康 topotecan 【量】静脉滴注,一次 50～100mg,一日 1 次,连用 3～5 天,3～4 周重复。 【禁】严重白细胞减少或血小板减少患者禁用。

续表

替普瑞酮	teprenone[teprəˈnəun] 【记】tepren(音"替普瑞",terpene 萜烯类衍生物),-one(酮),商品名有"施维舒(Selbex)"。注意与-renone(利酮,螺内酯类醛固酮拮抗剂)区别。 【类】抗胃溃疡药;胃黏膜保护剂 【药】具有广泛抗溃疡作用的一种萜烯类化合物,作用机制与吉法酯类似,可促进胃黏膜、胃黏液中主要的再生防御因子、高分子糖蛋白、磷脂的合成与分泌,用于急性胃炎、慢性胃炎急性加重期及胃溃疡等。 【联】吉法酯 gefarnate;麦滋林 marzulene S 【量】餐后口服,一次 50mg,一日 3 次。 【禁】对本品中替普瑞酮及其他成分过敏者禁用。
替硝唑 【C】 【L3】 【基】	tinidazole[tiˈnaidəzəul] 【记】ti(音"替",同 thi-,硫,硫取代的),-nidazole(硝唑,甲硝唑类衍生物),商品名有"裕宁""Tindamax"。 【类】合成抗菌药;硝基咪唑类 【药】甲硝唑的磺酰衍生物,口服吸收迅速完全,抗厌氧菌和抗阿米巴等原虫的作用更强,其抗原虫的机制为抑制其氧化还原反应,使其氮链发生断裂,从而杀死原虫,用于厌氧菌感染及泌尿生殖道滴虫病等。 【联】甲硝唑 metronidazole;奥硝唑 ornidazole;塞克硝唑 secnidazole 【量】口服,一次 1000～2000mg,一日 1 次;静脉滴注,一次 800mg,一日 1 次。 【禁】有活动性中枢神经疾病和血液病患者、妊娠早期及哺乳期妇女禁用。
酮咯酸 【C/D】	ketorolac[ketəuˈrɔlək] 【记】keto-(酮,酮基),ro(pyrrole 吡咯衍生物),-ac(酸,acetic 醋酸衍生物),商品名有"尼松""Toradol"。 【类】非甾体抗炎药(NSAIDs) 【药】吡咯酸的衍生物,抑制前列腺素(PG)合成,具有镇

T

续表

酮咯酸 【C/D】	痛、抗炎、解热作用及抑制血小板聚集作用,镇痛作用近似阿司匹林,注射给药镇痛作用近似中等量吗啡,用于中重度疼痛如术后、骨折、牙痛及癌性痛等的止痛。 【联】阿司匹林 aspirin;双氯芬酸 diclofenac;舒林酸 sulindac 【量】口服,一次 10～30mg,一日 1～4 次;肌内或静脉注射,一次 10～60mg,一日最大剂量不超过 150mg。 【禁】有活动性或既往曾复发消化道溃疡/出血、肝肾疾病、心脏病、高血压患者禁用;禁用于冠状动脉搭桥手术(CABG)围手术期疼痛的治疗。
酮康唑 【C】 【L2】	ketoconazole[ˌkiːtəuˈkɔnəzəul] 【记】keto-(酮,酮基),-conazole(康唑,咪康唑类衍生物),商品名有“里素劳(Nizaoral)”。 【类】咪唑类抗真菌药 【药】咪唑类广谱抗真菌药,作用机制同克霉唑,抑制真菌细胞膜成分麦角固醇的合成,因难以透过血脑屏障,不用于脑部真菌感染,全身应用肝脏毒性明显,目前主要外用治疗局部真菌感染。 【联】克霉唑 clotrimazole;氟康唑 fluconazole 【量】局部外用,一日 1～3 次;口服,一次 200mg,一日 1 次。 【禁】急慢性肝病禁用;禁与经 CYP3A4 代谢的药物(如阿司咪唑、咪唑斯汀、西沙必利、奎尼丁、辛伐他汀等)合用。
酮洛芬 【B/D】	ketoprofen[ˌkiːtəuˈprəufən] 【记】keto-(酮,酮基),-profen(洛芬,异丁芬酸衍生物,抗炎止痛药),商品名有“法斯通”“Nexcede”。 【类】NSAIDs 【药】酮基布洛芬,作用与布洛芬类似,作用更强,但不良反应也较多,有一定的中枢性镇痛作用,用于风湿性或类风湿关节炎、骨关节炎、痛风、痛经等,也用于关节扭伤、软组织损伤及术后疼痛等。

T

续表

酮洛芬 【B/D】	【联】布洛芬 ibuprofen;芬布芬 fenbufen;酮替芬 ketotifen 【量】口服,一次 50mg,一日 3~4 次,日最大用量不超过 200mg;局部外用,一日 1~2 次。 【禁】对阿司匹林或其他非甾体抗炎药有过敏者、有活动性消化性溃疡者、孕妇及哺乳妇女禁用。
酮替芬	ketotifen[ketəu'tifən] 【记】keto-(酮,酮基),tifen(音"替芬",thiophene 噻吩结构衍生物),商品名有"萨地同(Zaditor)"。 【类】抗组胺药;过敏介质阻释药 【药】强效抗组胺和过敏介质阻释剂,其抗组胺作用约为氯苯那敏的 10 倍,且具长效,还有抑制白三烯的功能,有一定的中枢抑制作用及抗胆碱能作用,用于防治多种类型的支气管哮喘、过敏性炎症及急慢性荨麻疹等。 【联】色甘酸钠 cromoglicate sodium;氮䓬斯汀 azelastine;曲尼司特 tranilast 【量】口服,一次 1mg,一日 1~2 次;滴鼻,一次 1~2 滴,一日 1~3 次。 【禁】对本品过敏者禁用。
头孢氨苄 【B】 【L1】 【基】	cefalexin[sefə'leksin] 【记】cef-(头孢菌素类),alexin(补体,杀菌素),又称"先锋 4 号"。 【类】头孢菌素类抗生素/第一代 【药】首个半合成口服头孢菌素,耐酸,口服吸收良好,吸收率可达 90%,抗菌谱与头孢噻吩相似,耐药率高,对铜绿假单胞菌无作用,用于呼吸道、尿路、妇产科、皮肤及软组织等轻度感染,也常用于中耳炎。 【联】头孢羟氨苄 cefadroxil;头孢拉定 cefradine 【量】口服,一次 250~500mg,一日 3~4 次。 【禁】对头孢菌素过敏者及有青霉素过敏性休克或即刻反应史者禁用。

续表

头孢吡肟 【B】 【L2】	cefepime[sefə'paim] 【记】cef-(头孢菌素类),epime(音"吡肟",具有吡咯烷基肟结构),商品名有"马斯平(Maxipime)"。 【类】头孢菌素类抗生素/第四代 【药】第四代头孢,抗革兰阳性和革兰阴性菌谱较为平衡,对金黄色葡萄球菌和铜绿假单胞菌都有很好的抗菌活性,对β-内酰胺酶特别是 AMPC 酶也更加稳定,对厌氧菌作用较弱,用于敏感细菌引起的中重度感染。 【联】头孢匹罗 cefpirome;头孢噻利 cefoselis 【量】静脉滴注,一次 1~2g,一日 2~3 次。 【禁】对 *L*-精氨酸、头孢菌素类、青霉素或其他β-内酰胺类抗生素有即刻过敏反应的患者禁用。
头孢地秦	cefodizime[sefəu'dizaim] 【记】cefo(cef-,头孢菌素类),dizime(音"地秦"),商品名有"莫敌(Modivid)"。 【类】头孢菌素类抗生素/第三代 【药】长效第三代头孢,半衰期较长(2.5~4 小时),组织分布广泛,是唯一具有生物反应调节作用的头孢类抗菌药,用于敏感菌引起的呼吸道、泌尿道感染及淋病等,尤适用于免疫缺陷患者合并感染的治疗。 【联】头孢曲松 ceftriaxone;头孢噻肟 cefotaxime 【量】静脉滴注,一次 1~2g,一日 1~2 次。 【禁】对头孢菌素类过敏者禁用。
头孢呋辛 【B】 【L2】 【基】	cefuroxime[ˌsefju'rɔksi:m] 【记】cef-(头孢菌素类),ur(furan 呋喃),oxime(肟,肟类),商品名有"西力欣(Zinacef)"。 【类】头孢菌素类抗生素/第二代 【药】第二代头孢代表品种,较第一代头孢菌素具有较强的抗革兰阴性菌的活性,特别是抗流感嗜血杆菌作用较强,对多数β-内酰胺酶稳定,用于敏感细菌造成的感染及有术后感染危险外科手术感染预防。

续表

头孢呋辛 【B】 【L2】 【基】	【联】头孢孟多 cefamandole;头孢替安 cefotiam 【量】口服,一次 250～500mg,一日 2 次;肌内注射或静脉注射,一次 0.75～1.5g,一日 3 次。 【禁】对头孢菌素类抗生素过敏者禁用。
头孢克洛 【B】 【L1】	cefaclor[ˈsefəklɔː] 【记】cefa(cef-,头孢菌素类),clor(clo-,含氯的),系头孢氨苄的氯取代物,又称头孢氯氨苄,商品名有“希刻劳(Ceclor)”。 【类】头孢菌素类抗生素/第二代 【药】第二代头孢代表品种,口服吸收良好,抗菌谱较其他的第一代略广,与头孢唑林相似,对葡萄球菌、肺炎链球菌、大肠埃希菌等有良好抗菌作用,用于敏感菌所致的呼吸道、尿路、皮肤及软组织感染。 【联】头孢丙烯 cefprozil;头孢呋辛酯 cefuroxime axetil 【量】口服,一次 250～500mg,一日 3 次。 【禁】对头孢菌素类抗生素过敏者禁用。
头孢克肟 【B】 【L1】	cefixime[səˈfiksaim] 【记】cef-(头孢菌素类),ixime(oxime 肟,肟类),商品名有“世福素”“Suprax”等。 【类】头孢菌素类抗生素/第三代 【药】口服第三代头孢,抗菌谱广,对 β-内酰胺酶具有较强的稳定性,对革兰阴性抗菌作用强于一二代头孢,对革兰阳性菌作用较弱,用于敏感菌所致的支气管炎、肾盂肾炎、胆囊炎、尿道炎、鼻窦炎等。 【联】头孢地尼 cefdinir;头孢妥仑匹酯 cefditoren pivoxil 【量】口服,一次 50～200mg,一日 2 次。 【禁】对头孢菌素类药物过敏者禁用。
头孢拉定 【B】 【L1】 【基】	cefradine[sefˈrædiːn] 【记】cef-(头孢菌素类),radine(音“拉定”),又称“先锋 6 号”,商品名有“泛捷复(Velosef)”。 【类】头孢菌素类抗生素/第一代

续表

头孢拉定 【B】 【L1】 【基】	【药】口服第一代头孢,作用与头孢氨苄相当,较头孢噻吩、头孢噻啶弱,对于金黄色葡萄球菌、溶血性链球菌、大肠埃希菌、肺炎克雷伯菌等有抗菌作用,用于敏感菌所致的呼吸道、泌尿生殖系统及软组织感染。 【联】头孢氨苄 cephalexin;头孢唑林 cefazolin 【量】口服,一次 250~500mg,一日 3~4 次;肌内注射、静脉注射或滴注,一次 0.5~1g,一日 4 次。 【禁】对头孢菌素过敏者及有青霉素过敏性休克或即刻反应史者禁用。
头孢米诺	cefminox[sefˈminɔks] 【记】cef-(头孢菌素类),minox(音"米诺",含 amino 氨基和 methoxy 甲氧基),商品名有"美士灵(Meicelin)"。 【类】头孢菌素类抗生素/头霉素类 【药】半合成的头霉素衍生物,唯一在国内上市的第三代头霉素类,作用近似第三代头孢,对厌氧菌具有很强的抗菌活性,用于对敏感菌所引起的呼吸系统、泌尿生殖系统感染及败血症等。 【联】头孢西丁 cefoxitin;头孢美唑 cefmetazole 【量】静脉滴注,一次 1~2g,一日 3~4 次。 【禁】对头孢烯类抗生素过敏者禁用;对头孢烯类抗生素有过敏既往史者建议禁用,必要时慎用。
头孢哌酮 【B】 【L2】	cefoperazone[sefəuˈperəzəun] 【记】cefo(cef-,头孢菌素类),peraz(piperazine 哌嗪),one(酮),商品名有" 麦道必(Medocef)""先锋必(Cefobid)"。 【类】头孢菌素类抗生素/第三代 【药】第三代头孢代表性品种,对假单胞菌有效,对铜绿假单胞菌和肠杆菌等革兰阴性和革兰阳性菌有较强的抗菌活性,组织穿透力强、分布广,用于敏感菌所引起的皮肤和软组织、呼吸道、泌尿道、胆道、腹腔内感染等。 【联】头孢他啶 ceftazidime;舒巴坦 sulbactam 【量】静脉注射或静脉滴注,一次 1~3g,一日 2~3 次,一日剂量不宜不超过 9g。 【禁】对头孢菌素类过敏者禁用。

T

续表

头孢曲松 【B】 【L1】 【基】	ceftriaxone[ˌseftraiˈæksəun] 【记】cef-(头孢菌素类),tri(三,三倍的),axone(宗,唑酮衍生物),商品名有"罗氏芬(Rocephin)"。 【类】头孢菌素类抗生素/第三代 【药】第三代头孢,抗菌谱与头孢噻肟近似,对革兰阳性菌有中度抗菌作用,对革兰阴性菌作用强,半衰期长(6~8 小时),唯一一天仅需给药一次的头孢菌素,用于肺炎、耳鼻喉感染、生殖系统等各种感染及术前预防性应用。 【联】头孢地秦 cefodizime;头孢哌酮 cefoperazone 【量】肌内注射、静脉注射或滴注,一次 1~2g,一日 1 次。 【禁】对头孢菌素类抗生素过敏者、高胆红素血的新生儿和早产儿禁用。
头孢噻吩 【B】 【L1】	cefalotin[ˌsefəˈləutin] 【记】cefa(cef-,头孢菌素类),又称"先锋 1 号"。 【类】头孢菌素类抗生素/第一代 【药】第一个上市头孢菌素,通过与细菌细胞壁上的青霉素结合蛋白(PBPs)结合,干扰细菌细胞壁合成从而发挥抗菌作用,用于耐青霉素金黄色葡萄球菌和敏感革兰阴性杆菌所致的呼吸道、尿路等感染,肾毒性较大,现已少用。 【联】头孢噻啶(先锋 2 号)cefaloridine;头孢来星(先锋 3 号)cefaloglycin 【量】肌内注射或静脉注射,一次 500~1000mg,一日 3~4 次。 【禁】有头孢菌素过敏和青霉素过敏性休克史者禁用。
头孢噻肟 【B】 【L2】	cefotaxime[ˌsefəˈtæksi:m] 【记】cefo(cef-,头孢菌素类),taxime(噻肟,thia-噻,oxime 肟,肟类),商品名有"凯福隆(Claforan)"。 【类】头孢菌素类抗生素/第三代 【药】第三代头孢的代表品种,较之一二代头孢,抗革兰阴性菌作用更强,对 β-内酰胺酶更稳定,抗菌谱更广,用于敏

续表

头孢噻肟 【B】 【L2】	感菌所引起的呼吸道、尿路、脑膜炎、败血症、腹腔感染等。 【联】头孢唑肟 ceftizoxime;头孢甲肟 cefmenoxime 【量】肌内注射或静脉滴注,一次 0.5~2g,一日 2~3 次。 【禁】对头孢菌素过敏者及有青霉素过敏性休克或即刻反应史者禁用。
头孢他啶 【B】 【L1】 【基】	ceftazidime[sefˈtæzidiːm] 【记】cef-(头孢菌素类),tazidime(音“他定”),商品有“复达新(Fortum)”。 【类】头孢菌素类抗生素/第三代 【药】半合成的第三代头孢,对革兰阳性菌的作用与第一代头孢近似或略弱,对革兰阴性菌作用较强,抗铜绿假单胞菌作用突出,用于由敏感细菌所引起的单一感染及由两种或两种以上的敏感菌引起的混合感染。 【联】头孢哌酮 cefoperazone;头孢曲松 ceftriaxone 【量】肌内注射或静脉滴注,一次 0.5~1g,一日 2~3 次。 【禁】对头孢菌素类过敏者禁用。
头孢西丁 【L1】	cefoxitin[səˈfɔksitin] 【记】cefo(cef-,头孢菌素类),xitin(音“西丁”),商品名有“美福仙(Mefoxin)”。 【类】头孢菌素类抗生素/头霉素类 【药】第二代头霉素类,结构母核与抗菌性能与第二代头孢菌素类似,对革兰阴性菌及厌氧菌有较强的抗菌作用,对 β-内酰胺酶稳定,用于敏感菌所致的呼吸道、泌尿生殖系统、骨和关节、皮肤和软组织等感染。 【联】头孢美唑 cefmetazole;头霉素 cephamycin 【量】静脉滴注,一次 1~2g,一日 3~4 次。 【禁】对头孢菌素类抗生素过敏者禁用,避免用于有青霉素过敏性休克病史者。

T

续表

头孢唑林 【B】 【L1】 【基】	cefazolin[sefəˈzəulin] 【记】cef-(头孢菌素类),azolin(azoline 唑啉),又称"先锋 5 号"。 【类】头孢菌素类抗生素/第一代 【药】第一代头孢,抗菌谱类似头孢氨苄,对革兰阴性菌作用较强,半衰期和峰浓度为其他一代头孢菌素的 2～3 倍,是第一代头孢中最优越品种,用于敏感细菌所致的多种感染,也可作为外科手术前的预防用药。 【联】头孢乙腈(先锋 7 号)cephacetrile;头孢硫脒 cefathiamidine 【量】肌内注射或静脉注射,一次 500～1000mg,一日 3～4 次。 【禁】有头孢菌素过敏者禁用。
托吡卡胺 【C】 【L3】	tropicamide[trɔpiˈka:maid] 【记】tropic(音"托吡卡",同-trop 托品,阿托品衍生物),amide(酰胺),商品名有"双星明""Mydriacyl"。 【类】抗胆碱药;M 受体阻断药;眼科病用药 【药】托品酸酰胺衍生物,作用与阿托品类似,脂溶性较高,组织扩散力强,能阻滞乙酰胆碱引起的虹膜括约肌及睫状肌兴奋作用,起效快而作用维持时间短,用于散瞳、调节麻痹及屈光检查等,也可用于防治假性近视。 【联】阿托品 atropine;后马托品 homatropine;噻托溴铵 tiotropium bromide 【量】滴眼,一次 1 滴,间隔 5 分钟滴第二次,酌情按需使用。 【禁】闭角型青光眼禁用;婴幼儿有脑损伤、痉挛性麻痹及唐氏综合征反应强烈患者应禁用。
托吡酯 【D】 【L3】	topiramate[təˈpairəmeit] 【记】topira(音"托吡",fructopyranose 吡喃果糖),mate(sulfamate 磺酸酯),商品名有"妥泰(Topamax)"。 【类】抗癫痫药

T

续表

托吡酯 【D】 【L3】	【药】为磺酸基取代的吡喃果糖衍生物，新型广谱抗癫痫药，抑制电压依赖性 Na^+ 通道，并能抑制谷氨酸介导的神经细胞兴奋作用，远期疗效好，无明显耐受，用于局限性发作和大发作，尤适于辅助药物治疗难治性癫痫。 【联】奥卡西平 oxcarbazepine；乙琥胺 ethosuximide；拉莫三嗪 lamotrigine 【量】口服，初始剂量每晚 25～50mg，每周增加 25mg，常用有效剂量每日 200～300mg。 【禁】服用本药缓释制剂 6 小时内禁止饮酒，禁用于服用二甲双胍的代谢性酸中毒患者。
托泊替康 【D】	topotecan[təupə'tekən] 【记】topo（音“托泊”，topoisomerase 拓扑异构酶），-tecan（替康，喜树碱衍生物），商品名有“和美新（Hycamtin）”。 【类】植物来源抗肿瘤药 【药】半合成喜树碱衍生物，首个上市的拓扑异构酶Ⅰ抑制剂，能诱导 DNA 单链可逆性断裂从而发挥抗肿瘤作用，适用于初始化疗或序贯化疗失败的卵巢癌、子宫癌及一线化疗失败的肺小细胞肺癌。 【联】喜树碱 camptothecin；伊立替康 irinotecan；依托泊苷 etoposide 【量】静脉滴注，一次 1～2mg，一日 1 次，连续用药 5 日，每 21 日为一疗程。 【禁】妊娠或哺乳期妇女、严重骨髓抑制患者禁用。
托拉塞米 【B】 【L3】	torasemide[təurə'semaid] 【记】tora（音“托拉”），-semide（塞米，呋塞米衍生物），商品名有“益耐（Unat）”。 【类】高效利尿药；袢利尿药 【药】高效袢利尿药，作用机制及适应证与呋塞米类似，口服吸收快且生物利用度较高（80%～90%），通过双通道途径代谢，在肾功能不全时很少产生蓄积，用于各种水肿性疾病、高血压、急慢性肾衰竭、肝硬化腹水及药物中毒等。

T

续表

托拉塞米 【B】 【L3】	【联】呋塞米 furosemide；布美他尼 bumetanide 【量】口服或静脉注射，初始剂量一次 5～10mg，一日 1 次，递增至一次 10～20mg，一般维持剂量为 5mg，每天最大剂量不应超过 40mg。 【禁】对本品或磺酰脲类过敏的患者、肾衰竭的无尿期、肝性脑病前期或昏迷、低血压、血容量不足、低钠血症、低钾血症、严重排尿障碍等禁用。
托瑞米芬 【D】 【L4】	toremifene[tɔrə'maifi:n] 【记】tore（音"托瑞"），-mifene（米芬，氯米芬及他莫昔芬衍生物），商品名有"法乐通（Fareston）"。 【类】抗肿瘤药；雌激素受体拮抗剂 【药】为他莫昔芬衍生物，可与雌激素受体结合，并根据机体不同状态产生雌激素样作用、抗激素作用或同时产生两种作用，用于绝经后妇女雌激素受体阳性或不详的转移性乳腺癌。 【联】氯米芬 clomifene；他莫昔芬 tamoxifen；雷洛昔芬 raloxifen 【量】口服，一次 60mg，一日 1 次。 【禁】血栓史、QT 间期延长患者、未得到纠正的低钾或低镁血症患者禁用；子宫内膜增生症或严重肝衰竭患者禁止长期服用。
托特罗定 【C】 【L3】	tolterodine[təul'tərəudi:n] 【记】tol（音"托特"，toluene 甲苯，甲苯衍生物），-rodine（罗定，哌替啶衍生物），商品名有"得妥（Detrusitol）"。 【类】抗胆碱药；M 受体阻断药；尿路解痉药 【药】特异性 M 胆碱受体阻断药，对膀胱 M_2、M_3受体的选择性作用高，而对其他神经递质的受体的作用或亲和力很弱，用于因膀胱过度兴奋引起的尿频、尿急或紧迫性尿失禁症状的治疗。 【联】哌替啶 pethidine；索利那新 solifenacin；阿法罗定 alphaprodine

续表

托特罗定 【C】 【L3】	【量】口服,一次 2～4mg,一日 1 次。 【禁】尿潴留、胃潴留、未得控制的闭角型青光眼、重症肌无力、严重溃疡性结肠炎、中毒性巨结肠患者禁用。
托烷司琼 【B】 【L3】	tropisetron[trəupiˈsitrɔn] 【记】tropi(-trop 托品,阿托品衍生物),-setron(司琼,5-HT_3受体拮抗剂),商品名有"欧必亭(Navoban)"。 【类】止吐药;5-HT 受体拮抗剂 【药】强效、高选择性 5-HT_3受体拮抗剂,抑制外周神经元和中枢神经系统内 5-HT_3受体而抑制呕吐反射,作用较昂丹司琼强 3～5 倍,较格拉司琼弱,用于放化疗所引起的恶心、呕吐症状及预防手术后恶心、呕吐。 【联】昂丹司琼 ondansetron;格拉司琼 granisetron;帕洛诺司琼 palonosetron 【量】口服,一次 5mg,一日 1 次;或第一天(应用细胞毒性药物之前)采用静脉途径给药,以后每天口服 5mg;疗程2～6 天。 【禁】对托烷司琼过敏或其他 5-HT_3受体拮抗剂过敏的患者、妊娠妇女禁用。
妥布霉素 【B/D】 【L3】	tobramycin[ˌtəubrəˈmaisin] 【记】tobra(音"妥布",*S*treptomyces *tenebrarius* 黑暗链霉菌),-mycin(霉素,链霉菌株抗生素),商品名有"托百士(Tobrex)"。 【类】氨基糖苷类抗生素 【药】从黑暗链霉菌分离的氨基糖苷类窄谱抗生素,作用机制与抗菌谱类似庆大霉素,抗铜绿假单胞菌作用较强,抗其他革兰阴性菌、革兰阳性菌活性较低,用于眼部感染、眼科手术预防性使用及抗铜绿假单胞菌感染。 【联】庆大霉素 gentamicin;卡那霉素 kanamycin;阿米卡星 amikacin 【量】滴眼,一日 3～5 次;肌内注射或静脉滴注,一次 60～100mg,一日 2～3 次。 【禁】肾衰竭、家族史中有因使用链霉素引起耳聋的患者禁用。

T

第19单元：W

万古霉素 【C】 【L1】	vancomycin[vænkəu'maisin] 【记】vanco(音"万古",vanquish 征服),-mycin(霉素,链霉菌株抗生素),商品名有"稳可信(Vancocin)"。 【类】糖肽类抗生素 【药】糖肽类抗生素的代表药之一,能与细菌细胞壁成分肽聚糖结合,阻断细胞壁的合成而起杀菌作用,耳、肾毒性较大,曾一度少用,对 MRSA、MRSE 等敏感,限用于严重 G^+ 菌所致的系统感染和肠道感染。 【联】去甲万古霉素 norvancomycin;替考拉宁 teicoplanin;替拉凡星 telavancin 【量】静脉滴注,一次 500～1000mg,一日 2～4 次,每次静滴在 60 分钟以上。 【禁】对本品有既往过敏性休克史的患者、肾功能不全者禁用。
维A酸 【C/D】 【L3/L4】 【基】	tretinoin['tretinɔin] 【记】retino(维 A,retinol 视黄醇衍生物),in(素,因子),又称"视黄醇酸""维甲酸",商品名有"迪维""Vesanoid"。 【类】抗肿瘤药;皮肤病用药 【药】细胞分化诱导剂,能维持正常上皮细胞的分化作用,使白血病细胞分化为具有正常表现型功能的血细胞,用于急性早幼粒细胞白血病的维持治疗及痤疮和银屑病等角质分化异常疾病。 【联】阿维 A acitretin;维胺酯 viaminate 【量】口服,一次 10mg,一日 2～3 次;局部外用,一日 1～3 次。 【禁】妊娠、哺乳期、严重肝肾功能损伤者禁用。

续表

维胺酯	viaminate[ˈvaiəmineit] 【记】viamin(vitamin 维生素),-ate(盐或酯),维生素 A 的衍生物,又称"痤疮王",商品名有"三蕊"。 【类】抗痤疮药;维生素 A 类药 【药】维 A 酸酰胺衍生物,作用机制与维 A 酸相似,具有使角化异常恢复正常、减少皮脂分泌及抑制痤疮丙酸菌生长等作用,口服有效,且副作用较轻,用于中重度痤疮,对鱼鳞病、银屑病及某些角化异常性皮肤病也有效。 【联】维 A 酸 tretinoin;阿维 A acitretin;阿维 A 酯 etretinate 【量】口服,一次 25～50mg,一日 2～3 次,疗程 4～6 周;外用,一日 2～3 次。 【禁】重症糖尿病、脂质代谢障碍、肝肾功能不全、妊娠期、哺乳期患者禁用。
维库溴铵 【C】 【基】	vecuronium bromide[vəˈkurɔniəm ˈbrəumaid] 【记】ve(音"维"),-curonium(库铵,非去极化肌松药),bromide(溴化物),商品名有"万可松(Norcuron)"。 【类】神经肌肉阻断剂;非去极化骨骼肌松弛药;N 受体阻断药 【药】筒箭毒碱衍生物,具有甾体结构的季铵类中效肌松药,通过与乙酰胆碱竞争横纹肌上 N 受体而阻断神经末梢与横纹肌间的传导,作用较泮库溴铵强,维持时间较短,用于气管内插管术及各类手术所需的肌肉松弛。 【联】筒箭毒碱 tubocurarine;泮库溴铵 pancuronium bromide;阿曲库铵 atracurium 【量】静脉滴注,插管剂量 0.08～0.1mg/kg,维持剂量 0.02～0.03mg/kg,必要时追加维持剂量。 【禁】对本品或溴离子有过敏史患者禁用。

续表

维拉帕米 【C】 【L2】 【基】	verapamil[verəˈpæmil] 【记】vera（音“维拉”，valeronitrile 戊腈），-pamil（帕米，冠脉血管扩张剂），商品名有“异搏定（Isoptin）”。 【类】钙通道阻滞剂；Ⅳ类抗心律失常药 【药】非二氢吡啶类钙通道阻滞剂，作用与地尔硫䓬类似，能选择性减少心肌细胞及冠状动脉血管平滑肌细胞钙离子内流，抑制心肌和平滑肌收缩，且不改变血清钙浓度，用于原发性高血压、心律失常、心绞痛等。 【联】地尔硫䓬 diltiazem；阿尼帕米 anipamil；硝苯地平 nifedipine 【量】口服，一次 40～120mg，一日 3 次，日剂量不超过 480mg；静脉注射或滴注，一次 0.075～0.15mg/kg，症状控制后改用口服维持。 【禁】严重左心室功能不全、低血压（收缩压小于 90mmHg）、心源性休克、Ⅱ或Ⅲ度房室传导阻滞等患者禁用。
文拉法辛 【C】 【L3】	venlafaxine[vənlaːˈfæksin] 【记】venla（音“文拉”），-(f)axine（音“法辛”，同-oxetine 西汀，SNRI 类抗抑郁药），商品名有“怡诺思（Effexor）”。 【类】抗抑郁药；5-羟色胺和去甲肾上腺素再摄取抑制剂（SNRI） 【药】苯乙胺类衍生物，非三环类新型结构的抗抑郁药，作用机制与度洛西汀类似，具有 5-HT 和 NE 再摄取双重抑制剂作用，且抑制作用强，镇静作用弱，用于各种类型抑郁症，对重度抑郁、强迫症等也有效。 【联】度洛西汀 duloxetine；帕罗西汀 paroxetine；地文拉法辛 desvenlafaxine 【量】口服，开始剂量为一次 25mg，一日 2～3 次，逐渐增至一日 75～225mg，分 2～3 次口服，最高日剂量不超过 350mg。 【禁】正在服用单胺氧化酶抑制剂的患者禁用。

W

续表

乌苯美司	ubenimex[jubeni'meks] 【记】uben（音“乌苯”），-imex（美司或美克，免疫增加剂），商品名有“百士欣（Bestatin）”。 【类】免疫增加剂；抗肿瘤辅助用药 【药】最初从链霉菌属培养液中分离而得的亮氨酸衍生物，能抑制氨肽酶 B 及亮氨酸肽酶，具有加强 T 细胞及 NK 细胞功能、促进脑脊液生成等免疫增强作用，用于肿瘤化放疗的辅助治疗及老年性免疫功能缺陷等。 【联】福酚美克 forfenimex；罗喹美克 roquinimex 【量】口服，一日 30mg，1 次（早晨空腹口服）或分 3 次口服，症状减轻或长期服用，也可每周服用 2～3 次，10 个月为一疗程。 【禁】未进行该项试验且无可靠参考文献。
乌拉地尔	urapidil[jurə'pidil] 【记】ura（音“乌拉”，uracil 尿嘧啶衍生物），pi（piperazine 哌嗪衍生物），-dil（地尔，血管扩张剂），商品名有“亚宁定（Ebrantil）”。 【类】降压药；α_1受体阻断药 【药】交感神经降压药，阻断外周 α_1受体，阻止儿茶酚胺引起的缩血管作用，同时能激动中枢 5-HT_1受体，降低中枢交感反馈，具有外周和中枢双重作用，直立性低血压较哌唑嗪少，用于严重高血压、高血压危象及围手术期血压控制等。 【联】硝普钠 sodium nitroprusside；米诺地尔 minoxidil；前列地尔 alprostadil 【量】静脉滴注，一次 10～50mg，若降压效果不够满意，5 分钟后可重复用药；口服，一次 30～60mg，一日 2 次。 【禁】主动脉狭窄或动静脉分流者、妊娠期及哺乳期妇女禁用。

W

续表

乌司他丁	ulinastatin[juli'næstətin] 【记】ulina(音"乌",urinary 尿,泌尿的),-statin(司他丁或他汀,stat 司他,酶抑制剂),商品名有"天普洛安"。 【类】胰蛋白酶抑制剂 【药】源自人尿提取精制的一种糖蛋白,具有抑制胰蛋白酶等各种胰酶活性的作用,同时有稳定溶酶体膜、抑制溶酶体酶的释放等作用,用于急慢性胰腺炎的治疗,也可用于急性循环衰竭的抢救治疗。 【联】生长抑素 somatostatin;尤瑞克林 urinary kallidinogenase 【量】静脉滴注,一次 10 万单位,每次静滴 1~2 小时,每日 1~3 次,随症状消退而减量。 【禁】对本品过敏者禁用。
五氟利多 【基】	penfluridol[pen'fluridɔl] 【记】pen(penta-,戊,五),flu-(氟),ridol(同-peridol,哌啶醇,氟哌啶醇类抗精神病药)。 【类】典型性抗精神病药 【药】属丁酰苯类结构,作用机制同氟哌利多,口服有效,作用持续时间长,口服一次可维持数天至一周,可理解为长效、口服的氟哌利多,用于治疗各型精神分裂症,尤适用于病情缓解者的维持治疗。 【联】氟哌利多 droperidol;氟哌啶醇 haloperidol;匹莫齐特 pimozide 【量】口服,一次 20~120mg,一周 1 次,开始每周 10~20mg,逐渐增量。 【禁】对匹莫齐特有过敏史者、帕金森病或帕金森综合征、基底神经节病变及骨髓抑制者禁用。

W

第 20 单元：X

西地那非 【B】 【L3】	sildenafil[sil'denəfil] 【记】silden(音"西地那"),-afil(非,PDE_5 抑制剂),又称"伟哥",商品名有"万艾可(Viagra)"。 【类】勃起功能障碍用药;5 型磷酸二酯酶(PDE_5)抑制剂 【药】首个上市的 PDE_5 抑制剂,选择性阻断阴茎海绵体内分解 cGMP 的 PDE_5,增加一氧化氮(NO)作用,导致平滑肌松弛,阴茎内血流量增加,勃起功能得以改善,用于治疗男性勃起功能障碍及早期肺动脉高压。 【联】伐地那非 vardenafil;他达拉非 tadalafil 【量】口服,一次 25～100mg,性活动前约 1 小时按需服用,最大推荐剂量 100mg。 【禁】服用任何剂型硝酸酯类药物的患者,无论是规律或间断服用,均为禁忌证。
西格列汀 【B】 【L3】	sitagliptin[saitə'gliptin] 【记】sita(音"西"),-gliptin(格列汀,DPP-4 抑制剂),商品名"捷诺维(Januvia)"。 【类】口服降糖药;二肽基肽酶-4(DPP-4)抑制剂 【药】首个上市的 DPP-4 抑制剂,通过增加活性肠促胰岛激素(incretins)的水平,改善胰腺 β 细胞对葡萄糖的反应性,促进胰岛素的合成与释放,改善血糖控制,适用于改善 2 型糖尿病患者的血糖控制。 【联】沙格列汀 saxagliptin;维格列汀 vildagliptin;艾塞那肽 exenatide 【量】口服,一次 100mg,一日 1 次。 【禁】1 型糖尿病患者或糖尿病酮症酸中毒患者禁用。

续表

西甲硅油 【C】	simethicone[si'meθikəun] 【记】si(silica 硅,二氧化硅),meth(mehtyl 甲基),icone(silicone 硅酮,硅氧树脂),又称"二甲硅油(dimethicone)",商品名有"柏西(Espumisan)"。 【类】消泡剂;检查前用药 【药】聚二甲基硅氧烷和水合硅胶的混合物,具有润滑、消泡作用的表面活性剂,能改变消化道中气泡表面张力使之易于排出,属物理性作用,口服不吸收,用于胃肠胀气、急性肺气肿及影像学检查的辅助用药。 【联】聚乙二醇 macrogol;乳果糖 lactulose 【量】口服,每日3～5次,每次2ml(相当于50滴)。 【禁】对西甲硅油或山梨酸及其盐类过敏的患者禁用。
西罗莫司 【C】 【L4】	sirolimus[sai'rɔliməs] 【记】siro(音"西罗"),-imus(莫司,免疫抑制剂),又称"雷帕霉素(rapamycin)",商品名有"雷帕鸣(Rapamune)"。 【类】免疫抑制剂;大环内酯类抗生素 【药】作用机制独特的强效免疫抑制剂,抑制T细胞活化及增殖,并通过西罗莫司靶分子(mTOR)调节激酶发挥作用,免疫抑制活性优于环孢素及他克莫司,用于预防肾脏移植术后的免疫排斥反应。 【联】他克莫司 tacrolimus;依维莫司 everolimus;乌苯美司 ubenimex 【量】口服,一次负荷剂量6mg,随后维持量每日2mg,一日1次。 【禁】对大环内酯类抗生素过敏者禁用;禁与活疫苗同时使用。
西洛他唑 【C】	cilostazol[sailəu'stæzəul] 【记】cilos(cyclohexyl 环己基),tazol(tetrazol 戊四唑),商品名有"培达(Pletaal)"。 【类】抗血小板药 【药】抑制血小板及平滑肌上磷酸二酯酶活性,使其cAMP

续表

西洛他唑 【C】	浓度增加,发挥抗血小板聚集及血管扩张作用,用于改善慢性动脉闭塞症引起的溃疡、肢痛、间歇性跛行等症状及预防脑梗死复发。 【联】噻氯匹定 ticlopidine;氯吡格雷 clopidogrel 【量】口服,一次 50～100mg,一日 2 次。 【禁】出血性疾病、充血性心力衰竭患者禁用。
西咪替丁 【B】 【L1】 【OTC】	cimetidine[sai'metidi:n] 【记】ci(cyano 氰基),me(methyl 甲基),-tidine(替丁,组胺 H_2受体拮抗剂),商品有"胃泰美(Tagamet)"。 【类】制酸药;治疗消化性溃疡药 【药】组胺 H_2受体拮抗剂,主要作用于壁细胞 H_2受体,竞争性抑制组胺作用,从而抑制胃酸分泌,另有抗雄激素样作用,用于消化性溃疡、胃食管反流病、应激性溃疡及卓-艾综合征等。 【联】雷尼替丁 ranitidine;法莫替丁 famotidine 【量】口服,一次 200～400mg,一日 2 次;静脉滴注或肌内注射,一次 200～600mg,一日 2 次。 【禁】对本品及其他组胺 H_2受体拮抗剂过敏者禁用。
西沙必利 【C】	cisapride[sisə'praid] 【记】cisa(cis-,顺式),-pride(必利,舒必利衍生物),商品名有"普瑞博思(Propulsid)"。 【类】胃肠动力药;5-羟色胺(5-HT)激动剂 【药】新型胃动力药,选择性 5-HT_4受体激动剂,通过促进肠道释放乙酰胆碱而增强动力,中枢拟胆碱作用弱,用于其他药物治疗不佳的严重胃肠道动力性疾病,如慢性胃轻瘫、假性肠梗阻、胃食管反流病等。 【联】伊托必利 itopride;莫沙必利 mosapride 【量】口服,一次 5～10mg,一日 3 次。 【禁】心动过缓、QT 间期延长、哺乳期妇女和婴幼儿禁用;禁止与氟康唑类、红霉素类等 CYP3A4 酶强效抑制剂合用。

X

续表

西酞普兰 【C】 【L2】	citalopram[saitə'ləupræm] 【记】citalo(音"西酞"),-pram(普兰,抗抑郁药),商品名有"喜普妙(Cipramil)"。 【类】抗抑郁药;选择性 5-羟色胺再摄取抑制剂(SSRI) 【药】一种强效 SSRI,能选择性抑制中枢 5-羟色胺摄取,能增强中枢 5-HT 神经功能,对胆碱受体几乎无作用,不良反应较小,用于各种抑郁症、焦虑性神经症状、强迫症、经前期心境障碍等神经症。 【联】舍曲林 sertraline;艾司西酞普兰 escitalopram;丙米嗪 imipramine 【量】口服,一次 20~60mg,一日 1 次。 【禁】QT 间期延长或先天性 QT 综合征患者禁用;禁止与单胺氧化酶抑制剂合用。
西替利嗪 【B】 【L2】 【OTC】	cetirizine[si'taiərizi:n] 【记】ceti(音"西替"),-rizine(利嗪,哌嗪类组胺 H_1 受体拮抗剂),商品名有"仙特明(Cyrtec)"。 【类】抗组胺药 【药】羟嗪的代谢产物,选择性组胺 H_1 受体拮抗剂,作用强而持久,无明显抗胆碱或抗 5-羟色胺作用,不能通过血脑屏障,中枢抑制作用较弱,用于变应性鼻炎、荨麻疹及过敏引起的皮肤瘙痒等。 【联】氟桂利嗪 flunarizine;布替利嗪 buterizine 【量】口服,一次 10mg,一日 1 次。 【禁】对羟嗪过敏、严重肾功能损害患者禁用。
西妥昔单抗 【C】 【L4】	cetuximab['situksimæb] 【记】cetu(音"西妥"),-ximab(昔单抗,鼠人嵌合单克隆抗体),商品名有"爱必妥(Erbitux)"。 【类】分子靶向抗肿瘤药;单抗类 【药】针对表皮生长因子受体(EGFR)的 IgG_1 单克隆抗体,能与肿瘤细胞 EGFR 特异性结合,抑制酪氨酸激酶作用,阻断细胞内信号转导通路从而抑制肿瘤生长,用于治

续表

西妥昔单抗 【C】 【L4】	疗 EGFR 过度表达的转移性直肠癌。 【联】阿昔单抗 abciximab;巴利昔单抗 basiliximab 【量】静脉滴注,一次 250mg/m^2,一周 1 次。 【禁】已知对西妥昔单抗有严重超敏反应(3 级或 4 级)的患者禁用。
烯丙雌醇	allylestrenol[ælil'estrenəul] 【记】allyl(烯丙基),estren(estr-雌,雌激素类),ol(醇,酚),商品名有"多力玛(Turinal)"。 【类】孕激素类药 【药】合成孕激素,具有促进内源性黄体酮及人绒促性素(HCG)分泌、维护胎盘功能、降催产素水平等多重作用,大剂量对垂体没有抑制作用,且半衰期长(16～18 小时),用于习惯性流产、先兆流产及早产。 【联】尼尔雌醇 nilestriol;己烯雌酚 diethylstilbestrol;黄体酮 progesterone 【量】口服,一次 5～15mg,一日 1 次。 【禁】严重肝功能障碍、Dubin Johnson 和 Rotor 综合征、妊娠毒血症或感染疱疹病毒者禁用。
腺苷 【C】	adenosine[ə'denəsi:n] 【记】adeno-(腺,腺体的),-sine(苷,苷类化合物),商品名有"艾吉伴(Adenocor)"。 【类】抗心律失常药;改善心肌代谢药 【药】非洋地黄类强心剂,为一种能改善机体代谢的辅酶,同时又是体内能量的主要来源,能激活蛋白激酶,降低心肌耗氧量改善心肌代谢,用于治疗阵发性室上性心动过速及室上性心动过速的鉴别诊断。 【联】腺苷三磷酸(即 ATP)adenosine triphosphate;鸟苷 guanosine 【量】快速静脉注射(2 秒内完成),成人初始剂量 3mg,第二次给药剂量 6mg,第三次给药剂量 12mg,每次间隔 1～2 分钟。 【禁】Ⅱ或Ⅲ度房室传导阻滞、病态窦房结综合征、支气管狭窄或支气管痉挛的肺部疾病等禁用。

X

续表

腺苷蛋氨酸	ademetionine[ædəˈmetaiəni:n] 【记】ade(adenosine 腺苷),metionine(methionine 蛋氨酸,注意"h"省略),商品名有"思美泰(Transmetil)"。 【类】肝病辅助用药 【药】氨基酸类衍生物,是一种内源性生理活性因子,作为甲基、巯基供体参与体内重要生化反应,保护细胞膜,发挥抗胆汁淤积作用,用于肝硬化前和肝硬化所致肝内胆汁淤积及肝炎辅助治疗。 【联】蛋氨酸(又称"甲硫氨酸")methionine;谷胱甘肽 glutathione 【量】口服,一次 500~1000mg,一日 1~2 次;静脉滴注或肌内注射,一次 500~1000mg,一日 1 次。 【禁】对本品过敏者禁用。
腺苷钴胺 【基】	cobamamide[kəuˈbæməmaid] 【记】cobam(cobalt 钴,cobalamin 钴胺),amide(酰胺),又称"辅酶维生素 B_{12}"。 【类】维生素类药 【药】氰钴型维生素 B_{12} 的同类物,为细胞合成核苷酸的重要辅酶,对细胞生长繁殖和维持神经系统髓鞘完整有重要作用,适用于贫血、各种神经炎及放射线或药物引起的白细胞减少症。 【联】甲钴胺 mecobalamin;氰钴胺(即维生素 B_{12})cyanocobalamin 【量】口服,一次 0.5~1.5mg,一日 3 次;肌内注射,一次 0.5~1.5mg。 【禁】对本品过敏者禁用。
腺嘌呤	adenine[ˈædini:n] 【记】aden-(腺,腺体的),-ine(素,与…相关的),曾称"维生素 B_4",但不属于维生素 B 类。 【类】促白细胞增生药 【药】核酸合成的前体物,构成嘌呤核苷酸的一种碱基,在

X

续表

腺嘌呤	体内参与 RNA 和 DNA 合成,当白细胞缺乏时,能促进白细胞增殖,用于防治放化疗及其他原因引起的白细胞减少症、急性粒细胞减少症。 【联】嘌呤 purine;鸟嘌呤 guanine;腺苷 adenosine 【量】口服,一日 10～20mg,一日 3 次;肌内注射或静脉注射,每日 20～30mg。
硝苯地平 【C】 【L2】 【基】	nifedipine[naiˈfedipiːn] 【记】ni(nitro 硝基),fe(phenyl 苯基),-dipine(地平,硝苯地平衍生物),又称"心痛定",商品名有"拜新同(Adalat)"。 【类】降压药;钙通道阻滞剂 【药】首个二氢吡啶类钙通道阻滞剂,特异性作用于心肌、冠状动脉及外周阻力血管平滑肌细胞,抑制细胞外钙离子内流,舒张阻力血管,降低血压,用于各型高血压、冠心病及心绞痛等。 【联】氨氯地平 amlodipine;拉西地平 lacidipine;尼莫地平 nimodipine 【量】口服,一次 5～10mg,一日 3 次,或一次 30～60mg,一日 1 次。 【禁】心源性休克、怀孕 20 周内和哺乳期妇女禁用。
硝普钠 【C】 【L4】 【基】	sodium nitroprusside[ˈsəudiəm naitrəˈprusaid] 【记】sodium(钠),nitro-(硝基),prusside(prussiate 氰化物),常缩写为"SNP"。 【类】抗高血压;血管扩张药 【药】亚硝基铁氰化物,一种起效快、作用时间短的强效血管扩张剂,作为一氧化氮(NO)供体,对动脉和静脉平滑肌均有直接扩张作用,降低血压,降低心脏前、后负荷,适用于治疗高血压急症及急性心力衰竭。 【联】硝酸甘油 nitroglycerin;氢氰酸 prussic acid 【量】静脉滴注,每分钟 0.5～3μg/kg,用药不宜超过 72 小时。 【禁】代偿性高血压如动静脉分流或主动脉缩窄患者、妊娠期妇女禁用。

续表

硝酸甘油 【C】 【基】	nitroglycerin[naitrəu'glisəri:n] 【记】nitro-(硝基),glycerin(甘油),商品名有"保欣宁""Nitrostat"。 【类】抗心绞痛药;血管扩张剂 【药】有机硝酸酯类血管扩张剂,通过释放一氧化氮(NO)刺激鸟苷酸环化酶使细胞内钙含量降低,血管平滑肌松弛,以静脉扩张作用为主,用于防治冠心病、心绞痛及治疗充血性心力衰竭和降低血压等。 【联】硝酸异山梨酯 isosorbide dinitrate;硝普钠 sodium nitroprusside 【量】舌下含服,一次 0.25~2mg,每 5 分钟可重复 1 片,直至疼痛缓解;静脉滴注,10~200μg/min。 【禁】心肌梗死、青光眼、颅内压增高、严重贫血等患者禁用。
小檗胺 【基】	berbamine['bə:bəmi:n] 【记】源自毛茛科小檗属(*R. berberis*)植物的一种生物碱,-amine(胺,胺类),商品名有"升白胺"。 【类】促白细胞增生药 【药】异喹啉类生物碱,具有刺激骨髓细胞增殖作用,提高造血干细胞集落因子(G-CSF)的含量,促进造血干细胞和粒细胞的增殖,用于防治由于放化疗及其他各种原因引起的白细胞减少症。 【联】小檗碱 berberine;利可君 leucogen 【量】口服,一次 112mg,一日 3 次。 【禁】溶血性贫血者、葡萄糖-6-磷酸脱氢酶缺乏的儿童禁用。
小檗碱 【X】 【基】 【OTC】	berberine['bə:bəri:n] 【记】源自毛茛科小檗属(*R. berberis*)黄连的一种生物碱,-ine(素,生物碱,与…有关的),又称"黄连素"。 【类】植物来源抗感染药 【药】异喹啉类季铵生物碱,对多种 G^+ 和 G^- 菌、真菌、寄

续表

小檗碱 【X】 【基】 【OTC】	生虫均具有抑制作用，抗志贺菌、大肠埃希菌作用强，无交叉耐药性，系统毒性大，不宜注射，仅供口服，用于治疗细菌性痢疾、肠胃炎等肠道感染。 【联】小檗胺 berbamine；大蒜素 allitricin；鱼腥草素 houttuynin 【量】口服，一次 100～300mg，一日 3 次。 【禁】溶血性贫血者、葡萄糖-6-磷酸脱氢酶缺乏的儿童禁用。
缬沙坦 【C/D】 【L1】 【基】	valsartan[vəl'sɑːtən] 【记】val-（valine 缬氨酸），-sartan（沙坦，血管紧张素Ⅱ受体拮抗剂），商品名有“代文（Diovan）”。 【类】降压药；血管紧张素受体拮抗剂（ARB） 【药】血管紧张素Ⅱ受体拮抗剂，作用机制及适应证与氯沙坦类似，口服吸收迅速，生物利用度低（约 20%），且吸收受食物影响，但其药物代谢性相互作用较少，用于轻中度原发性高血压和慢性心力衰竭。 【联】氯沙坦 losartan；厄贝沙坦 irbesartan；替米沙坦 telmisartan 【量】口服，一次 80～160mg，一日 1 次，应在进餐时或空腹服用，用药 2 周内达确切降压效果，4 周后达最大疗效。 【禁】妊娠期、哺乳期禁用。
辛伐他汀 【X】 【L3】 【基】	simvastatin[sim'væstətin] 【记】sim（音“辛”），-vastatin（伐他汀，HMG-CoA 抑制剂），商品名有“舒降之（Zocor）”。 【类】降脂药；羟甲戊二酰辅酶 A（HMG-CoA）还原酶抑制剂 【药】羟甲戊二酰辅酶 A（HMG-CoA）还原酶抑制剂，抑制内源性胆固醇的合成，降低极低密度脂蛋白胆固醇（VLDL-C）和低密度脂蛋白胆固醇（LDL-C）水平，适用于治疗高胆固醇血症及冠心病。 【联】阿托伐他汀 atorvastatin；瑞舒伐他汀 rosuvastatin；

续表

辛伐他汀 【X】 【L3】 【基】	洛伐他汀 lovastatin 【量】口服,一次 10～40mg,一日 1 次,晚间一次服用,通常日剂量不超过 80mg。 【禁】活动性肝病或无法解释的持续血清转氨酶升高者、孕妇和哺乳期妇女禁用。
新霉素 【C】 【L3/L5】	neomycin[ˌniəuˈmaisin] 【记】neo-(新,新的),-mycin(霉素,链霉菌株抗生素),可理解为一种从弗氏链霉菌中新发现的“链霉素”。 【类】氨基糖苷类抗生素 【药】作用机制与链霉素类似,抗菌谱广,对革兰阳性或阴性菌均有效,但肾毒性及耳毒性大,且不可逆,故多限外用,与其他氨基糖苷类交叉耐药,常与其他类抗菌药物联合用于敏感菌引起的局部感染。 【联】链霉素 streptomycin;庆大霉素 gentamicin;卡那霉素 kanamycin 【量】外用或滴眼,一日 2～6 次;口服,一次 250～500mg,一日 4 次。 【禁】口服禁用于溃疡性肠病、肠梗阻。
新斯的明 【C】 【基】	neostigmine[ˌniːəuˈstigmin] 【记】neo-(新,新的),-stigmine(斯的明,毒扁豆碱衍生物),又称“Prostigmin”“Proserin”。 【类】拟胆碱药;胆碱酯酶抑制剂 【药】M 胆碱酯酶特异性抑制剂,作用与毒扁豆碱类似,中枢系统的毒性较小,缩瞳作用弱,能激动骨骼肌细胞的 N 胆碱受体,促进胃肠收缩,用于重症肌无力及手术后功能性肠胀气及尿潴留等。 【联】毒扁豆碱 physostigmine;溴吡斯的明 pyridostigmine; 【量】口服其溴化物,一次 15mg,一日 3 次,一日不超过 100mg;皮下或肌内注射,一次 0.25～1mg,一日 1～3 次,一日不超过 5mg。 【禁】癫痫、心绞痛、室性心动过速、机械性肠梗阻、哮喘、心律失常、血压下降和迷走神经张力升高患者禁用。

续表

胸腺法新	thymalfasin[θaiˈmælfəsin] 【记】thym-(thymus 胸腺,胸腺分泌的),alfa(字母 α),-sin(肽或素,蛋白),又称胸腺肽 α_1,商品名有"日达仙(Zadaxin)"。 【类】免疫调节剂 【药】从胸腺肽中分离得到的一种具有非特异性免疫效应的小分子多肽,能促进 T 细胞的成熟,增加干扰素及白介素-2 等因子的分泌,增强免疫功能,适用于慢性肝炎辅助治疗及提高机体免疫力。 【联】胸腺五肽 thymopentin;胸腺肽(或胸腺素)thymopeptides 【量】皮下注射,一次 1.6mg,一周 2 次。 【禁】器官移植受者禁用。
熊去氧胆酸 【B】 【L3】 【基】	ursodeoxycholic acid[əsəuˈdiːɔksiˈkəulik ˈæsid] 【记】urso(熊,熊属的),deoxy-(去氧,脱氧的),cholic(胆,胆的),acid(酸),又名"ursodiol",商品名有"优思弗(Ursofalk)"。 【类】胆结石增溶药;利胆药 【药】在熊肠道中首先发现的一种胆酸成分,系肠道细菌代谢产物,能增加胆汁酸的分泌,抑制肝脏胆固醇合成,增加胆固醇在胆汁中的溶解度,用于防治胆固醇性胆结石及结石引起的胆囊炎、消化不良及黄疸等。 【联】鹅去氧胆酸 chenodeoxycholic acid;腺苷蛋氨酸 ademetionine;亮菌甲素 armillarisin A 【量】口服,一次 250~500mg,一日 1 次,用于胆汁反流性胃炎一般服用 10~14 天,用于溶石治疗一般需 6~24 个月。 【禁】消化道溃疡活动期、急性胆囊炎和胆管炎、胆道完全梗阻者禁用。

X

续表

溴己新 【基】 【OTC】	bromhexine[brɔmˈheksiːn] 【记】brom-(溴,含溴的),hex(六,hexane 己烷衍生物),-exine(克新,溴己新衍生物,祛痰药),商品名有“必嗽平”。 【类】祛痰药 【药】含溴的环己烷衍生物,作用机制同氨溴索,可使痰中的多糖纤维素裂解,稀化溶解痰液,减低痰黏度,同时具有恶心性祛痰作用,用于慢性支气管炎、哮喘等引起的黏痰不易咳出的患者。 【联】氨溴索 ambroxol;愈创甘油醚 guaifenesin 【量】口服,一次 8～16mg,一日 3 次;静脉滴注或肌内注射,一次 4mg,一日 2～3 次。 【禁】对本品过敏者禁用。
溴莫尼定 【B】 【L3】	brimonidine[briˈmɔːnidin] 【记】brim(bromo-溴代,溴基),-onidine(尼定,可乐定衍生物),商品名有“阿法根(Alphagan)”。 【类】拟肾上腺素药;α 受体激动剂;抗青光眼药 【药】眼科专用的选择性 α_2 肾上腺素受体激动剂,具有减少房水生成、增加葡萄膜巩膜外流的双重作用,对心肺功能的影响小,用于降低开角型青光眼及高眼压症患者的眼内压。 【联】可乐定 clonidine;奎尼丁 quinidine 【量】滴眼,一次 1～2 滴,一日 2 次。 【禁】使用单胺氧化酶抑制剂治疗的患者禁用。
溴隐亭 【B】	bromocriptine[ˌbrəuməˈkriptin] 【记】bromo-(溴,含溴的),-criptine(隐亭,多巴胺受体激动剂),又称“麦角溴胺”,商品名有“佰莫亭(Bromocriptin)”。 【类】多巴胺受体激动剂;抗帕金森病药;退乳药 【药】半合成麦角胺衍生物,小剂量可抑制催乳素及生长激素分泌用于治疗闭经、溢乳、肢端肥大等,大剂量可激动

续表

溴隐亭 【B】	黑质-纹状体通路 D_2 受体,发挥抗帕金森病作用,用于内分泌系统和神经系统两种不同类型疾病。 【联】表隐亭 epicriptine;甲麦角隐亭 mergocriptine;甲麦角林 metergoline 【量】口服,一次 1.25~2.5mg,一日 2~3 次,餐中服用。 【禁】未控制的高血压、冠心病及严重精神障碍者禁用。
血凝酶	hemocoagulase[ˌhiməkəuˈægjuleis] 【记】hemo-(血),coagul(coagulate 凝结),-ase(酶),又称“巴曲酶”,商品名有“立芷雪(Reptilase)”。 【类】促凝血药 【药】一种巴曲酶制剂,作用机制同凝血酶,促进在出血部位的血栓形成和止血,在完好无损的血管内无促进凝血作用,不影响凝血酶含量,血栓形成风险低,用于防治多种原因引起的出血。 【联】巴曲酶 batroxobin;凝血酶 thrombin;瑞替普酶 reteplase 【量】一般出血:静脉、肌内或皮下注射 1~2U;紧急出血:立即静注 0.25~0.5U,同时肌内注射 1U。 【禁】对本品或同类药物过敏者、弥散性血管内凝血(DIC)及血液病所致的出血、有血栓或栓塞病史者禁用。

X

第21单元：Y

亚胺培南 【C】 【L2】	imipenem[iˈmipenəm] 【记】imi-(imine 亚胺)，-penem(培南，碳青霉烯类)，又称"亚胺硫霉素"，商品名有"泰能(Tienam)"。 【类】碳青霉烯类抗生素 【药】首个碳青霉烯类广谱抗生素，结构与青霉素类似，对 PBPs 亲和力强，抗菌谱广，作用强且耐酶，易被肾脏脱氢肽酶水解，需与西司他丁组成复方使用，用于 G^+、G^- 需氧菌和厌氧菌及抗甲氧西林金黄色葡萄球菌(MRSA)所致的各种严重感染。 【联】美罗培南 meropenem；西司他丁 cilastatin；厄他培南 ertapenem 【量】静脉滴注或肌内注射，一次 0.25～1mg，一日 2～4 次。 【禁】对本药任何成分过敏者、对 β-内酰胺类有过敏性休克史患者禁用。
亚叶酸钙 【C】 【L3】 【基】	calcium folinate[ˈkælsiəm ˈfɔlaineit] 【记】calcium(钙，钙元素)，folinate(亚叶酸盐或酯)，商品名有"安曲希(Antrex)"。 【类】抗贫血药；解毒剂 【药】四氢叶酸的甲酰衍生物，作用机制同叶酸，系叶酸在体内的活化形式，在叶酸还原酶作用下转变为四氢叶酸，主要用于预防高剂量甲氨蝶呤等叶酸拮抗剂的毒性及巨幼细胞贫血。 【联】叶酸 folic acid；叶酸钠 sodium folate 【量】口服，一次 5～15mg，一日 3～4 次；静脉滴注，一次 200～500mg/m^2，一日 1 次。 【禁】恶性贫血及维生素 B_{12} 缺乏引起的巨幼细胞贫血禁用。

续表

伊立替康 【D】	irinotecan[airəˈnəutəkən] 【记】irino(音"伊立"),-tecan(替康,喜树碱衍生物),商品名有"开普拓(Campto)"。 【类】植物来源抗肿瘤药 【药】半合成喜树碱衍生物,作用机制与托泊替康类似,为前体药物,在体内抑制拓扑异构酶Ⅰ,诱导肿瘤细胞DNA单链可逆性断裂,作用于细胞周期的S期,属于细胞周期特异性药物,用于晚期大肠癌的治疗。 【联】喜树碱 camptothecin;托泊替康 topotecan;依托泊苷 etoposide 【量】静脉滴注,一次300～600mg,每3周1次。 【禁】慢性炎性肠病和(或)肠梗阻、胆红素超过正常值上限的1.5倍、严重骨髓抑制、孕期及哺乳期患者禁用。
伊马替尼 【D】 【L5】	imatinib[iˈmaːtinib] 【记】ima(音"伊马"),-tinib(替尼,酪氨酸激酶抑制剂),商品名"格列卫(Glivec)"。 【类】抗肿瘤药 【药】首个小分子酪氨酸激酶抑制剂,选择性抑制费城染色体阳性和Bcr-Abl阳性细胞系增殖并诱导其凋亡,口服有效,安全性高,用于慢性髓性白血病(CML)及恶性胃肠道间质瘤(GIST)等。 【联】吉非替尼 gefitinib;埃克替尼 icotinib;厄洛替尼 erlotinib 【量】口服,一次400或600mg,一日1次或2次。 【禁】妊娠期妇女或可能怀孕的或正在进行母乳喂养的妇女禁用。
伊曲康唑 【C】 【L2】	itraconazole[itrəˈkɔnəzəul] 【记】itra(triazole 三唑),-conazole(康唑,咪康唑类衍生物),商品名有"斯皮仁诺(Sporanox)"。 【类】抗真菌药 【药】三唑类广谱抗真菌药,作用机制和抗菌谱与氟康唑

Y

续表

伊曲康唑 【C】 【L2】	相似，可抑制真菌细胞膜麦角固醇的合成，对深部及浅表真菌均有抗菌作用，口服有效，半衰期较长(约 64 小时)，用于深部真菌所引起的感染。 【联】氟康唑 fluconazole；伏立康唑 voriconazole 【量】口服，一次 100～200mg，一日 1～2 次；静脉滴注，一次 200～400mg，一日 1～2 次。 【禁】充血性心力衰竭的患者禁用；禁与三唑仑、辛伐他汀、麦角生物碱、尼索地平等合用；除危及生命的病例，禁用于孕妇。
依达拉奉	edaravone[ˈidarəvəun] 【记】吡唑酮(pyrazolone)类衍生物，商品名有“必存”“易达生”等。 【类】脑保护药；自由基清除剂 【药】具有大脑保护作用的自由基清除剂，抑制黄嘌呤氧化酶和次黄嘌呤氧化酶的活性，还能刺激前列环素的生成，减少白三烯生成，降低氧自由基水平，用于改善急性脑梗死所致的神经症状及功能障碍。 【联】长春西汀 vinpocetine；丁苯酞 butylphthalide；曲克芦丁 troxerutin 【量】静脉滴注，一次 30mg，一日 2 次。 【禁】重度肾衰竭、妊娠及哺乳期妇女禁用。
依那普利 【C/D】 【L2】 【基】	enalapril[əˈnæləpril] 【记】enala(音“依那”)，-pril(普利，ACEI 类药)，商品名有“悦宁定(Renitec)”。 【类】抗高血压药；血管紧张素转化酶抑制剂(ACEI) 【药】羧酸类 ACEI 类前体药物，作用机制及适应证类似卡托普利，需在体内代谢为依那普利酸才有活性，其作用强度比卡托普利强约 10 倍，其特点是起效缓慢，作用强，维持时间长，用于高血压和心力衰竭。 【联】赖诺普利 lisinopril；卡托普利 captopril 【量】口服，一次 5～10mg，一日 1 次，一日最大剂量不超过 40mg。 【禁】严重双侧肾动脉狭窄及妊娠期妇女禁用。

Y

续表

依那西普 【B】 【L2】	etanercept[i'teinəːsəpt] 【记】eta(ethyl 乙基)，-nercept(那西普，肿瘤坏死因子拮抗剂)，商品名有"恩利(Enbrel)"。 【类】改善病情的抗风湿药(DMARDs)；免疫抑制剂 【药】合成的蛋白融合型肿瘤坏死因子(TNF)抑制剂，生物类 DMARDs 药物，作用与英夫利昔单抗类似，肝肾功能损害患者无须进行剂量调整，用于类风湿关节炎、强直性脊柱炎及银屑病等自身免疫性疾病。 【联】来那西普 lenercept；英夫利昔单抗 infliximab 【量】皮下注射，一次 25～50mg，一周 1～2 次。 【禁】脓毒血症患者或存在脓毒血症风险的患者禁用。
依诺肝素 【B】 【L3】	enoxaparin[i'nɔksəpaːrin] 【记】enoxa(音"依诺")，-parin(肝素，肝素衍生物)，又称"低分子量肝素"，商品名有"克赛(Clexane)"。 【类】抗凝血药 【药】首个用于临床的低分子量肝素，具有选择性抗凝血因子 Xa 活性，而对凝血酶及其他凝血因子影响较小，抗血栓形成作用强而持久，且出血风险小，适用于防治深静脉血栓、肺栓塞及某些手术有关的栓塞。 【联】肝素 heparin；达肝素 dalteparin；那曲肝素 nadroparin 【量】皮下注射，一次 20～40mg，一日 1 次。 【禁】对肝素过敏、严重凝血功能障碍、组织器官损伤出血、细菌性心内膜炎、急性消化道和脑出血等患者禁用。
依沙吖啶 【基】	ethacridine[iː'θækridiːn] 【记】eth(ethyl，乙基)，acridine(吖啶，吖啶类衍生物)，商品名有"利凡诺(Rivanol)"。 【类】皮肤科用药；妇产科用药 【药】外用杀菌防腐剂，主要能抑制革兰阳性球菌，多用于外科创伤、皮肤黏膜的洗涤和湿敷消毒，该药能刺激子宫肌肉收缩，子宫肌紧张度增加，可用于中期妊娠(12～26 周)引产，成功率达 95%以上。

续表

<table>
<tr><td>依沙吖啶
【基】</td><td>【联】安吖啶 amsacrine；呋喃西林 nitrofural
【量】外用灭菌，0.1%～0.2%溶液局部洗涤或湿敷；羊膜腔内注射，一次 1%溶液 5～10ml(50～100mg)。
【禁】肝肾心功能不全、严重贫血、急性传染病及生殖器官炎症患者禁用。</td></tr>
<tr><td>依替膦酸
【C】
【L3】</td><td>etidronate[etiˈdrɔneit]
【记】eti(音“依替”，ethyl 乙基)，-dronate(膦酸盐，钙代谢调节药)，商品名有“依膦”“Didronel”。
【类】抗骨质疏松药；膦酸盐类
【药】双膦酸化合物，作用与阿仑膦酸、唑来膦酸类似，对体内磷酸钙有较强的亲和力，能抑制人体异常钙化和过量骨吸收，减轻骨痛，口服有效，但生物利用度较低(3%)，用于绝经后骨质疏松症和增龄性骨质疏松症。
【联】阿仑膦酸 alendronic acid；唑来膦酸 zoledronic acid
【量】口服，一次 200mg，一日 2 次。
【禁】严重肾损害者、骨软化症患者禁用。</td></tr>
<tr><td>依替米星</td><td>etimicin[iˈtimicin]
【记】eti(音“依替”，ethyl 乙基)，-micin(米星，小单胞菌属抗生素)，又称“乙基庆大霉素”，商品名有“爱大”。
【类】氨基糖苷类抗生素
【药】国内首创的半合成的氨基糖苷类抗生素，作用与庆大霉素类似，抗菌谱较广，对多种病原菌抗菌更强，对部分假单胞杆菌及不动杆菌具有一定活性，耳、肾毒性与奈替米星相当，用于敏感菌引起的各种感染。
【联】庆大霉素 gentamycin；奈替米星 netilmicin；异帕米星 isepamicin
【量】静脉滴注，一次 100～150mg，一日 1～2 次。
【禁】对本品及其他氨基糖苷类抗生素过敏者禁用。</td></tr>
</table>

续表

依托泊苷 【D】 【L5】 【基】	etoposide[itəu'pəusaid] 【记】eto(音"依托",ethyl 乙基),-poside(泊苷,鬼臼毒素糖苷类衍生物),又称"足叶乙苷",商品名有"拉司太特(Lastet)"。 【类】植物来源抗肿瘤药;拓扑异构酶抑制剂 【药】半合成的鬼臼毒素糖苷类衍生物,能选择性抑制肿瘤细胞拓扑异构酶Ⅱ活性,引起 DNA 断裂,阻断有丝分裂于 S 期和 G_2 期,口服有效,用于小细胞肺癌、恶性淋巴瘤、白血病、卵巢癌等多种癌症。 【联】替尼泊苷 teniposide;托泊替康 topotecan 【量】口服或静脉滴注,一次 60～100mg/m²,一日 1 次,连续用 5 天,停 3～4 周重复 1 次。 【禁】骨髓抑制、白细胞及血小板明显低下者、心肝肾功能有严重障碍者禁用。
依托度酸 【C】 【L3】	etodolac[itəu'dəulæk] 【记】eto(音"依托",ethyl 乙基),dol(indol 吲哚),-ac(酸,acetic 醋酸衍生物),商品名有"依芬""Lodine"。 【类】非甾体抗炎药(NSAIDs) 【药】吲哚乙酸类 NSAIDs,作用机制和适应证与双氯芬酸类似,通过阻断环加氧酶,抑制前列腺素的合成,发挥抗炎及止痛作用,用于骨关节炎、类风湿关节炎等对症治疗及轻至中度疼痛。 【联】酮咯酸 ketorolac;双氯芬酸 diclofenac;依托芬那酯 etofenamate 【量】口服,一次 200～400mg,一日 2～3 次,一日不超过 1.2g。 【禁】活动期消化性溃疡、与应用另一种 NSAIDs 有关的胃肠道溃疡或出血史患者禁用。
依托考昔	etoricoxib[iː'tɔːrikɔksib] 【记】etori(音"依托"),-coxib(考昔或昔布,COX-2 抑制剂),商品名有"安康信(Arcoxia)"。

续表

依托考昔	【类】非甾体抗炎药(NSAIDs);环加氧酶-2(COX-2)抑制剂 【药】选择性 COX-2 抑制剂,作用与塞来昔布类似,阻止炎性前列腺素合成从而发挥抗炎镇痛及退热作用,镇痛作用较强,需注意心血管风险,不宜长期使用,用于急慢性骨关节炎、急性痛风性关节炎的对症治疗。 【联】塞来昔布 celecoxib;帕瑞考昔 parecoxib 【量】口服,一次 30~120mg,一日 1 次。 【禁】有活动性或既往曾复发消化道溃疡/出血患者、NSAIDs 诱发哮喘或过敏反应的患者、充血性心衰、缺血性心脏病等禁用。
依托咪酯 【C】	etomidate[itəu'mideit] 【记】eto(音"依托",ethyl 乙基),mid(midazole 咪唑),-ate(盐或酯),商品名有"福尔利""Amidate"。 【类】静脉麻醉药 【药】非巴比妥类短效静脉麻醉药,对中枢神经抑制作用较强,有镇静、催眠和遗忘作用,无镇痛与肌松作用,起效和苏醒快,对循环和呼吸抑制轻,常与肌松药及镇痛药连用,用于全麻诱导,也用于短时手术麻醉。 【联】丙泊酚 propofol;氯胺酮 ketamine;苯巴比妥 phenobarbital 【量】静脉注射,一次 9~18mg,于 15~60 秒内注射完毕。 【禁】癫痫患者、肝肾功能严重不全者禁用;有免疫抑制、脓毒血症及进行器官移植的患者禁用或慎用。
依西美坦 【D】 【L5】	exemestane['eksəmestein] 【记】exe(音"依西",diene 二乙烯基),-mestane(美坦,芳香酶抑制剂),商品名有"阿诺新(Aromasin)"。 【类】抗肿瘤药;芳香酶抑制剂 【药】不可逆性甾体类芳香酶抑制剂,通过抑制芳香酶阻止雌激素生成,降低血液循环中雌激素水平,对肾上腺皮质激素、醛固酮等合成影响小,用于他莫昔芬等治疗后病

续表

依西美坦 【D】 【L5】	情进展的绝经后晚期乳腺癌。 【联】福美坦 formestane;来曲唑 letrozole;他莫昔芬 tamoxifen 【量】口服,一次 25mg,一日 1 次。 【禁】妊娠及哺乳期妇女禁用。
依折麦布 【C】	ezetimibe[i'zetimaib] 【记】ezet(音"依折",azetidinone 氮杂环丁酮类),-imibe(麦布,胆固醇酰基转移酶抑制剂),商品名有"益适纯(Ezetrol)"。 【类】降血脂药;胆固醇吸收抑制剂 【药】首个也是目前唯一在使用的胆固醇酰基转移酶抑制剂,选择性抑制肠道胆固醇转运蛋白——酰基转移酶,减少胆固醇吸收和利用,不影响甘油三酯、脂肪酸的吸收,常与他汀类降脂药联合,用于原发性高胆固醇血症。 【联】阿伐麦布 avasimibe;辛伐他汀 simvastatin;考来烯胺 colestyramine 【量】口服,一次 10mg,一日 1 次。 【禁】活动性肝病或不明原因的血清转氨酶持续升高、怀孕及哺乳期妇女禁用。
胰岛素 【B】 【L1】 【基】	insulin['insju:lin] 【记】insul(insula 岛,胰岛),-in(素,因子),又称"正规胰岛素(regular insulin,RI)"。 【类】内分泌激素;降糖药 【药】由胰岛 β 细胞分泌的一种重要蛋白质激素,通过与靶细胞膜上的特异受体结合而发挥作用,是体内降低血糖的最主要激素,同时具有促进糖原、脂肪、蛋白质合成等作用,用于各型糖尿病及其并发症。 【联】门冬胰岛素 insulin aspart;甘精胰岛素 insulin glargine 【量】皮下注射,一般每日 3 次,餐前 15~30 分钟注射;静脉注射,根据血糖变化调整剂量。 【禁】对胰岛素过敏患者禁用。

续表

乙胺丁醇 【B】 【L2】 【基】	ethambutol[eθæmˈbjutɔl] 【记】etham(ethamine 乙胺),butol(butanol 丁醇)。 【类】抗结核药;合成抗菌药 【药】口服合成抑菌抗结核药,能干扰分枝杆菌 RNA 合成,无交叉耐药性,只对繁殖期分枝杆菌有效,常与异烟肼、利福平等抗结核药联合,用于抗结核治疗,尤适于对链霉素和对氨基水杨酸疗效不佳的患者。 【联】异烟肼 isoniazid;利福平 rifampicin;吡嗪酰胺 pyrazinamide 【量】口服,一次 750～1250mg,一日 1 次。 【禁】已知视神经炎患者、乙醇中毒者及婴幼儿禁用。
乙胺嘧啶 【C】 【L3】 【基】	pyrimethamine[ˌpaiəriˈmeθəmiːn] 【记】pyrim(pyrimidine 嘧啶),eth(ethyl 乙基),amine(胺),又称“息疟定”“Daraprim”。 【类】抗疟疾药;抗原虫病药 【药】嘧啶类似物,叶酸拮抗类抗疟药,抑制疟原虫的二氢叶酸还原酶,干扰虫体的叶酸正常代谢,阻碍其 DNA 合成,对恶性疟及间日疟原虫红外期有效,是较好的预防药,用于防治恶性疟疾及弓形虫等原虫病。 【联】乙胺丁醇 ethambutol;吡嗪酰胺 pyrazinamide; 【量】口服,预防用,一次 25mg,一周 1 次,进入疫区前 1～2 周服用,一般服至离开疫区后 6～8 周;抗复发,一日 25～50mg,连用 2～3 天。 【禁】妊娠及哺乳期妇女禁用。
乙琥胺 【C】 【L4】	ethosuximide[ˌeθəˈsʌksimaid] 【记】etho-(ethyl 乙基),suximide(succinimide 琥珀酰亚胺)。 【类】抗癫痫药 【药】琥珀酰亚胺类抗癫痫药,能明显抑制大脑皮层神经传递,减少阵挛性惊厥,用于失神小发作,疗效与氯硝西泮及丙戊酸相当,因其特质性肝损伤等副作用小,常作为单

续表

乙琥胺 【C】 【L4】	纯性癫痫失神小发作的首选药。 【联】甲琥胺 methsuximide;氯硝西泮 clonazepam;丙戊酸 valproic acid 【量】口服,一次 250～500mg,一日 2 次。 【禁】对琥珀酰亚胺类药物如甲琥胺及苯琥胺可有交叉过敏反应;有贫血、肝功能损害和严重肾功能不全时,用药应慎重考虑。
乙哌立松	eperisone[eˈpərisəun] 【记】e(ethyl 乙基),peri(piperidyl 哌啶基),sone(同-one,酮),商品名有“妙纳(Myonal)”。 【类】中枢性肌松药 【药】中枢性骨骼肌肉松弛剂,具有抑制运动神经元冲动、类似钙通道阻滞剂扩张血管而改善循环等多种药理作用,用于改善颈肩臂综合征、肩周炎、腰痛症的肌紧张状态及各种痉挛性麻痹。 【联】氯唑沙宗 chlorzoxazone;丹曲林 dantrolene;巴氯芬 baclofen 【量】口服,一次 50mg,一日 3 次。 【禁】严重肝肾功能障碍、伴有休克者以及哺乳期妇女禁用。
乙酰胺 【基】	acetamide[ˌæsiˈtæmaid] 【记】acet(acetyl 醋,乙酰基),amide(酰胺),又称“解氟灵”。 【类】解毒药 【药】为含氟杀虫剂氟乙酰胺(最强的有机氟杀鼠药之一)的解毒剂,可通过阻断酰胺酶,使氟乙酰胺不能转变为其毒性代谢产物氟乙酸,从而发挥解毒作用,用于氟乙酸胺、氟醋酸钠及甘氟中毒特效解毒。 【联】氟乙酰胺 fluoroacetamide;去铁胺 deferoxamine 【量】肌内注射,一次 2.5～5g,一日 2～4 次,或按每日 0.1～0.3 g/kg,一般连续注射 5～7 日。

续表

乙酰半胱氨酸 【B】 【OTC】	acetylcysteine[ˌæsitilˈsistiin] 【记】acetyl(醋,乙酰基),cysteine(半胱氨酸),胱氨酸的*N*-乙酰化衍生物,商品名有“富露施(Fluimucil)”。 【类】祛痰药;解毒药 【药】含巯基(-SH)的氨基酸衍生物,能使痰液中糖蛋白多肽裂解而降低痰液黏度,促进痰液排出,是还原性谷胱甘肽的前体,具有肝脏保护作用,用于黏稠分泌物过多的咳痰困难、对乙酰氨基酚中毒解毒等。 【联】胱氨酸 cystine;谷胱甘肽 glutathione;羧甲司坦 carbocisteine 【量】口服,一次 200mg,一日 2～3 次;静脉滴注,一次 8g,一日 1 次。 【禁】支气管哮喘者禁用。
乙酰螺旋霉素	acetylspiramycin[ˌæsitilˈspaiərəˈmaisin] 【记】acetyl(醋,乙酰基),spira(spiral 螺旋形),-mycin(霉素,链霉菌株抗生素),螺旋霉素的乙酰化物。 【类】大环内酯类抗生素 【药】属 16 元环大环内酯,抗菌谱及适应证与红霉素相似,对酸稳定,口服易吸收,经胃肠道吸收后脱乙酰基转变为螺旋霉素而起抗菌作用,较红霉素具有更好的抗生素后效应,用于敏感菌引起的轻中度感染。 【联】螺旋霉素 spiramycin;红霉素 erythromycin;阿奇霉素 azithromycin 【量】口服,一次 200～300mg,一日 4～6 次,首次加倍。 【禁】对红霉素及其他大环内酯类过敏的患者禁用。
乙酰唑胺 【C】 【L2】 【基】	acetazolamide[æsetəˈzɔləmaid] 【记】aceta(acetyl 醋,乙酰基),-zolamide(唑胺或佐胺,碳酸酐酶抑制剂),又称“醋氮酰胺”。 【类】抗青光眼药;碳酸酐酶抑制剂 【药】碳酸酐酶抑制剂,抑制 CO_2 与 H_2O 结合为碳酸,减少碳酸解离为 H^+ 和 HCO_3^-,能抑制房水生成(减少 50%～

续表

乙酰唑胺 【C】 【L2】 【基】	60%),具有强力的降低眼内压作用,用于各种类型青光眼、脑水肿,亦用于癫痫小发作。 【联】布林佐胺 brinzolamide;多佐胺 dorzolamide 【量】口服,一次 250mg,一日 1~3 次。 【禁】肝肾功能不全致低钠血症、低钾血症、高氯性酸中毒患者,肾上腺皮质功能减退患者,肝性脑病及磺胺过敏患者禁用。
异丙嗪 【C】 【L2】 【基】	promethazine[prəuˈmeθəzi:n] 【记】pro(propyl 丙基),meth(methyl 甲基),thazine(噻嗪,吩噻嗪类衍生物),商品名有"非那根(Phenergan)"。 【类】抗组胺药 【药】首个组胺 H_1 受体拮抗剂,作用较苯海拉明强且持久,中枢镇静作用明显但较氯丙嗪弱,能增强麻醉药、催眠药等的作用,降低体温,用于抗过敏、晕动病、止吐及镇静催眠等,亦可与氯丙嗪等联合用于人工冬眠。 【联】苯海拉明 diphenhydramine;氯丙嗪 chlorpromazine;丙米嗪 imipramine 【量】口服,一次 12.5~25mg,一日 3~4 次;肌内注射,一次 25~50mg,必要时 2 小时后重复,单次最高量不得超过 100mg。 【禁】新生儿、早产儿禁用。
异丙托溴铵 【B】 【L2】 【基】	ipratropium bromide[aiprəˈtrəupiəm ˈbrəumaid] 【记】ipra(isopropyl 异丙基),trop-(托品,阿托品衍生物),-ium(铵,季铵盐),bromide(溴化物),又称"异丙阿托品",商品名有"爱全乐(Atrovent)"。 【类】平喘药;M 受体阻断药 【药】非选择性 M 受体阻断药,作用机制与阿托品类似,不易通过生物屏障,全身副作用相对小,适合局部吸入扩张支气管,用于治疗急性或慢性哮喘引起的可逆性气道阻塞、慢性支气管炎、肺气肿、哮喘等。 【联】阿托品 atropine;噻托溴铵 tiotropium bromide 【量】吸入,一次 40~80μg,一日 2~4 次。 【禁】对阿托品或其衍生物过敏者禁用。

续表

异氟烷 【C】 【基】	isoflurane[ˌaisəu'flu:rein] 【记】iso-(异),-flurane(氟烷,烷烃类吸入麻醉药),又称“异氟醚”,商品有“活宁(Forane)”。 【类】吸入性麻醉药 【药】恩氟烷的异构体,作用机制与恩氟烷类似,具有良好的麻醉作用,诱导麻醉和苏醒均较快,骨骼肌松弛作用亦较好,在体内很少被分解,以原形由呼吸道排出,用于各种全身麻醉的诱导及维持。 【联】恩氟烷 enflurane;七氟烷 sevoflurane;地氟烷 desflurane 【量】雾化吸入,吸入量视手术需要而定,吸入气体浓度1%～3%。 【禁】对本药或其他卤素麻醉剂过敏、已知或怀疑患有遗传性的易感恶性高热的患者禁用。
异烟肼 【C】 【L3】 【基】	isoniazid[ˌaisəu'naiəzid] 【记】iso-(异),ni(nicotinic 烟酸的),azid(azide 肼,叠氮化物),又称“雷米封(Rimifon)”。 【类】抗结核药 【药】抗结核药,高选择性抑制细菌分枝菌酸合成而使细胞壁破裂,口服有效,为抗结核一线用药,单用耐药率较高,常与利福平、吡嗪酰胺等药联用,用于各型结核病及部分非结核分枝杆菌病的治疗。 【联】利福平 rifampicin;吡嗪酰胺 pyrazinamide 【量】口服,一次 200～300mg,一日 1 次;静脉滴注,一次200～400mg,一日 1～2 次。 【禁】肝功能不正常者、精神病患者和癫痫患者禁用。
吲达帕胺 【B】 【L3】 【基】	indapamide[ində'pa:maid] 【记】inda(indol 吲哚),-pamide(帕胺,磺胺苯甲酸衍生物,利尿药),商品名有“纳催离(Natrilix)”。 【类】利尿药;降压药 【药】中效利尿药,结构和作用与氢氯噻嗪类似,利尿作用

续表

吲达帕胺 【B】 【L3】 【基】	较后者强 10 倍,兼有钙拮抗作用,半衰期长(13 小时),能发挥长效降压作用,且肾功能损害时不易蓄积,用于治疗轻中度高血压及心力衰竭。 【联】氢氯噻嗪 hydrochlorothiazide;阿利帕胺 alipamide;氯噻酮 chlortalidone 【量】口服,一次 1.25～2.5mg,一日 1 次,每日给药剂量不应超过 5mg。 【禁】对磺胺过敏者、严重肾衰竭、肝性脑病或严重肝衰竭、低钾血症等患者禁用。
吲哚美辛 【B/D】 【L3】 【基】 【OTC】	indomethacin[ˌindəu'meθəsin] 【记】indo(indol 吲哚),meth(methyl 甲基),acin(acetic 乙酸的),商品名有“消炎痛”“Indocin”。 【类】非甾体抗炎药(NSAIDs) 【药】乙酸类 NSAIDs,作用机制与对乙酰氨基酚、布洛芬相似,通过抑制环加氧酶阻断前列腺素合成发挥作用,作用强,生物利用度高(近 100%),直肠较口服易吸收,用于解热及缓解各种炎性疼痛等。 【联】对乙酰氨基酚 acetaminophen;布洛芬 ibuprofen;吲哚布芬 indobufen 【量】口服,一次 25～50mg,一日 2～3 次;塞肛,一次 50～100mg,一日 1 次。 【禁】活动性溃疡病、溃疡性结肠炎及病史者、癫痫、帕金森病及精神病患者、肝肾功能不全者、妊娠期及哺乳期妇女禁用。
英夫利昔单抗 【B】	infliximab[in'fliksəmæb] 【记】infli-(音“英夫利”),-ximab(昔单抗,鼠人嵌合单克隆抗体),商品名有“类克(Remicade)”。 【类】免疫抑制剂;改善病情的抗风湿药(DMARDs) 【药】首个合成单抗类肿瘤坏死因子(TNF)抑制剂,生物类 DMARDs 药,能与 TNF 结合抑制其作用于受体,减少炎症介质对滑膜、关节等组织侵蚀,用于类风湿关节炎、强

续表

英夫利昔单抗 【B】	直性脊柱炎及克罗恩病等自身免疫性疾病。 【联】依那西普 etanercept;阿达木单抗 adalimumab;戈利木单抗 golimumab 【量】静脉滴注,首次给予 3～5mg/kg,在首剂后的第 2 周和第 6 周及以后每隔 6 周或 8 周各给予一次相同剂量。 【禁】对鼠源蛋白或本药其他成分过敏的患者禁用;剂量高于 5mg/ml 时禁用于中重度心力衰竭患者。
右美沙芬 【C】 【L1】 【OTC】	dextromethorphan[dekstrəˈmeθɔːfən] 【记】dextro-(右的,右旋的),meth(methyl-,甲基),-orphan(吗啡烷,吗啡烷衍生物),商品名有“普西兰(Pusiran)”。 【类】中枢镇咳药 【药】非成瘾性中枢镇咳药,通过抑制延髓咳嗽中枢起作用,其镇咳作用强度与可待因相似,但无镇痛及呼吸抑制作用,无成瘾性且毒性低,用于各种咳嗽症状的控制,尤适于干咳及手术后无法进食的咳嗽患者。 【联】苯丙哌林 benproperine;右丙氧芬 dextropropoxyphen 【量】口服,一次 10～20mg,一日 3～4 次;肌内注射,一次 5～10mg,一日 1～2 次。 【禁】妊娠 3 个月内妇女、有精神病史者、停用单胺氧化酶抑制剂不满 2 周的患者禁用。
右旋糖酐 【C】 【基】	dextran[ˈdekstrən] 【记】dextr(o)-(右的,右旋的),又称“葡聚糖”“Gentran”等。 【类】血容量扩充药 【药】系蔗糖经细菌发酵后生成的高分子葡萄糖聚合物,分子量有 1 万、4 万不等,有提高胶体渗透压、增加血浆容量等作用,用作血浆代用品,用于出血性休克、创伤性休克等。

Y

续表

右旋糖酐 【C】 【基】	【联】聚糖酐 dextranomer;羟乙基淀粉 hydroxyethyl starch 【量】静脉滴注,一次 2～3g/kg(以右旋糖酐 40 计),每日或隔日 1 次,7～14 日为一疗程。 【禁】充血性心力衰竭、血小板减少症、出血性疾病、少尿或无尿者禁用。
鱼精蛋白 【C】 【基】	protamine[ˈprəutəmi:n] 【记】prot(protein 蛋白质),amine(胺),对鱼类精子形成和稳定起关键作用的小分子蛋白,故得名。 【类】肝素拮抗剂 【药】从鱼类成熟精子中提取的富含精氨酸的碱性蛋白,能与肝素形成稳定的盐而使其失去抗凝作用,是目前唯一的肝素特异性拮抗剂,用于治疗因注射肝素过量所引起的出血及自发性出血如咯血等。 【联】氨甲环酸 tranexamic acid;凝血酶 thrombin;精蛋白锌胰岛素 protamine zinc insulin 【量】静脉注射或静脉滴注,1mg 可拮抗 100U 肝素,每次不超过 50mg,不得加大剂量。 【禁】对本品过敏者禁用。
鱼石脂 【L3】 【基】 【OTC】	ichthammol[ˈikθæməul] 【记】ichth(ichthyo-,鱼,像鱼的;ichthyosulfonate 鱼石脂磺酸盐),amm(ammonium 氨盐),-ol(醇或酚)。 【类】消毒防腐药;皮肤科用药 【药】一种源自天然页岩油干馏后加硫酸和氨制成的化工原料,具有温和刺激性和消炎、防腐、消肿及抑制分泌等作用,用于各种皮肤炎症及软组织炎症、脓肿、疮疖等。 【联】水杨酸 salicylic acid;甲酚 cresol;间苯二酚 resorcinol 【量】外用,一日 2 次,涂患处。 【禁】对本品过敏者禁用。

续表

愈创甘油醚 【C】 【L2】 【OTC】	guaifenesin[gwaiˈfenəsin] 【记】guai(guaiacyl 愈创木基),fen(phenol 苯酚),esin(resin 树脂),系源自愈创木脂树(guaiac tree)的合成祛痰药,又称“呱芬那辛”。 【类】祛痰药 【药】刺激性祛痰药,具有刺激支气管及胃黏膜黏液分泌、促使痰液易于咳出的作用,较氯化铵等祛痰药刺激性小,常与氯化铵及抗组胺药等合用,用于各种多痰咳嗽、哮喘及其他黏液不易咳出的情况。 【联】愈创司坦 guaisteine;愈创木酚 guaiacol 【量】口服,一次 100～400mg,一日 3～4 次。 【禁】肺出血、胃出血、急性胃肠炎、肾炎及肾功能减退、妊娠 3 个月内妇女禁用。

第 22 单元：Z

扎鲁司特 【B】 【L3】	zafirlukast[zəfiə'lu:kəst] 【记】zafir（音“扎”），-lukast（鲁司特，白三烯受体拮抗剂），商品名有“安可来（Accolate）”。 【类】抗哮喘药；白三烯（LTs）受体拮抗剂 【药】FDA 批准的首个 LTs 受体拮抗剂，预防 LTs 引起的气道水肿和炎症，选择性高，起效缓慢温和，不改变平滑肌对 β_2 受体的反应，耐受性好，不良反应少，用于哮喘的预防和长期治疗。 【联】孟鲁司特 montelukast；曲尼司特 tranilast；齐留通 zileuton 【量】口服，一次 20～40mg，一日 2 次，应空腹服用，因食物会大幅降低（约 40%）其口服生物利用度。 【禁】哮喘持续发作状态、肝功能损伤及肝硬化患者禁用。
制霉素 【C】 【L1】 【基】	nystatin['nistətin] 【记】nystat（New York State，纽约州，最初发现于纽约州的一种链霉菌属抗生素），-in（素），又称“制霉菌素”。 【类】抗真菌药 【药】多烯类抗真菌药，与真菌细胞膜特异固醇相结合，导致膜破坏以致细胞死亡，抗真菌谱广，对假丝酵母最敏感，对滴虫也有抑制作用，对细菌无效，用于黏膜假丝酵母病及真菌性甲沟炎、阴道炎及鹅口疮等。 【联】两性霉素 B amphotericin B；氟康唑 fluconazole；特比萘芬 terbinafine 【量】口服，一次 50 万～100 万单位，一日 3 次；阴道给药，一次 10 万单位，一日 1～2 次；外用，涂搽患处，一日 2～3 次。 【禁】对本品过敏的患者禁用。

续表

紫杉醇 【D】 【L5】 【基】	paclitaxel[pækli'tæksəl] 【记】pacli(pacific yew,太平洋紫杉,短叶紫杉),-taxel(taxane 紫杉烷衍生物),商品名有“安泰素(Anzatax)”“泰素(Taxol)”。 【类】植物来源抗肿瘤药;有丝分裂抑制剂 【药】源自紫杉树皮中提取的活性物质,新型抗微管药物,促进微管蛋白聚合,抑制解聚,保持微管蛋白稳定,抑制细胞有丝分裂,阻止肿瘤细胞的繁殖,用于卵巢癌、乳腺癌、非小细胞肺癌等恶性肿瘤。 【联】多西他赛 docetaxel;长春新碱 vincristine 【量】静脉滴注,135～200mg/m^2,每 3～4 周重复一次。 【禁】严重骨髓抑制、白细胞计数低于 1.5×10^9/L、感染、妊娠期及哺乳期妇女禁用。
左卡尼汀 【B】 【L3】	levocarnitine[levə'kɑːnitin] 【记】levo-(左,左旋的),carnitine(音“卡尼汀”,又称肉毒碱),商品名有“可益能”“东维力”等。 【类】助消化药;维生素类 【药】人体内能量代谢必需的一种辅酶,由赖氨酸在肝脏合成,是辅助脂肪酸进入细胞线粒体氧化的载体,对细胞中能量的产生和转运起重要作用,用于防治左卡尼汀缺乏症。 【联】毒蕈碱 muscarine;辅酶 Q_{10} Coenzyme Q_{10} 【量】口服,一次 500～1000mg,一日 2～3 次;静脉注射,一次 10～20mg/kg,每次血液透析后使用。 【禁】对本品过敏者禁用。
左旋多巴 【C】 【L4】	levodopa[levəu'dəupə] 【记】levo-(左,左旋的),-dopa(多巴,多巴胺受体激动剂)。 【类】抗帕金森病药;多巴胺(DA)受体激动剂 【药】合成 DA 及肾上腺素的前体,自身无活性,在脑内转

续表

左旋多巴 【C】 【L4】	化成 DA，激活 DA 受体而发挥作用，常与卡比多巴等多巴脱羧酶抑制剂合用，用于帕金森病及其相关综合征，小剂量可用于改善儿童屈光不正。 【联】多巴胺 dopamine；卡比多巴 carbidopa；苄丝肼 benserazide 【量】口服，一次 250～1000mg，一日 4～6 次。 【禁】严重精神病患者、严重心律失常、心力衰竭、青光眼、消化性溃疡及有惊厥史者禁用。
左甲状腺素 【A】 【L1】 【基】	levothyroxine[ˌliːvəuθaiˈrɔksiːn] 【记】levo-（左，左旋），thyr-（甲状腺的），oxine（oxindole，羟吲哚衍生物），商品名有“优甲乐（Euthyrox）”。 【类】甲状腺激素 【药】人工合成的四碘甲状腺原氨酸，具有维持正常生长发育、促进代谢和增加产热、提高交感系统的感受性等作用，用于非毒性的甲状腺肿、甲状腺肿切除术后、甲状腺功能减退的替代治疗及甲状腺抑制试验等。 【联】促甲状腺素 thyrotrophin；碘塞罗宁 liothyronine 【量】口服，初始剂量一日 25～50μg，逐渐增量，维持量 75～125μg。 【禁】对本药过敏者、未经治疗的肾上腺功能不足、垂体功能不足和甲状腺毒症患者禁用。
左旋咪唑 【C】	levamisole[ləˈvæməsəul] 【记】leva（levo-左旋），misole（imidazole 咪唑）。 【类】驱虫药；免疫增强剂 【药】一种唑类广谱驱肠虫药，抑制虫体内琥珀酸脱氢酶，引起神经肌肉麻痹；另具有免疫促进作用，能增强巨噬细胞趋化性及 T 淋巴细胞免疫应答，用于驱蛔虫、钩虫等寄生虫病及类风湿关节炎等免疫性疾病。 【联】阿苯达唑 albendazole；甲苯达唑 mebendazole 【量】增强免疫：口服，一次 50mg，一日 2～3 次；驱虫：口服，一次 100～300mg，一日 1～2 次。 【禁】肝肾功能不全、肝炎活动期、妊娠早期或原有血吸虫病者禁用。

续表

左氧氟沙星 【C】 【L3】 【基】	levofloxacin[ˌlevəuˈflɔksəsin] 【记】levo-(左,左旋的),-floxacin(氟沙星或沙星,氟喹诺酮类抗菌药),商品名有"可乐必妥(Cravit)"。 【类】合成抗菌药;喹诺酮类 【药】氧氟沙星的左旋体,口服生物利用度接近 100%,抗菌活性是氧氟沙星的 2 倍,不良反应相对少且轻微,但抗铜绿假单胞菌作用低于环丙沙星,适用于敏感菌所致的各种急慢性、难治性感染。 【联】环丙沙星 ciprofloxacin;氧氟沙星 ofloxacin 【量】口服,一次 500mg,一日 1 次;静脉滴注,一次 500mg,一日 2 次。 【禁】妊娠哺乳期妇女、喹诺酮类药物过敏者及 18 岁以下患者禁用。
佐匹克隆 【C】 【L2】 【基】 【精 2】	zopiclone[zəupiˈkləun] 【记】zopi(音"佐匹",zolpidem 唑吡坦),-clone(克隆,佐匹克隆衍生物),商品名有"忆梦返(Imovane)"。 【类】镇静催眠药;非苯二氮䓬类 【药】新型非苯二氮䓬类安眠药,作用机制与唑吡坦类似,以不同的结合方式作用于 BDZ 受体,起效时间快,能有效延长睡眠时间,减少夜间觉醒和早醒次数,次晨残余作用低,用于各种类型失眠症。 【联】唑吡坦 zolpidem;帕戈克隆 pagoclone;右佐匹克隆 eszopiclone 【量】口服,一次 3.75～7.5mg,一日 1 次,睡前服用。 【禁】失代偿的呼吸功能不全、重症肌无力、重症睡眠呼吸暂停综合征禁用。
唑吡坦 【B/C】 【L3】 【精 2】	zolpidem[ˈzəupidəm] 【记】zol(音"唑",azole 唑,唑类),-pidem(吡坦,唑吡坦类镇静催眠药),商品名有"思诺思(Stilnox)"。 【类】镇静催眠药;非苯二氮䓬类 【药】新型非苯二氮䓬类安眠药,作用机制与苯二氮䓬

续表

唑吡坦 【B/C】 【L3】 【精 2】	(BDZ)类药类似,但抗焦虑、中枢性骨骼肌松弛和抗惊厥作用弱,其优点是起效快,后遗效应、耐受性及药物依赖性较轻,用于偶发性、暂时性和慢性失眠症。 【联】佐匹克隆 zopiclone;扎来普隆 zaleplon;阿吡坦 alpidem 【量】口服,一次 5～10mg,一日 1 次,在临睡前服药或上床后服用,疗程不超过 4 周。 【禁】严重呼吸功能不全、睡眠呼吸暂停综合征、严重急慢性肝功能不全(有肝性脑病风险)、肌无力等患者禁用。
唑来膦酸 【D】	zoledronic acid[zəulə'drɔnik 'æsid] 【记】zole(音"唑来",azole 唑,唑类),-dronic(膦酸,钙代谢调节药),acid(酸),商品名有"密固达(Aclasta)"。 【类】骨密度保护剂;钙代谢调节药 【药】含氮双膦酸化合物,对骨吸收部位特别是破骨细胞作用的部位有高亲嗜性,能抑制破骨细胞活性从而减少骨吸收,用于治疗绝经后妇女的骨质疏松症、畸形性骨炎、恶性肿瘤引起的高钙血症等。 【联】阿仑膦酸 alendronic acid;伊班膦酸 ibandronic acid 【量】静脉滴注,一次 4～5mg,单次输注,每 3～4 周 1 次或一年 1 次,根据疾病不同决定给药频次。 【禁】严重肾功能不全、低钙血症、妊娠期、哺乳期禁用。

Z

附　录

附录 1　常用药名词干中英文对照、定义及举例

常用药名词干	中文译名及定义	举例
-abine(-arabine, -citabine)	拉宾或他滨，阿拉伯糖苷衍生物，抗肿瘤或抗病毒药	cytarabine 阿糖胞苷；capecitabine 卡培他滨
-ac	酸，醋酸衍生物，非甾体抗炎药	ketorolac 酮咯酸；etodolac 依托度酸
-adol	多，阿片受体激动剂，止痛药	tramadol 曲马多；methadol 美沙多
-afenone	帕酮或非农，普罗帕酮类抗心律失常药	propafenone 普罗帕酮；alprafenone 阿普非农
-afil	非，5 型磷酸二酯酶抑制剂，血管扩张药	sildenafil 西地那非；tadalafil 他达拉非
-aldrate	铝，铝复合盐，抗酸药	magaldrate 镁加铝；magaldrate 氢氧化镁铝
-amivir	米韦，神经氨酸酶抑制剂，抗病毒药	zanamivir 扎那米韦；oseltamivir 奥司他韦
-andr-	雄，雄激素类药物	androstanolone 雄诺龙；nandrolone 诺龙
-antrone	蒽醌，蒽醌衍生物，抗肿瘤药	mitoxantrone 米托蒽醌；pixantrone 匹克生琼

续表

常用药名词干	中文译名及定义	举例
-apine(-tiapine)	氮平或硫平，苯氮杂䓬类抗精神病药	clotiapine 氯氮平；quetiapine 喹硫平
-arone	隆或酮，抗心律失常药	amiodarone 胺碘酮；dronedarone 屈奈达隆
-astine	斯汀，组胺 H_1 受体拮抗剂，抗过敏药	azelastine 氮䓬斯汀；emedastine 依美斯汀
-azenil	西尼，苯二氮䓬受体拮抗剂	flumazenil 氟马西尼；bretazenil 溴他西尼
-azepam	西泮，地西泮衍生物，安眠药	diazepam 地西泮；clonazepam 氯硝西泮
-azocine	佐辛，吗啡烷衍生物，阿片类镇痛药	dezocine 地佐辛；pentazocine 喷他佐辛
-azolam	唑仑，苯二氮䓬类衍生物，安眠药	estazolam 艾司唑仑；midazolam 咪达唑仑
-azoline	唑啉，唑啉类衍生物，抗组胺药	antazoline 安他唑啉；naphazoline 萘甲唑林
-azosin	唑嗪，哌唑嗪类衍生物，抗高血压药	prazosin 哌唑嗪；terazosin 特拉唑嗪
-bactam	巴坦，β-内酰胺酶抑制剂	sulbactam 舒巴坦；tazobactam 他唑巴坦
-barbital	巴比妥，巴比妥衍生物	phenobarbital 苯巴比妥；secobarbital 司可巴比妥
-bendan	本旦或旦，匹莫苯旦类强心药	adibendan 阿地本旦；pimobendan 匹莫苯旦
-bendazole	苯达唑，噻苯达唑类衍生物	albendazole 阿苯达唑；mebendazole 甲苯达唑
bl-(-bol-)	勃或勃龙，合成代谢类固醇激素	bolandiol 勃雄二醇；tibolone 替勃龙

续表

常用药名词干	中文译名及定义	举例
-bufen	布芬，芳基丁酸衍生物，解热镇痛药	fenbufen 芬布芬；indobufen 吲哚布芬
-caine	卡因，可卡因类局麻药	cocaine 可卡因；articaine 阿替卡因
clci-	骨化醇，维生素 D 类似物，钙相关的	alfacalcidol 阿法骨化醇；calcitriol 骨化三醇
-capone	卡朋，COMT 抑制剂	tolcapone 托卡朋；entacapone 恩他卡朋
-cavir	卡韦，碳环核苷类似物抗病毒药	entecavir 恩替卡韦；abacavir 阿巴卡韦
cef-	头孢，头孢菌素类	cefradine 头孢拉定；cephalexin 头孢氨苄
-ciclovir（-cyclovir）	昔洛韦，阿昔洛韦衍生物	aciclovir 阿昔洛韦；ganciclovir 更昔洛韦
-cillin	西林，青霉素类抗生素	amoxicillin 阿莫西林；ampicillin 氨苄西林
-cisteine（-cysteine）	司坦，半胱氨酸衍生物，黏液溶解药	carbocisteine 羧甲司坦；acetylcysteine 乙酰半胱氨酸
-clone	克隆或氯酮，佐匹克隆类镇静催眠药	zopiclon 佐匹克隆；pagoclone 帕戈克隆
-conazole	康唑，咪康唑类衍生物，抗真菌药	miconazole 咪康唑；fluconazole 氟康唑
-cort-	可的，可的松衍生物，皮质激素药	cortisone 可的松；hydrocortisone 氢化可的松
-coxib	昔布或考昔，环加氧酶-2 抑制剂	celecoxib 塞来昔布；etoricoxib 依托考昔
-crine	克林，吖啶类衍生物	tacrine 他克林；amsacrine 安吖啶

续表

常用药名词干	中文译名及定义	举例
-criptine	隐亭，多巴胺受体激动剂	bromocriptine 溴隐亭；epicriptine 表隐亭
-cur(on)ium	库铵，非去极化肌松药	vecuronium bromide 维库溴铵；atracurium 阿曲库铵
-cycline	环素，四环素衍生物	tetracycline 四环素；minocycline 米诺环素
-dapsone	苯砜，二氨基苯砜衍生物，抗麻风药	dapsone 氨苯砜；acedapsone 醋氨苯砜
-dil	地尔，血管扩张剂	minoxidil 米诺地尔；alprostadil 前列地尔
-dilol	地洛，同-olol 洛尔，普萘洛尔类	carvedilol 卡维地洛；dramedilol 屈美地洛
-dipine	地平，硝苯地平类抗高血压	nifedipine 硝苯地平；nitrendipine 尼群地平
-dopa	多巴，多巴胺受体激动剂	levodopa 左旋多巴；methyldopa 甲基多巴
-dralazine	屈嗪，肼屈嗪类降压药	hydralazine 肼屈嗪；budralazine 布屈嗪
-drine	君，麻黄碱衍生物，拟交感神经药	ephedrine 麻黄碱；midodrine 米多君
-dronate(-dronic)	膦酸，钙代谢调节药	Alendronic acid 阿仑膦酸；zoledronic acid 唑来膦酸
-entan	生坦，内皮素受体拮抗剂	bosentan 波生坦；ambrisentan 安立生坦
-ergo-	麦角，麦角生物碱衍生物	ergometrine 麦角新碱；nicergoline 尼麦角林
-eridine	利定，哌替啶类镇痛药	meperidine 哌替啶；anileridine 阿尼利定

续表

常用药名词干	中文译名及定义	举例
estr-(-estr-)	雌,雌激素类	estradiol 雌二醇; nilestriol 尼尔雌醇
-etanide	他尼,吡咯他尼衍生物	bumetanide 布美他尼; piretanide 吡咯他尼
-exine	新或克新,溴己新类祛痰药	bromhexine 溴己新;adamexine 金刚克新
-ezolid	唑胺,噁唑烷酮类抗菌药	linezolid 利奈唑胺; eperezolid 依哌唑胺
-faxine	法辛,同-oxetine 西汀,SNRI类抗忧郁药	venlafaxine 文拉法辛;radafaxine 雷达法辛
-fenac	芬酸,异丁芬酸衍生物	diclofenac 双氯芬酸;aceclofenac 醋氯芬酸
-fenacin	那辛或那新,选择性 M_3受体阻断药	solifenacin 索利那新;darifenacin 达非那新
-fentanil	芬太尼,芬太尼衍生物,阿片类镇痛药	fentanyl 芬太尼; sufentanil 舒芬太尼
-fiban	非班,纤维蛋白原受体拮抗剂,抗血小板药	tirofiban 替罗非班; lamifiban 拉米非班
-fibrate	贝特,氯贝丁酸衍生物,降血脂药	clofibrate 氯贝丁酯; fenofibrate 非诺贝特
-floxacin (-floxacin)	沙星或氟沙星,氟喹诺酮类合成抗菌药	norfloxacin 诺氟沙星; ciprofloxacin 环丙沙星
-flurane	氟烷,烷烃类吸入麻醉药	enflurane 恩氟烷;isoflurane 异氟烷
-formin	福明或双胍,双胍类降糖药	metformin 二甲双胍; phenformin 苯乙双胍
-fovir	福韦,抗病毒药	adefovir 阿德福韦;tenofovir 替诺福韦

续表

常用药名词干	中文译名及定义	举例
-frine(-fline)	福林或弗林，苯乙基衍生物，拟交感神经药	dimefline 二甲弗林；dipivefrine 地匹福林
-fungin	芬净，抗真菌药	caspofungin 卡泊芬净；micafungin 米卡芬净
-fylline(-phylline)	茶碱，同-phylline，甲基黄嘌呤衍生物	aminophylline 氨茶碱；doxofylline 多索茶碱
-gab(a)-	加巴，GABA 类似物，抗癫痫药	gabapentin 加巴喷丁；pregabalin 普瑞巴林
gado-	钆，含钆造影剂	gadopentetic acid 钆喷酸；gadodiamide 钆双胺
-gatran	加群，阿加曲班型凝血酶抑制剂	dabigatran 达比加群；efegatran 依非加群
-gest-	孕，孕甾结构衍生物	megestrol 甲地孕酮；levonorgestrel 左炔诺孕酮
-gesterone	孕酮，黄体酮衍生物	progesterone 黄体酮；dydrogesterone 地屈孕酮
-giline	吉兰，单胺氧化酶抑制剂	selegiline 司来吉兰；rasagiline 雷沙吉兰
gli-	格列，磺酰脲类降血糖药	glibenclamide 格列本脲；gliclazide 格列齐特
-glinide	格列奈，胰岛素促分泌剂，降糖药	nateglinide 那格列胺；repaglinide 瑞格列奈
-gliptin	格列汀，DPP-4 抑制剂，降血糖药	sitagliptin 西格列汀；vildagliptin 维格列汀
-glitazone	格列酮，革唑烷酮类降糖药	rosiglitazone 罗格列酮；troglitazone 曲格列酮
-glumide	谷胺；钙离子拮抗剂，抗溃疡或抗焦虑剂	proglumide 丙谷胺；amiglumide 阿米谷胺

续表

常用药名词干	中文译名及定义	举例
-grastim	格司亭，粒细胞集落刺激因子	filgrastim 非格司亭；lenograstim 来格司亭
-grel(-grel-)	格雷，血小板凝集抑制剂	clopidogrel 氯吡格雷；sarpogrelate 沙格雷酯
-icam(-xicam)	昔康，烯醇酸类非甾体抗炎药/伊索昔康类衍生物，非甾体抗炎药	isoxicam 伊索昔康；lornoxicam 氯诺昔康
-ifen □	芬，氯米芬及他莫昔芬衍生物，抗雌激素药	clomifene 氯米芬；tamoxifen 他莫昔芬
-ilide	利特，Ⅲ类抗心律失常药	ibutilide 伊布利特；risotilide 利索利特
-imex	美司或美克，免疫增加剂	ubenimex 乌苯美司；forfenimex 福酚美克
-imibe	麦布，胆固醇酰基转移酶抑制剂	ezetimibe 依折麦布；eldacimibe 依达麦布
-imod	莫德，免疫调节剂	pidotimod 匹多莫德；fingolimod 芬戈莫德
-imus	莫司，免疫抑制剂	tacrolimus 他克莫司；sirolimus 西罗莫司
-kacin	卡星，卡那霉素衍生物	amikacin 阿米卡星；butikacin 布替卡星
-lol(-olol)	洛尔，β受体阻断药	propranolol 普萘洛尔；arotinolol 阿罗洛尔
-lukast	鲁司特，白三烯受体拮抗剂，抗哮喘药	montelukast 孟鲁司特；zafirlukast 扎鲁司特

续表

常用药名词干	中文译名及定义	举例
-lutamide	鲁胺或他胺，氟他胺类抗雄激素药	flutamide 氟他胺；bicalutamide 比卡鲁胺
-mab	单抗，单克隆抗体类	cetuximab 西妥昔单抗；abciximab 阿昔单抗；
-mantadine	金刚，金刚烷胺衍生物	amantadine 金刚烷胺；rimantadine 金刚乙胺
-mestane	美坦，芳香酶抑制剂	exemestane 依西美坦；formestane 福美坦
-met(h)asone	米松，合成糖皮质激素类药	dexamethasone 地塞米松；flumetasone 氟米松
-metacin	美辛，吲哚美辛衍生物，消炎镇痛药	indometacin 吲哚美辛；delmetacin 地美辛
-micin	米星，小单胞菌属抗生素	netilmicin 奈替米星；isepamicin 异帕米星
mito-	米托，抗肿瘤药	mitoxantrone 米托蒽醌；mitomycin 丝裂霉素
-monam (-monam)	(莫)南或莫南，单环类内酰胺抗生素	aztreonam 氨曲南；carumonam 卡芦莫南
-mustine	莫司汀，氯乙胺类烷化剂	estramustine 雌莫司汀；nimustine 尼莫司汀
-mycin	霉素，链霉菌属抗生素	streptomycin 链霉素；tobramycin 妥布霉素
-nafine	萘芬，萘衍生物，抗真菌药	terbinafine 特比萘芬；butenafine 布替萘芬
nal-	纳，去甲吗啡衍生物，阿片受体激动/拮抗剂	naloxone 纳洛酮；naltrexone 纳曲酮
-navir	那韦，HIV 蛋白酶抑制剂，抗病毒药	saquinavir 沙奎那韦；indinavir 茚地那韦

续表

常用药名词干	中文译名及定义	举例
-nercept	那西普，肿瘤坏死因子拮抗剂	etanercept 依那西普；lenercept 来那西普
nic(o)-	尼或尼可，烟酸或烟醇衍生物	nicotine 尼古丁；nicotinamide 烟酰胺
-nicline	克兰或克林，N 受体激动剂	varenicline 伐尼克兰；altinicline 阿替克林
-nidazole	硝唑，硝基咪唑类合成抗菌药	metronidazole 甲硝唑；tinidazole 替硝唑
-nidine	尼定，可乐定类衍生物，降血压药	clonidine 可乐定；brimonidine 溴莫尼定
nifur-	硝呋，5-硝基呋喃衍生物	nifuratel 硝呋太尔；nifuratrone 硝呋隆
-onide	奈德，缩醛类外用合成糖皮质激素	halcinonide 哈西奈德；fluocinonide 醋酸氟轻松
-orex	雷司，食欲抑制药	aminorex 阿米雷司；fludorex 氟多雷司
-orph-	啡，吗啡烷衍生物，镇痛药	hydromorphone 氢吗啡酮；butorphanol 布托啡诺；
-orphan-	啡烷，吗啡烷衍生物，镇痛药	levallorphan 左洛啡烷；dextromethorphan 右美沙芬
-orphine	诺啡，吗啡衍生物，镇痛药	apomorphine 阿扑吗啡；buprenorphine 丁丙诺啡
-oxepin(e)	赛平，氧杂草类抗忧郁药	doxepin 多塞平；savoxepin 沙伏塞平
-oxetine	西汀，氟西汀类抗抑郁药	fluoxetine 氟西汀；paroxetine 帕罗西汀
-ozolomide	唑胺，咪唑甲酰胺类烷化剂	temozolomide 替莫唑胺；米托唑胺 mitozolomide

续表

常用药名词干	中文译名及定义	举例
-pamide	帕胺，磺胺苯甲酸衍生物，利尿药	indapamide 吲达帕胺；alipamide 阿利帕胺
-pamil	帕米，冠脉血管扩张剂，降压药	verapamil 维拉帕米；nexopamil 奈索帕米
-parin	肝素，肝素衍生物，抗凝血药	heparin 肝素；nadroparin 那屈肝素
-penem	培南，青霉素烯类抗生素	imipenem 亚胺培南；meropenem 美罗培南
-peridol	哌利多或哌啶醇，氟哌啶醇衍生物	haloperidol 氟哌啶醇；droperidol 氟哌利多
-peridone	哌酮或立酮，利培酮型抗精神病药	risperidone 利培酮；paliperidone 帕利哌酮
-pezil	哌齐，乙酰胆碱酯酶抑制剂，抗阿尔茨海默病药	donepezil 多奈哌齐；icopezil 艾考哌齐
-pidem	吡坦，唑吡坦类镇静催眠药	zolpidem 唑吡坦；alpidem 阿吡坦
-piprazole	哌唑，苯基哌嗪衍生物	aripiprazole 阿立哌唑；dapiprazole 达哌唑
-pitant	匹坦，神经激肽受体拮抗剂，止吐药	aprepitant 阿瑞匹坦；lanepitant 拉奈匹坦
-planin	拉宁，放线菌属抗生素	teicoplanin 替考拉宁；actaplanin 阿克拉宁
-plase(-teplase)	普酶或替普酶，组织型纤溶酶原激活剂	alteplase 阿替普酶；duteplase 度替普酶
-platin	铂，铂类抗肿瘤药	carboplatin 卡铂；cisplatin 顺铂
-poetin	泊汀，促红细胞生长药，抗贫血药	erythropoietin 促红细胞生成素；darbepoetin 达依泊汀

续表

常用药名词干	中文译名及定义	举例
-poside	泊苷，鬼臼毒素糖苷类衍生物	etoposide 依托泊苷；teniposide 替尼泊苷
-pramine	帕明，丙米嗪衍生物，抗抑郁药	clomipramine 氯米帕明；citalopram 西酞普兰
-prazole	拉唑，质子泵抑制剂，抗胃酸药	omeprazole 奥美拉唑；pantoprazole 泮托拉唑
pred(ni)-	泼尼，泼尼松衍生物，皮质激素	prednisone 泼尼松；meprednisone 甲泼尼松
-pressin	加压素，垂体后叶加压素衍生物，缩血管药	vasopressin 加压素；desmopressin 去氨加压素
-pride	必利，舒必利衍生物	tiapride 硫必利；mosapride 莫沙必利
-pril	普利，ACEI 类降压药	captopril 卡托普利；fosinopril 福辛普利
-prim	普林，甲氧苄啶衍生物，抗菌药	trimethoprim 甲氧苄啶；epiroprim 依匹普林
-pristone	司酮，孕激素受体拮抗剂	mifepristone 米非司酮；
-profen	洛芬，布洛芬衍生物，抗炎止痛药	ibuprofen 布洛芬；loxoprofen 洛索洛芬
-prost	前列，前列腺素衍生物	alprostadil 前列地尔；beraprost 贝前列素
-racetam	西坦或拉西坦，吡拉西坦类促智药	piracetam 吡拉西坦；aniracetam 茴拉西坦
-racil	嘧啶，尿嘧啶衍生物，抗代谢药	fluorouracil 氟尿嘧啶；propylthiouracil 丙硫氧嘧啶
-relin	瑞林，垂体激素释放兴奋药	leuprorelin 亮丙瑞林；alarelin 丙氨瑞林

续表

常用药名词干	中文译名及定义	举例
-retin	维 A,视黄醇衍生物	tretinoin 维 A 酸;acitretin 阿维 A
rifa-	利福,利福霉素类抗生素	rifamycin 利福霉素;rifapentine 利福喷汀
-rinone	力农,氨力农衍生物,强心药	amrinone 氨力农;milrinone 米力农
-rizine	利嗪,哌嗪类抗组胺药	cetirizine 西替利嗪;flunarizine 氟桂利嗪
-rodine	罗定,哌替啶衍生物,镇痛药	alphaprodine 阿法罗定;betaprodine 倍他罗定
-rubicin	柔比星,柔红霉素衍生物	daunorubicin 柔红霉素;doxorubicin 多柔比星
sal-(-sal-,-sal)	柳或水杨,水杨酸衍生物	salbutamol 沙丁胺醇;diflunisal 二氟尼柳
-salazine	沙拉秦,柳氮磺吡啶衍生物	sulfasalazine 柳氮磺吡啶;mesalazine 美沙拉秦
-sartan	沙坦,血管紧张素-Ⅱ受体拮抗剂,降压药	losartan 氯沙坦;valsartan 缬沙坦
-semide	塞米,呋塞米类利尿药	furosemide 呋塞米;torasemide 托拉塞米
-serpine	舍平,萝芙木生物碱衍生物	reserpine 利血平;mefeserpine 美非舍平
-setron	司琼,5-HT_3受体拮抗剂,止吐药	ondansetron 昂丹司琼;tropisetron 托烷司琼
-siban	西班,缩宫素受体拮抗剂	atosiban 阿托西班;barusiban 巴芦西班
-spirone	螺酮或环酮,丁螺环酮衍生物,抗焦虑药	buspirone 丁螺酮;tandospirone 坦度螺酮

续表

常用药名词干	中文译名及定义	举例
-sporin	孢菌素，环孢素类免疫抑制剂	ciclosporin 环孢素；oxeclosporin 奥环孢素
-stat	司他，酶抑制剂	orlistat 奥利司他；febuxostat 非布司他
-statin	他汀或他丁，酶抑制剂	cilastatin 西司他丁；ulinastatin 乌司他丁
-steride	雄胺，5α-还原酶抑制剂	finasteride 非那雄胺；epristeride 爱普列特
-stigmine	斯的明，毒扁豆碱衍生物，拟胆碱药	physostigmine 毒扁豆碱；neostigmine 新斯的明
-sulfan	舒凡，甲磺酸酯类烷化剂，抗肿瘤药	busulfan 白消安；ritrosulfan 利曲舒凡
-t(h)ixene	噻吨，噻吨衍生物类，抗精神病药	chlorprothixene 氯普噻吨；flupentixol 氟哌噻吨
-tadine	他定，三环类衍生物，组胺 H_1 受体拮抗剂	loratadine 氯雷他定；cyproheptadine 赛庚啶
-taxel	他赛，紫杉醇衍生物，抗肿瘤药	paclitaxel 紫杉醇；docetaxel 多西他赛
-tecan	替康，喜树碱衍生物，抗肿瘤药	irinotecan 伊立替康；topotecan 托泊替康
-terol	特罗，苯乙胺衍生物，β受体激动剂	clenbuterol 克仑特罗；bambuterol 班布特罗
-terone	特龙，睾酮，甾体酮类	testosterone 睾酮；阿比特龙 abiraterone
-thiazide (-tizide)	噻嗪，噻嗪类利尿药	hydrochlorothiazide 氢氯噻嗪；butizide 布噻嗪
-thiouracil	氧嘧啶，抗甲状腺药	propylthiouracil 丙硫氧嘧啶；thiamazole 甲巯咪唑

续表

常用药名词干	中文译名及定义	举例
-thromycin	红霉素，红霉素衍生物，大环内酯类抗生素	erythromycin 红霉素；azithromycin 阿奇霉素
-tiazem	硫卓，地尔硫䓬类钙通道阻滞剂	diltiazem 地尔硫䓬；clentiazem 克仑硫䓬
-tidine	替丁，西咪替丁衍生物，组胺 H_2 受体拮抗剂	cimetidine 西咪替丁；ranitidine 雷尼替丁
-tinib	替尼，酪氨酸激酶抑制剂	imatinib 伊马替尼；icotinib 埃克替尼
-tocin	缩宫素，宫素衍生物，子宫收缩药	oxytocin 缩宫素；carbetocin 卡贝缩宫素
-toin	妥因，抗癫痫药	phenytoin 苯妥英；nitrofurantoin 呋喃妥因
-trexate	曲沙，叶酸衍生物，抗肿瘤药	methotrexate 甲氨蝶呤；edatrexate 依达曲沙
-trexed	曲塞，胸苷酸合成酶抑制剂，抗肿瘤药	pemetrexed 培美曲塞；雷替曲塞 raltitrexed
-tricin	曲星，多烯类抗生素	mepartricin 美帕曲星；amphotericin 两性霉素 B
-triptan	普坦或曲坦，5-HT_1 受体激动剂，抗偏头痛药	sumatriptan 舒马普坦；almotriptan 阿莫曲坦
-triptyline	替林，三环类衍生物，抗忧郁药	amitriptyline 阿米替林；nortriptyline 去甲替林
-troban	曲班，血栓素 A_2 受体拮抗剂，抗血栓药	argatroban 阿加曲班；daltroban 达曲班
trop-	托品，阿托品衍生物	atropine 阿托品；tropicamide 托吡卡胺

续表

常用药名词干	中文译名及定义	举例
-tropin	促……激素，促激素释放激素	corticotropin 促皮质激素；menotropin 尿促性素
-trozole	曲唑，三氮唑类芳香酶抑制剂，抗肿瘤药	letrozole 来曲唑；anastrozole 阿那曲唑
-vastatin	伐他汀，洛伐他汀类降血脂药	simvastatin 辛伐他汀；atorvastatin 阿托伐他汀
-verine	维林，罂粟碱衍生物，解痉药	papaverine 罂粟碱；drotaverine 屈他维林
vin-	长春，长春花生物碱类衍生物	vincristine 长春新碱；vinpocetine 长春西汀
-vudine	夫定，齐多夫定类抗病毒药	zidovudine 齐多夫定；lamivudine 拉米夫定
-xaban	沙班，Ⅹa 凝血因子抑制剂，抗凝血药	apixaban 阿哌沙班；rivaroxaban 利伐沙班
-ximab	昔单抗，鼠人嵌合单克隆抗体	infliximab 英夫利昔单抗；abciximab 阿昔单抗
-zepine	西平，三环类衍生物，抗抑郁或抗精神药	carbamazepine 卡马西平；pirenzepine 哌仑西平
-zolamide	唑胺或唑胺，碳酸酐酶抑制剂	acetazolamide 乙酰唑胺；brinzolamide 布林佐胺
-zomib	佐米，蛋白酶抑制剂，抗肿瘤药	bortezomib 硼替佐米；carfilzomib 卡非佐米
-zumab	珠单抗，人源化单克隆抗体	trastuzumab 曲妥珠单抗；贝伐珠单抗 bevacizumab

附录 2　美国 FDA 药物妊娠安全分类说明

美国食品与药物管理局(FDA)根据药物对妊娠期危险性高低将其分为以下 A 到 X 共 5 级，具体如下：

A 级：在设对照组的药物研究中，在妊娠头三个月的妇女未见到药物对胎儿产生危害的迹象(并且也没有在其后六个月具有危害性的证据)，该类药物对胎儿的影响甚微。

B 级：在动物繁殖研究中(并未进行孕妇的对照研究)，未见到药物对胎儿的不良影响。或在动物繁殖性研究中发现药物有不良反应，但这些不良反应并未在设对照的、妊娠头三个月的妇女中得到证实(也没有在其后六个月具有危害性的证据)。

C 级：动物研究证明药物对胎儿有危害性(致畸或胚胎死亡等)，或尚无设对照的妊娠妇女研究，或尚未对妊娠妇女及动物进行研究。本类药物只有在权衡对孕妇的益处大于对胎儿的危害之后，方可使用。

D 级：有明确证据显示，药物对人类胎儿有危害性，但尽管如此，孕妇用药后绝对有益(例如用该药物来挽救孕妇的生命，或治疗用其他较安全的药物无效的严重疾病)。

X 级：对动物和人类的药物研究或人类用药的经验表明，药物对胎儿有危害，而且孕妇应用这类药物无益，因此禁用于妊娠或可能怀孕的患者。

分级越高并不意味着药物毒性越大，妊娠分级是根据药物对胚胎繁殖与发育的不良影响以及对母亲的益处权衡利弊后制定的。因此，对于妊娠分级为 D 和 X，以及部分 C 级药物，药物的毒性或许相同，但由于用药对母亲的益处有所不同，因此被分为不同的妊娠级别。

无妊娠期分级的药物不意味着对妊娠妇女是绝对安全的，应参阅完整药品信息中“孕妇及哺乳期妇女用药”部分。例如，大部分外用药物都没有妊娠期分级，因为一般情况下，只有微量的外用药物可以经皮吸收入体内。但是，如果长期、大面积使用外用药物，体内的药物含量会增加。

注：参 MIMS 手册及现代临床药物学（第 2 版）

附录3　Hale博士哺乳期用药危险性等级说明

L1 最安全(Safest)

许多哺乳母亲服药后没有观察到对婴儿的不良反应会增加。在哺乳妇女的对照研究中没有证实对婴儿有危险,可能对喂哺婴儿的危害甚微;或者该药物在婴儿不能口服吸收利用。

L2 较安全(Safer)

在有限数量的对哺乳母亲用药研究中没有证据显示药物不良反应增加,和(或)哺乳母亲使用该种药物有危险性的证据很少。

L3 中等安全(Moderately safe)

没有在哺乳妇女进行对照研究,但喂哺婴儿出现不良反应的危害性可能存在;或者对照研究仅显示有很轻微的非致命性的药物不良反应。本类药物只有在权衡对婴儿的利大于弊后方可应用。没有发表相关数据的新药自动划分至该等级,不管其安全与否。

L4 可能危险(Possibly hazardous)

有对喂哺婴儿或母乳制品的危害性的明确证据。但哺乳母亲用药后的益处大于对婴儿的危害,例如母亲处在危及生命或严重疾病的情况下,而其他较安全的药物不能使用或无效。

L5 禁忌(Contraindicated)

对哺乳母亲的研究已证实对婴儿有明显的危害或者该药物对婴儿产生明显危害的风险较高。在哺乳妇女应用这类药物显然是无益的。本类药物禁用于哺乳期妇女。

附说明:

1)该分级系统是著名的临床药理学家Thomas W. Hale博士首先提出并在世界范围广泛被接受和应用;

2)哺乳用药"L"分级中的"L"为lactation(哺乳)的首字母大写;

3)该分级系统作为一般情况时用药参考,不具备法律效力,具体应用时以药品说明书为准；

4)本书具体药物的哺乳等级查询主要来自丁香园用药助手。此外，还检索了《妊娠期及哺乳期合理用药》(第 7 版)、Medscape、Micromedex、Rxlist 等专业数据库，但此类权威数据库对于哺乳安全性评价以采用文字描述的方法为主。

参考：

[1] Hale TW. 药物与母乳喂养.第 12 版.译者：胡雁.人民卫生出版社，2006.
[2] Thomas W. Hale. Medications & Mothers' Milk. 16th ed. 2014.

附录4 《处方管理办法》

中华人民共和国卫生部令(第53号)

《处方管理办法》已于2006年11月27日经卫生部部务会议讨论通过,自2007年5月1日起施行。

第一章　总　　则

第一条　为规范处方管理,提高处方质量,促进合理用药,保障医疗安全,根据《执业医师法》《药品管理法》《医疗机构管理条例》《麻醉药品和精神药品管理条例》等有关法律、法规,制定本办法。

第二条　本办法所称处方,是指由注册的执业医师和执业助理医师(以下简称医师)在诊疗活动中为患者开具的、由取得药学专业技术职务任职资格的药学专业技术人员(以下简称药师)审核、调配、核对,并作为患者用药凭证的医疗文书。处方包括医疗机构病区用药医嘱单。

本办法适用于与处方开具、调剂、保管相关的医疗机构及其人员。

第三条　卫生部负责全国处方开具、调剂、保管相关工作的监督管理。

县级以上地方卫生行政部门负责本行政区域内处方开具、调剂、保管相关工作的监督管理。

第四条　医师开具处方和药师调剂处方应当遵循安全、有效、经济的原则。

处方药应当凭医师处方销售、调剂和使用。

第二章　处方管理的一般规定

第五条　处方标准由卫生部统一规定,处方格式由省、自治区、直辖市卫生行政部门(以下简称省级卫生行政部门)统一制定,处方由医疗机构按照规定的标准和格式印制。

第六条　处方书写应当符合下列规则:

（一）患者一般情况、临床诊断填写清晰、完整，并与病历记载相一致。

（二）每张处方限于一名患者的用药。

（三）字迹清楚，不得涂改；如需修改，应当在修改处签名并注明修改日期。

（四）药品名称应当使用规范的中文名称书写，没有中文名称的可以使用规范的英文名称书写；医疗机构或者医师、药师不得自行编制药品缩写名称或者使用代号；书写药品名称、剂量、规格、用法、用量要准确规范，药品用法可用规范的中文、英文、拉丁文或者缩写体书写，但不得使用“遵医嘱”“自用”等含糊不清字句。

（五）患者年龄应当填写实足年龄，新生儿、婴幼儿写日、月龄，必要时要注明体重。

（六）西药和中成药可以分别开具处方，也可以开具一张处方，中药饮片应当单独开具处方。

（七）开具西药、中成药处方，每一种药品应当另起一行，每张处方不得超过 5 种药品。

（八）中药饮片处方的书写，一般应当按照“君、臣、佐、使”的顺序排列；调剂、煎煮的特殊要求注明在药品右上方，并加括号，如布包、先煎、后下等；对饮片的产地、炮制有特殊要求的，应当在药品名称之前写明。

（九）药品用法用量应当按照药品说明书规定的常规用法用量使用，特殊情况需要超剂量使用时，应当注明原因并再次签名。

（十）除特殊情况外，应当注明临床诊断。

（十一）开具处方后的空白处划一斜线以示处方完毕。

（十二）处方医师的签名式样和专用签章应当与院内药学部门留样备查的式样相一致，不得任意改动，否则应当重新登记留样备案。

第七条　药品剂量与数量用阿拉伯数字书写。剂量应当使用法定剂量单位：重量以克（g）、毫克（mg）、微克（μg）、纳克（ng）为单位；容量以升（L）、毫升（ml）为单位；国际单位（IU）、单位（U）；中药饮片以克(g)为单位。

片剂、丸剂、胶囊剂、颗粒剂分别以片、丸、粒、袋为单位；溶液剂以支、瓶为单位；软膏及乳膏剂以支、盒为单位；注射剂以支、瓶为单位，应当注明含量；中药饮片以剂为单位。

第三章　处方权的获得

第八条　经注册的执业医师在执业地点取得相应的处方权。

经注册的执业助理医师在医疗机构开具的处方，应当经所在执业地点执业医师签名或加盖专用签章后方有效。

第九条　经注册的执业助理医师在乡、民族乡、镇、村的医疗机构独立从事一般的执业活动，可以在注册的执业地点取得相应的处方权。

第十条　医师应当在注册的医疗机构签名留样或者专用签章备案后，方可开具处方。

第十一条　医疗机构应当按照有关规定，对本机构执业医师和药师进行麻醉药品和精神药品使用知识和规范化管理的培训。执业医师经考核合格后取得麻醉药品和第一类精神药品的处方权，药师经考核合格后取得麻醉药品和第一类精神药品调剂资格。

医师取得麻醉药品和第一类精神药品处方权后，方可在本机构开具麻醉药品和第一类精神药品处方，但不得为自己开具该类药品处方。药师取得麻醉药品和第一类精神药品调剂资格后，方可在本机构调剂麻醉药品和第一类精神药品。

第十二条　试用期人员开具处方，应当经所在医疗机构有处方权的执业医师审核，并签名或加盖专用签章后方有效。

第十三条　进修医师由接收进修的医疗机构对其胜任本专业工作的实际情况进行认定后授予相应的处方权。

第四章　处方的开具

第十四条　医师应当根据医疗、预防、保健需要，按照诊疗规范、药品说明书中的药品适应证、药理作用、用法、用量、禁忌、不良反应和注意事项等开具处方。

开具医疗用毒性药品、放射性药品的处方应当严格遵守有关法律、法规和规章的规定。

第十五条　医疗机构应当根据本机构性质、功能、任务，制定药品处方集。

第十六条　医疗机构应当按照经药品监督管理部门批准并公布的药品通用名称购进药品。同一通用名称药品的品种，注射剂型和口服剂型各不得超过 2 种，处方组成类同的复方制剂 1～2 种。因特殊诊疗需要使用其他剂型和剂量规格药品的情况除外。

第十七条　医师开具处方应当使用经药品监督管理部门批准并公布的药品通用名称、新活性化合物的专利药品名称和复方制剂药品名称。

医师开具院内制剂处方时应当使用经省级卫生行政部门审核、药品监督管理部门批准的名称。

医师可以使用由卫生部公布的药品习惯名称开具处方。

第十八条　处方开具当日有效。特殊情况下需延长有效期的，由开具处方的医师注明有效期限，但有效期最长不得超过 3 天。

第十九条　处方一般不得超过 7 日用量；急诊处方一般不得超过 3 日用量；对于某些慢性病、老年病或特殊情况，处方用量可适当延长，但医师应当注明理由。

医疗用毒性药品、放射性药品的处方用量应当严格按照国家有关规定执行。

第二十条　医师应当按照卫生部制定的麻醉药品和精神药品临床应用指导原则，开具麻醉药品、第一类精神药品处方。

第二十一条　门(急)诊癌症疼痛患者和中、重度慢性疼痛患者需长期使用麻醉药品和第一类精神药品的，首诊医师应当亲自诊查患者，建立相应的病历，要求其签署《知情同意书》。

病历中应当留存下列材料复印件：

(一) 二级以上医院开具的诊断证明；

（二）患者户籍簿、身份证或者其他相关有效身份证明文件；

（三）为患者代办人员身份证明文件。

第二十二条　除需长期使用麻醉药品和第一类精神药品的门（急）诊癌症疼痛患者和中、重度慢性疼痛患者外，麻醉药品注射剂仅限于医疗机构内使用。

第二十三条　为门（急）诊患者开具的麻醉药品注射剂，每张处方为一次常用量；控缓释制剂，每张处方不得超过 7 日常用量；其他剂型，每张处方不得超过 3 日常用量。

第一类精神药品注射剂，每张处方为一次常用量；控缓释制剂，每张处方不得超过 7 日常用量；其他剂型，每张处方不得超过 3 日常用量。哌甲酯用于治疗儿童多动症时，每张处方不得超过 15 日常用量。

第二类精神药品一般每张处方不得超过 7 日常用量；对于慢性病或某些特殊情况的患者，处方用量可以适当延长，医师应当注明理由。

第二十四条　为门（急）诊癌症疼痛患者和中、重度慢性疼痛患者开具的麻醉药品、第一类精神药品注射剂，每张处方不得超过 3 日常用量；控缓释制剂，每张处方不得超过 15 日常用量；其他剂型，每张处方不得超过 7 日常用量。

第二十五条　为住院患者开具的麻醉药品和第一类精神药品处方应当逐日开具，每张处方为 1 日常用量。

第二十六条　对于需要特别加强管制的麻醉药品，盐酸二氢埃托啡处方为一次常用量，仅限于二级以上医院内使用；盐酸哌替啶处方为一次常用量，仅限于医疗机构内使用。

第二十七条　医疗机构应当要求长期使用麻醉药品和第一类精神药品的门（急）诊癌症患者和中、重度慢性疼痛患者，每 3 个月复诊或者随诊一次。

第二十八条　医师利用计算机开具、传递普通处方时，应当同时打印出纸质处方，其格式与手写处方一致；打印的纸质处方经签名或者加盖签章后有效。药师核发药品时，应当核对打印的纸质处方，无误后发给药品，并将打印的纸质处方与计算机传递处方同时收存备查。

第五章　处方的调剂

第二十九条　取得药学专业技术职务任职资格的人员方可从事处方调剂工作。

第三十条　药师在执业的医疗机构取得处方调剂资格。药师签名或者专用签章式样应当在本机构留样备查。

第三十一条　具有药师以上专业技术职务任职资格的人员负责处方审核、评估、核对、发药以及安全用药指导；药士从事处方调配工作。

第三十二条　药师应当凭医师处方调剂处方药品，非经医师处方不得调剂。

第三十三条　药师应当按照操作规程调剂处方药品：认真审核处方，准确调配药品，正确书写药袋或粘贴标签，注明患者姓名和药品名称、用法、用量、包装；向患者交付药品时，按照药品说明书或者处方用法，进行用药交待与指导，包括每种药品的用法、用量、注意事项等。

第三十四条　药师应当认真逐项检查处方前记、正文和后记书写是否清晰、完整，并确认处方的合法性。

第三十五条　药师应当对处方用药适宜性进行审核，审核内容包括：

（一）规定必须做皮试的药品，处方医师是否注明过敏试验及结果的判定；

（二）处方用药与临床诊断的相符性；

（三）剂量、用法的正确性；

（四）选用剂型与给药途径的合理性；

（五）是否有重复给药现象；

（六）是否有潜在临床意义的药物相互作用和配伍禁忌；

（七）其他用药不适宜情况。

第三十六条　药师经处方审核后，认为存在用药不适宜时，应当告知处方医师,请其确认或者重新开具处方。

药师发现严重不合理用药或者用药错误,应当拒绝调剂,及时告知处方医师,并应当记录,按照有关规定报告。

第三十七条　药师调剂处方时必须做到"四查十对":查处方,对科别、姓名、年龄;查药品,对药名、剂型、规格、数量;查配伍禁忌,对药品性状、用法用量;查用药合理性,对临床诊断。

第三十八条　药师在完成处方调剂后,应当在处方上签名或者加盖专用签章。

第三十九条　药师应当对麻醉药品和第一类精神药品处方,按年月日逐日编制顺序号。

第四十条　药师对于不规范处方或者不能判定其合法性的处方,不得调剂。

第四十一条　医疗机构应当将本机构基本用药供应目录内同类药品相关信息告知患者。

第四十二条　除麻醉药品、精神药品、医疗用毒性药品和儿科处方外,医疗机构不得限制门诊就诊人员持处方到药品零售企业购药。

第六章　监 督 管 理

第四十三条　医疗机构应当加强对本机构处方开具、调剂和保管的管理。

第四十四条　医疗机构应当建立处方点评制度,填写处方评价表,对处方实施动态监测及超常预警,登记并通报不合理处方,对不合理用药及时予以干预。

第四十五条　医疗机构应当对出现超常处方 3 次以上且无正当理由的医师提出警告,限制其处方权;限制处方权后,仍连续 2 次以上出现超常处方且无正当理由的,取消其处方权。

第四十六条　医师出现下列情形之一的,处方权由其所在医疗机构予以取消:

(一) 被责令暂停执业;

(二) 考核不合格离岗培训期间;

（三）被注销、吊销执业证书；

（四）不按照规定开具处方，造成严重后果的；

（五）不按照规定使用药品，造成严重后果的；

（六）因开具处方牟取私利。

第四十七条　未取得处方权的人员及被取消处方权的医师不得开具处方。未取得麻醉药品和第一类精神药品处方资格的医师不得开具麻醉药品和第一类精神药品处方。

第四十八条　除治疗需要外，医师不得开具麻醉药品、精神药品、医疗用毒性药品和放射性药品处方。

第四十九条　未取得药学专业技术职务任职资格的人员不得从事处方调剂工作。

第五十条　处方由调剂处方药品的医疗机构妥善保存。普通处方、急诊处方、儿科处方保存期限为1年，医疗用毒性药品、第二类精神药品处方保存期限为2年，麻醉药品和第一类精神药品处方保存期限为3年。

处方保存期满后，经医疗机构主要负责人批准、登记备案，方可销毁。

第五十一条　医疗机构应当根据麻醉药品和精神药品处方开具情况，按照麻醉药品和精神药品品种、规格对其消耗量进行专册登记，登记内容包括发药日期、患者姓名、用药数量。专册保存期限为3年。

第五十二条　县级以上地方卫生行政部门应当定期对本行政区域内医疗机构处方管理情况进行监督检查。

县级以上卫生行政部门在对医疗机构实施监督管理过程中，发现医师出现本办法第四十六条规定情形的，应当责令医疗机构取消医师处方权。

第五十三条　卫生行政部门的工作人员依法对医疗机构处方管理情况进行监督检查时，应当出示证件；被检查的医疗机构应当予以配合，如实反映情况，提供必要的资料，不得拒绝、阻碍、隐瞒。

第七章　法律责任

第五十四条　医疗机构有下列情形之一的，由县级以上卫生行政部门按照《医疗机构管理条例》第四十八条的规定，责令限期改正，并可处以5000元以下的罚款；情节严重的，吊销其《医疗机构执业许可证》：

（一）使用未取得处方权的人员、被取消处方权的医师开具处方的；

（二）使用未取得麻醉药品和第一类精神药品处方资格的医师开具麻醉药品和第一类精神药品处方的；

（三）使用未取得药学专业技术职务任职资格的人员从事处方调剂工作的。

第五十五条　医疗机构未按照规定保管麻醉药品和精神药品处方，或者未依照规定进行专册登记的，按照《麻醉药品和精神药品管理条例》第七十二条的规定，由设区的市级卫生行政部门责令限期改正，给予警告；逾期不改正的，处5000元以上1万元以下的罚款；情节严重的，吊销其印鉴卡；对直接负责的主管人员和其他直接责任人员，依法给予降级、撤职、开除的处分。

第五十六条　医师和药师出现下列情形之一的，由县级以上卫生行政部门按照《麻醉药品和精神药品管理条例》第七十三条的规定予以处罚：

（一）未取得麻醉药品和第一类精神药品处方资格的医师擅自开具麻醉药品和第一类精神药品处方的；

（二）具有麻醉药品和第一类精神药品处方医师未按照规定开具麻醉药品和第一类精神药品处方，或者未按照卫生部制定的麻醉药品和精神药品临床应用指导原则使用麻醉药品和第一类精神药品的；

（三）药师未按照规定调剂麻醉药品、精神药品处方的。

第五十七条　医师出现下列情形之一的，按照《执业医师法》第三十七条的规定，由县级以上卫生行政部门给予警告或者责令暂停六个月以上一年以下执业活动；情节严重的，吊销其执业证书。

（一）未取得处方权或者被取消处方权后开具药品处方的；

（二）未按照本办法规定开具药品处方的；

（三）违反本办法其他规定的。

第五十八条 药师未按照规定调剂处方药品，情节严重的，由县级以上卫生行政部门责令改正、通报批评，给予警告；并由所在医疗机构或者其上级单位给予纪律处分。

第五十九条 县级以上地方卫生行政部门未按照本办法规定履行监管职责的，由上级卫生行政部门责令改正。

第八章 附 则

第六十条 乡村医生按照《乡村医生从业管理条例》的规定，在省级卫生行政部门制定的乡村医生基本用药目录范围内开具药品处方。

第六十一条 本办法所称药学专业技术人员，是指按照卫生部《卫生技术人员职务试行条例》规定，取得药学专业技术职务任职资格人员，包括主任药师、副主任药师、主管药师、药师、药士。

第六十二条 本办法所称医疗机构，是指按照《医疗机构管理条例》批准登记的从事疾病诊断、治疗活动的医院、社区卫生服务中心（站）、妇幼保健院、卫生院、疗养院、门诊部、诊所、卫生室（所）、急救中心（站）、专科疾病防治院（所、站）以及护理院（站）等医疗机构。

第六十三条 本办法自2007年5月1日起施行。《处方管理办法（试行）》（卫医发[2004]269号）和《麻醉药品、精神药品处方管理规定》（卫医法[2005]436号）同时废止。

附录 5　特殊药品目录

特殊药品目录

特殊药品是指国家制定法律制度，实行比其他药品更加严格的管制的药品。麻醉药品、精神药品、医疗用毒性药品、放射性药品属于特殊管理药品的范畴，在管理和使用过程，应严格执行国家有关管理规定。

1. 麻醉药品

麻醉药品是指连续使用后容易产生身体依赖性、能成瘾癖的药品。这类药品具有明显的两重性，一方面有很强的镇痛等作用，是医疗上必不可少的药品，同时不规范地连续使用又易产生依赖性，若流入非法渠道则成为毒品，造成严重社会危害。（具体目录见附表 1）

2. 精神药品

精神药品是指直接作用于中枢神经系统，使之兴奋或抑制，连续使用能产生依赖性的药品。这类药品具有明显的两重性，一方面有很强的镇静等作用，是医疗上必不可少的药品，同时不规范地连续使用又易产生依赖性，若流入非法渠道则成为毒品，造成严重社会危害。（具体目录见附表 2）

3. 医疗用毒性药品

医疗用毒性药品（简称毒性药品），系指毒性剧烈、治疗剂量与中毒剂量相近，使用不当会致人中毒或死亡的药品。

毒性中药品种（包括原料药和饮片）主要有：砒石（红砒、白砒）、砒霜、水银、生马钱子、生川乌、生草乌、生白附子、生附子、生半夏、生南星、生巴豆、斑蝥、青娘虫、红娘虫、生甘遂、生狼毒、生藤黄、生千金子、生天仙子、闹羊花　雪上一枝蒿、红升丹、白降丹、蟾酥、洋金花、红粉、轻粉、雄黄。

毒性化学药品种（仅指原料药，不包括制剂）主要有：去乙酰毛花苷、阿托品、洋地黄毒苷、氢溴酸后马托品、三氧化二砷、毛果芸香碱、氯化汞、水杨酸毒扁豆碱、亚砷酸钾、氢溴酸东莨菪碱、士的宁、A 型肉毒毒素。毒性化学药品(制剂):亚砷酸注射液。

毒性药品的收购、经营,由各级医药管理部门指定的药品经营单位负责;配方用药由国营药店、医疗单位负责。其他任何单位或者个人均不得从事毒性药品的收购、经营和配方业务。

4. 放射性药品

放射性药品是指用于临床诊断或者治疗的放射性核素制剂或者其标记药物。

医疗单位设置核医学科、室(同位素室),必须配备与其医疗任务相适应的并经核医学技术培训的技术人员。非核医学专业技术人员未经培训,不得从事放射性药品使用工作。

我国国家药品标准收载的 36 种放射性药品全都是由 14 种放射性核素制备的。因此,可按核素的不同分为 14 类。这 14 种放射核素是:32 磷、51 铬、67 镓、123 碘、125 碘、131 碘、132 碘、131 铯、133 氙、169 镱、198 金、203 汞、99m 锝、133m 铟。

麻醉药品品种目录(2013 年版)

序号	中文名	英文名	CAS 号	备注
1	醋托啡	Acetorphine	25333-77-1	
2	乙酰阿法甲基芬太尼	Acetylalphamethylfentanyl	101860-00-8	
3	醋美沙多	Acetylmethadol	509-74-0	
4	阿芬太尼	Alfentanil	71195-58-9	
5	烯丙罗定	Allylprodine	25384-17-2	
6	阿醋美沙多	Alphacetylmethadol	17199-58-5	
7	阿法美罗定	Alphameprodine	468-51-9	

续表

序号	中文名	英文名	CAS号	备注
8	阿法美沙多	Alphamethadol	17199-54-1	
9	阿法甲基芬太尼	Alphamethylfentanyl	79704-88-4	
10	阿法甲基硫代芬太尼	Alphamethylthiofentanyl	103963-66-2	
11	阿法罗定	Alphaprodine	77-20-3	
12	阿尼利定	Anileridine	144-14-9	
13	苄替啶	Benzethidine	3691-78-9	
14	苄吗啡	Benzylmorphine	36418-34-5	
15	倍醋美沙多	Betacetylmethadol	17199-59-6	
16	倍他羟基芬太尼	Betahydroxyfentanyl	78995-10-5	
17	倍他羟基-3-甲基芬太尼	Betahydroxy-3-methylfentanyl	78995-14-9	
18	倍他美罗定	Betameprodine	468-50-8	
19	倍他美沙多	Betamethadol	17199-55-2	
20	倍他罗定	Betaprodine	468-59-7	
21	贝齐米特	Bezitramide	15301-48-1	
22	大麻和大麻树脂与大麻浸膏和酊	Cannabis and Cannabis Resin and Extracts and Tinctures of Cannabis	8063-14-7 6465-30-1	
23	氯尼他秦	Clonitazene	3861-76-5	
24	古柯叶	Coca Leaf		
25	可卡因*	Cocaine	50-36-2	
26	可多克辛	Codoxime	7125-76-0	

续表

序号	中文名	英文名	CAS 号	备注
27	罂粟浓缩物*	Concentrate of Poppy Straw		包括罂粟果提取物*,罂粟果提取物粉*
28	地索吗啡	Desomorphine	427-00-9	
29	右吗拉胺	Dextromoramide	357-56-2	
30	地恩丙胺	Diampromide	552-25-0	
31	二乙噻丁	Diethylthiambutene	86-14-6	
32	地芬诺辛	Difenoxin	28782-42-5	
33	二氢埃托啡*	Dihydroetorphine	14357-76-7	
34	双氢吗啡	Dihydromorphine	509-60-4	
35	地美沙多	Dimenoxadol	509-78-4	
36	地美庚醇	Dimepheptanol	545-90-4	
37	二甲噻丁	Dimethylthiambutene	524-84-5	
38	吗苯丁酯	Dioxaphetyl Butyrate	467-86-7	
39	地芬诺酯*	Diphenoxylate	915-30-0	
40	地匹哌酮	Dipipanone	467-83-4	
41	羟蒂巴酚	Drotebanol	3176-03-2	
42	芽子碱	Ecgonine	481-37-8	
43	乙甲噻丁	Ethylmethylthiambutene	441-61-2	
44	依托尼秦	Etonitazene	911-65-9	
45	埃托啡	Etorphine	14521-96-1	
46	依托利定	Etoxeridine	469-82-9	

续表

序号	中文名	英文名	CAS号	备注
47	芬太尼*	Fentanyl	437-38-7	
48	呋替啶	Furethidine	2385-81-1	
49	海洛因	Heroin	561-27-3	
50	氢可酮*	Hydrocodone	125-29-1	
51	氢吗啡醇	Hydromorphinol	2183-56-4	
52	氢吗啡酮*	Hydromorphone	466-99-9	
53	羟哌替啶	Hydroxypethidine	468-56-4	
54	异美沙酮	Isomethadone	466-40-0	
55	凯托米酮	Ketobemidone	469-79-4	
56	左美沙芬	Levomethorphan	125-70-2	
57	左吗拉胺	Levomoramide	5666-11-5	
58	左芬啡烷	Levophenacylmorphan	10061-32-2	
59	左啡诺	Levorphanol	77-07-6	
60	美他佐辛	Metazocine	3734-52-9	
61	美沙酮*	Methadone	76-99-3	
62	美沙酮中间体	Methadone Intermediate	125-79-1	4-氰基-2-二甲氨基-4,4-二苯基丁烷
63	甲地索啡	Methyldesorphine	16008-36-9	
64	甲二氢吗啡	Methyldihydromorphine	509-56-8	
65	3-甲基芬太尼	3-Methylfentanyl	42045-86-3	
66	3-甲基硫代芬太尼	3-Methylthiofentanyl	86052-04-2	

续表

序号	中文名	英文名	CAS号	备注
67	美托酮	Metopon	143-52-2	
68	吗拉胺中间体	Moramide Intermediate	3626-55-9	2-甲基-3-吗啉基-1,1-二苯基丁酸
69	吗哌利定	Morpheridine	469-81-8	
70	吗啡*	Morphine	57-27-2	包括吗啡阿托品注射液*
71	吗啡甲溴化物	Morphine Methobromide	125-23-5	包括其他五价氮吗啡衍生物，特别包括吗啡-N-氧化物，其中一种是可待因-N-氧化物
72	吗啡-*N*-氧化物	Morphine-*N*-oxide	639-46-3	
73	1-甲基-4-苯基-4-哌啶丙酸酯	1-Methyl-4-phenyl-4-piperidinol propionate(ester)	13147-09-6	MPPP
74	麦罗啡	Myrophine	467-18-5	
75	尼可吗啡	Nicomorphine	639-48-5	
76	诺美沙多	Noracymethadol	1477-39-0	
77	去甲左啡诺	Norlevorphanol	1531-12-0	
78	去甲美沙酮	Normethadone	467-85-6	

续表

序号	中文名	英文名	CAS号	备注
79	去甲吗啡	Normorphine	466-97-7	
80	诺匹哌酮	Norpipanone	561-48-8	
81	阿片*	Opium	8008-60-4	包括复方樟脑酊*、阿桔片*
82	奥列巴文	Oripavine	467-04-9	
83	羟考酮*	Oxycodone	76-42-5	
84	羟吗啡酮	Oxymorphone	76-41-5	
85	对氟芬太尼	Parafluorofentanyl	90736-23-5	
86	哌替啶*	Pethidine	57-42-1	
87	哌替啶中间体A	Pethidine Intermediate A	3627-62-1	4-氰基-1-甲基-4-苯基哌啶
88	哌替啶中间体B	Pethidine Intermediate B	77-17-8	4-苯基哌啶-4-羧酸乙酯
89	哌替啶中间体C	Pethidine Intermediate C	3627-48-3	1-甲基-4-苯基哌啶-4-羧酸
90	苯吗庚酮	Phenadoxone	467-84-5	
91	非那丙胺	Phenampromide	129-83-9	
92	非那佐辛	Phenazocine	127-35-5	
93	1-苯乙基-4-苯基-4-哌啶乙酸酯	1-Phenethyl-4-phenyl-4-piperidinol acetate(ester)	64-52-8	PEPAP

续表

序号	中文名	英文名	CAS 号	备注
94	非诺啡烷	Phenomorphan	468-07-5	
95	苯哌利定	Phenoperidine	562-26-5	
96	匹米诺定	Piminodine	13495-09-5	
97	哌腈米特	Piritramide	302-41-0	
98	普罗庚嗪	Proheptazine	77-14-5	
99	丙哌利定	Properidine	561-76-2	
100	消旋甲啡烷	Racemethorphan	510-53-2	
101	消旋吗拉胺	Racemoramide	545-59-5	
102	消旋啡烷	Racemorphan	297-90-5	
103	瑞芬太尼*	Remifentanil	132875-61-7	
104	舒芬太尼*	Sufentanil	56030-54-7	
105	醋氢可酮	Thebacon	466-90-0	
106	蒂巴因*	Thebaine	115-37-7	
107	硫代芬太尼	Thiofentanyl	1165-22-6	
108	替利定	Tilidine	20380-58-9	
109	三甲利定	Trimeperidine	64-39-1	
110	醋氢可待因	Acetyldihydrocodeine	3861-72-1	
111	可待因*	Codeine	76-57-3	
112	右丙氧芬*	Dextropropoxyphene	469-62-5	
113	双氢可待因*	Dihydrocodeine	125-28-0	
114	乙基吗啡*	Ethylmorphine	76-58-4	
115	尼可待因	Nicocodine	3688-66-2	
116	尼二氢可待因	Nicodicodine	808-24-2	
117	去甲可待因	Norcodeine	467-15-2	

续表

序号	中文名	英文名	CAS号	备注
118	福尔可定*	Pholcodine	509-67-1	
119	丙吡兰	Propiram	15686-91-6	
120	布桂嗪*	Bucinnazine		
121	罂粟壳*	Poppy Shell		

注:1. 上述品种包括其可能存在的盐和单方制剂(除非另有规定)。

2. 上述品种包括其可能存在的异构体、酯及醚(除非另有规定)。

3. 品种目录有*的麻醉药品为我国生产及使用的品种。

精神药品品种目录(2013年版)

第一类

序号	中文名	英文名	CAS号	备注
1	布苯丙胺	Brolamfetamine	64638-07-9	DOB
2	卡西酮	Cathinone	71031-15-7	
3	二乙基色胺	3-[2-(Diethylamino)ethyl]indole	7558-72-7	DET
4	二甲氧基安非他明	(±)-2,5-Dimethoxy-alphamethylphenethylamine	2801-68-5	DMA
5	(1,2-二甲基庚基)羟基四氢甲基二苯吡喃	3-(1,2-dimethylheptyl)-7,8,9,10-tetrahydro-6,6,9-trimethyl-6*H*-dibenzo[*b*,*d*]pyran-1-ol	32904-22-6	DMHP
6	二甲基色胺	3-[2-(Dimethylamino)ethyl]indole	61-50-7	DMT

续表

序号	中文名	英文名	CAS号	备注
7	二甲氧基乙基安非他明	(±)-4-ethyl-2,5-dimethoxy-α-methylphenethylamine	22139-65-7	DOET
8	乙环利定	Eticyclidine	2201-15-2	PCE
9	乙色胺	Etryptamine	2235-90-7	
10	羟芬胺	(±)-*N*-[alpha-methyl-3, 4-(methylenedioxy) phenethyl] hydroxylamine	74698-47-8	N-hydroxy MDA
11	麦角二乙胺	(+)- Lysergide	50-37-3	LSD
12	乙芬胺	(±)-*N*-ethyl-alpha-methyl-3,4-(methylenedioxy) phenethylamine	82801-81-8	N-ethyl MDA
13	二亚甲基双氧安非他明	(±)-*N*, alpha-dimethyl-3, 4-(methylenedioxy) phenethylamine	42542-10-9	MDMA
14	麦司卡林	Mescaline	54-04--6	
15	甲卡西酮	Methcathinone	5650-44-2（右旋体），49656-78-2（右旋体盐酸盐），112117-24-5（左旋体），66514-93-0（左旋体盐酸盐）	

续表

序号	中文名	英文名	CAS号	备注
16	甲米雷司	4-Methylaminorex	3568-94-3	
17	甲羟芬胺	5-methoxy-α-methyl-3,4-(methylenedioxy) phenethylamine	13674-05-0	MMDA
18	4-甲基硫基安非他明	4-Methylthioamfetamine	14116-06-4	
19	六氢大麻酚	Parahexyl	117-51-1	
20	副甲氧基安非他明	*P*-methoxy-alpha-methylphenethylamine	64-13-1	PMA
21	赛洛新	Psilocine	520-53-6	
22	赛洛西宾	Psilocybine	520-52-5	
23	咯环利定	Rolicyclidine	2201-39-0	PHP
24	二甲氧基甲苯异丙胺	2,5-Dimethoxy-*alpha*, 4-dimethylphenethylamine	15588-95-1	STP
25	替苯丙胺	Tenamfetamine	4764-17-4	MDA
26	替诺环定	Tenocyclidine	21500-98-1	TCP
27	四氢大麻酚	Tetrahydrocannabinol		包括同分异构体及其立体化学变体
28	三甲氧基安非他明	(±)-3，4，5-Trimethoxy-alpha-methylphenethylamine	1082-88-8	TMA
29	苯丙胺	Amfetamine	300-62-9	

续表

序号	中文名	英文名	CAS 号	备注
30	氨奈普汀	Amineptine	57574-09-1	
31	2,5-二甲氧基-4-溴苯乙胺	4-Bromo-2，5-dimethoxyphenethylamine	66142-81-2	2-CB
32	右苯丙胺	Dexamfetamine	51-64-9	
33	屈大麻酚	Dronabinol	1972-08-3	δ-9-四氢大麻酚及其立体化学异构体
34	芬乙茶碱	Fenetylline	3736-08-1	
35	左苯丙胺	Levamfetamine	156-34-3	
36	左甲苯丙胺	Levomethamfetamine	33817-09-3	
37	甲氯喹酮	Mecloqualone	340-57-8	
38	去氧麻黄碱	Metamfetamine	537-46-2	
39	去氧麻黄碱外消旋体	Metamfetamine Racemate	7632-10-2	
40	甲喹酮	Methaqualone	72-44-6	
41	哌醋甲酯*	Methylphenidate	113-45-1	
42	苯环利定	Phencyclidine	77-10-1	PCP
43	芬美曲秦	Phenmetrazine	134-49-6	
44	司可巴比妥*	Secobarbital	76-73-3	
45	齐培丙醇	Zipeprol	34758-83-3	
46	安非拉酮	Amfepramone	90-84-6	
47	苄基哌嗪	Benzylpiperazine	2759-28-6	BZP
48	丁丙诺啡*	Buprenorphine	52485-79-7	

续表

序号	中文名	英文名	CAS号	备注
49	1-丁基-3-(1-萘甲酰基)吲哚	1-Butyl-3-(1-naphthoyl)indole	208987-48-8	JWH-073
50	恰特草	Catha edulis Forssk		Khat
51	2,5-二甲氧基-4-碘苯乙胺	2,5-Dimethoxy-4-iodophenethylamine	69587-11-7	2C-I
52	2,5-二甲氧基苯乙胺	2,5-Dimethoxyphenethylamine	3600-86-0	2C-H
53	二甲基安非他明	Dimethylamphetamine	4075-96-1	
54	依他喹酮	Etaqualone	7432-25-9	
55	[1-(5-氟戊基)-1H-吲哚-3-基](2-碘苯基)甲酮	(1-(5-Fluoropentyl)-3-(2-iodobenzoyl) indole)	335161-03-0	AM-694
56	1-(5-氟戊基)-3-(1-萘甲酰基)-1H-吲哚	1-(5-Fluoropentyl)-3-(1-naphthoyl)indole	335161-24-5	AM-2201
57	γ-羟丁酸*	Gamma-hydroxybutyrate	591-81-1	GHB
58	氯胺酮*	Ketamine	6740-88-1	
59	马吲哚*	Mazindol	22232-71-9	
60	2-(2-甲氧基苯基)-1-(1-戊基-1H-吲哚-3-基)乙酮	2-(2-Methoxyphenyl)-1-(1-pentyl-1H-indol-3-yl)ethanone	864445-43-2	JWH-250
61	亚甲基二氧吡咯戊酮	Methylenedioxypyrovalerone	687603-66-3	MDPV

续表

序号	中文名	英文名	CAS号	备注
62	4-甲基乙卡西酮	4-Methylethcathinone	1225617-18-4	4-MEC
63	4-甲基甲卡西酮	4-Methylmethcathinone	5650-44-2	4-MMC
64	3,4-亚甲二氧基甲卡西酮	3,4-Methylenedioxy-*N*-methylcathinone	186028-79-5	Methylone
65	莫达非尼	Modafinil	68693-11-8	
66	1-戊基-3-(1-萘甲酰基)吲哚	1-Pentyl-3-(1-naphthoyl) indole	209414-07-3	JWH-018
67	他喷他多	Tapentadol	175591-23-8	
68	三唑仑*	Triazolam	28911-01-5	

第二类

序号	中文名	英文名	CAS号	备注
1	异戊巴比妥*	Amobarbital	57-43-2	
2	布他比妥	Butalbital	77-26-9	
3	去甲伪麻黄碱	Cathine	492-39-7	
4	环己巴比妥	Cyclobarbital	52-31-3	
5	氟硝西泮	Flunitrazepam	1622-62-4	
6	格鲁米特*	Glutethimide	77-21-4	
7	喷他佐辛*	Pentazocine	55643-30-6	
8	戊巴比妥*	Pentobarbital	76-74-4	
9	阿普唑仑*	Alprazolam	28981-97-7	
10	阿米雷司	Aminorex	2207-50-3	
11	巴比妥*	Barbital	57-44-3	

续表

序号	中文名	英文名	CAS号	备注
12	苄非他明	Benzfetamine	156-08-1	
13	溴西泮	Bromazepam	1812-30-2	
14	溴替唑仑	Brotizolam	57801-81-7	
15	丁巴比妥	Butobarbital	77-28-1	
16	卡马西泮	Camazepam	36104-80-0	
17	氯氮䓬	Chlordiazepoxide	58-25-3	
18	氯巴占	Clobazam	22316-47-8	
19	氯硝西泮*	Clonazepam	1622-61-3	
20	氯拉䓬酸	Clorazepate	23887-31-2	
21	氯噻西泮	Clotiazepam	33671-46-4	
22	氯噁唑仑	Cloxazolam	24166-13-0	
23	地洛西泮	Delorazepam	2894-67-9	
24	地西泮*	Diazepam	439-14-5	
25	艾司唑仑*	Estazolam	29975-16-4	
26	乙氯维诺	Ethchlorvynol	113-18-8	
27	炔己蚁胺	Ethinamate	126-52-3	
28	氯氟䓬乙酯	Ethyl Loflazepate	29177-84-2	
29	乙非他明	Etilamfetamine	457-87-4	
30	芬坎法明	Fencamfamin	1209-98-9	
31	芬普雷司	Fenproporex	16397-28-7	
32	氟地西泮	Fludiazepam	3900-31-0	
33	氟西泮*	Flurazepam	17617-23-1	
34	哈拉西泮	Halazepam	23092-17-3	
35	卤沙唑仑	Haloxazolam	59128-97-1	

续表

序号	中文名	英文名	CAS号	备注
36	凯他唑仑	Ketazolam	27223-35-4	
37	利非他明	Lefetamine	7262-75-1	SPA
38	氯普唑仑	Loprazolam	61197-73-7	
39	劳拉西泮*	Lorazepam	846-49-1	
40	氯甲西泮	Lormetazepam	848-75-9	
41	美达西泮	Medazepam	2898-12-6	
42	美芬雷司	Mefenorex	17243-57-1	
43	甲丙氨酯*	Meprobamate	57-53-4	
44	美索卡	Mesocarb	34262-84-5	
45	甲苯巴比妥	Methylphenobarbital	115-38-8	
46	甲乙哌酮	Methyprylon	125-64-4	
47	咪达唑仑*	Midazolam	59467-70-8	
48	尼美西泮	Nimetazepam	2011-67-8	
49	硝西泮*	Nitrazepam	146-22-5	
50	去甲西泮	Nordazepam	1088-11-5	
51	奥沙西泮*	Oxazepam	604-75-1	
52	奥沙唑仑	Oxazolam	24143-17-7	
53	匹莫林*	Pemoline	2152-34-3	
54	苯甲曲秦	Phendimetrazine	634-03-7	
55	苯巴比妥*	Phenobarbital	50-06-6	
56	芬特明	Phentermine	122-09-8	
57	匹那西泮	Pinazepam	52463-83-9	
58	哌苯甲醇	Pipradrol	467-60-7	
59	普拉西泮	Prazepam	2955-38-6	

续表

序号	中文名	英文名	CAS 号	备注
60	吡咯戊酮	Pyrovalerone	3563-49-3	
61	仲丁比妥	Secbutabarbital	125-40-6	
62	替马西泮	Temazepam	846-50-4	
63	四氢西泮	Tetrazepam	10379-14-3	
64	乙烯比妥	Vinylbital	2430-49-1	
65	唑吡坦*	Zolpidem	82626-48-0	
66	阿洛巴比妥	Allobarbital	58-15-1	
67	丁丙诺啡透皮贴剂*	Buprenorphine Transdermal patch		
68	布托啡诺及其注射剂*	Butorphanol and its injection	42408-82-2	
69	咖啡因*	Caffeine	58-08-2	
70	安钠咖*	Caffeine Sodium Benzoate		CNB
71	右旋芬氟拉明	Dexfenfluramine	3239-44-9	
72	地佐辛及其注射剂*	Dezocine and Its Injection	53648-55-8	
73	麦角胺咖啡因片*	Ergotamine and Caffeine Tablet	379-79-3	
74	芬氟拉明	Fenfluramine	458-24-2	
75	呋芬雷司	Furfenorex	3776-93-0	
76	纳布啡及其注射剂	Nalbuphine and its injection	20594-83-6	
77	氨酚氢可酮片*	Paracetamol and Hydrocodone Bitartrate Tablet		

续表

序号	中文名	英文名	CAS号	备注
78	丙己君	Propylhexedrine	101-40-6	
79	曲马多*	Tramadol	27203-92-5	
80	扎来普隆*	Zaleplon	151319-34-5	
81	佐匹克隆	Zopiclone	43200-80-2	

注：1. 上述品种包括其可能存在的盐和单方制剂(除非另有规定)。

2. 上述品种包括其可能存在的异构体(除非另有规定)。

3. 品种目录有*的精神药品为我国生产及使用的品种。

药理分类索引

第一章 抗微生物药

（一）青霉素类抗生素

青霉素(196)、苯唑西林(39)、氯唑西林(161)、氨苄西林(19)、阿莫西林(7)、羧苄西林(223)、哌拉西林(182)、阿洛西林(5)

（二）头孢菌素类抗生素

(1)第一代:头孢氨苄(235)、头孢拉定(237)、头孢唑林(241)、头孢噻吩(239)

(2)第二代:头孢呋辛(236)、头孢克洛(237)、头孢西丁(240)

(3)第三代:头孢噻肟(239)、头孢哌酮(238)、头孢克肟(237)、头孢曲松(239)、头孢米诺(238)、头孢他啶(240)、头孢地秦(236)

(4)第四代:头孢吡肟(236)

（三）碳青霉烯类抗生素

亚胺培南(263)、美罗培南(165)、厄他培南(77)、法罗培南(82)

（四）β-内酰胺酶抑制剂

舒巴坦(217)

（五）单环β-内酰胺类抗生素

氨曲南(23)

（六）氨基糖苷类抗生素

链霉素(144)、卡那霉素(125)、庆大霉素(197)、妥布霉素(244)、依替米星(267)、阿米卡星(6)、新霉素(259)

（七）大环内酯类抗生素

红霉素(106)、罗红霉素(149)、阿奇霉素(9)、克拉霉素(129)、乙酰螺旋霉素(273)

（八）四环素类抗生素

替加环素(231)、四环素(223)、金霉素(119)、多西环素(74)、米诺环素(171)

（九）酰胺醇类抗生素

氯霉素(157)、甲砜霉素(114)

（十）林可酰胺类抗生素

克林霉素(130)、林可霉素(145)

（十一）糖肽类抗生素

万古霉素(245)、替考拉宁(231)、多黏菌素(72)、达托霉素(58)

（十二）其他类抗生素

磷霉素(145)、夫西地酸(88)

（十三）合成抗菌药

(1)诺氟沙星(179)、环丙沙星(108)、左氧氟沙星(283)、莫西沙星(173)

(2) 磺胺类及甲氧苄啶：磺胺嘧啶(110)、磺胺甲噁唑(109)、甲氧苄啶(117)、柳氮磺吡啶(147)

(3)呋喃唑酮(89)、呋喃西林(89)

(4) 硝基咪唑类：甲硝唑(116)、替硝唑(233)、奥硝唑(28)

(5) 噁唑酮类：利奈唑胺(141)

（十四）植物来源抗感染药

小檗碱(257)

（十五）抗结核药

异烟肼(275)、利福平(139)、乙胺丁醇(271)、吡嗪酰胺(43)

（十六）抗麻风病药

氨苯砜(18)、沙利度胺(214)

（十七）抗真菌药

酮康唑(234)、克霉唑(131)、氟康唑(93)、伊曲康唑(264)、伏立康唑(90)、两性霉素 B(144)、卡泊芬净(122)、阿莫罗芬(7)、氟胞嘧啶(91)、特比萘芬(228)、制霉素(280)、联苯苄唑(143)、布替萘芬(51)、氯喹那多(156)

（十八）抗病毒药

利巴韦林(138)、更昔洛韦(103)、泛昔洛韦(83)、拉米夫定(133)、阿德福韦(2)、恩替卡韦(78)、替比夫定(229)、奥司他韦(28)、金刚烷胺(118)、去羟肌苷(203)、齐多夫定(193)、膦甲酸(146)、沙奎那韦(213)

第二章 抗寄生虫病药

氯喹(156)、伯氨喹(47)、乙胺嘧啶(271)、甲硝唑(116)、吡喹酮(41)、阿苯达唑(1)、左旋咪唑(282)

第三章 麻醉药及其辅助药

(一) 全身麻醉药

恩氟烷(77)、异氟烷(275)、地氟烷(62)、丙泊酚(44)、氯胺酮(153)、咪达唑仑(168)、依托咪酯(269)

(二) 局部麻醉药

布比卡因(48)、利多卡因(138)、可卡因(128)

(三) 麻醉辅助药

阿曲库铵(10)、维库溴铵(246)、罗库溴铵(149)、巴氯芬(30)、氯唑沙宗(161)、乙哌立松(272)、丹曲林(58)、东莨菪碱(68)

第四章 镇痛、解热、抗炎、抗风湿、抗痛风药

(一) 镇痛药

吗啡(162)、哌替啶(183)、芬太尼(86)、丁丙诺啡(67)、喷他佐辛(185)、羟考酮(195)、地佐辛(65)、布托啡诺(51)、普瑞巴林(191)、加巴喷丁(113)、可待因(127)、曲马多(199)、布桂嗪(49)、罗通定(150)、阿芬太尼(3)、辣椒碱(134)、美沙酮(166)、舒芬太尼(218)

(二) 解热镇痛、抗炎、抗风湿药

阿司匹林(10)、对乙酰氨基酚(70)、贝诺酯(33)、二氟尼柳(78)、醋氯芬酸(55)、双氯芬酸(220)、吲哚美辛(276)、萘普生(175)、酮洛芬(234)、洛索洛芬(151)、普拉洛芬(189)、吡罗昔康(42)、美洛昔康(165)、依托度酸(268)、金诺芬(119)、酮咯酸(233)、塞来昔布(210)、依托考昔(268)、帕瑞考昔(181)、尼美舒利(177)、安替比林(17)、双醋瑞因(219)、芬布芬(86)、氟比洛芬(91)、布洛芬(50)、奥沙拉秦(27)

(三) 抗痛风药

别嘌醇(44)、苯溴马隆(38)、秋水仙碱(197)、丙磺舒(45)、非布司他(84)

第五章 神经系统用药

(一) 抗震颤麻痹药

阿扑吗啡(8)、溴隐亭(261)、金刚烷胺(118)、左旋多巴(281)、卡比

多巴(122)、溴隐亭(261)、恩他卡朋(77)、苯海索(37)、金刚烷胺(118)、司来吉兰(222)、普拉克索(189)、他克林(226)

(二) 抗重症肌无力药

新斯的明(259)

(三) 抗癫痫药

卡马西平(124)、丙戊酸钠(46)、乙琥胺(271)、拉莫三嗪(134)、托吡酯(241)、扑米酮(188)、加巴喷丁(113)、苯巴比妥(36)

(四) 脑血管病用药及降颅压药

倍他司汀(35)、桂哌齐特(105)、桂利嗪(105)、尼麦角林(177)、舒马普坦(219)、长春西汀(53)

(五) 中枢兴奋药

咖啡因(121)、二甲弗林(79)、尼可刹米(177)、贝美格(32)、哌甲酯(181)、伐尼克兰(81)

(六) 抗痴呆药

尼麦角林(177)、丁苯酞(67)、二氢麦角碱(80)、尼莫地平(178)、胞磷胆碱(31)、茴拉西坦(110)、倍他司汀(35)、石杉碱甲(217)、多奈哌齐(71)、依达拉奉(265)、加兰他敏(113)、吡拉西坦(42)

(七) 脑保护剂

丁苯酞(67)、依达拉奉(265)、奥拉西坦(25)、胞磷胆碱(31)

第六章　治疗精神障碍药

(一) 抗精神病药

氯丙嗪(154)、奋乃静(87)、三氟拉嗪(212)、舒必利(218)、氟哌啶醇(95)、氟哌利多(95)、五氟利多(249)、氟哌噻吨(95)、氯普噻吨(159)、喹硫平(132)、阿立哌唑(4)、奥氮平(25)、利培酮(141)、氯氮平(155)、氯哌噻吨(159)、帕利哌酮(180)

(二) 抗抑郁药

丙米嗪(46)、氯米帕明(158)、多塞平(73)、阿米替林(7)、吗氯贝胺(163)、西酞普兰(252)、氟伏沙明(92)、帕罗西汀(180)、氟西汀(97)、曲唑酮(202)、舍曲林(215)、度洛西汀(69)、文拉法辛(247)、氯美扎酮(157)

(三) 抗焦虑药

三唑仑(212)、咪达唑仑(168)、阿普唑仑(9)、艾司唑仑(16)、氯硝西泮(160)、劳拉西泮(137)、地西泮(65)、氯氮䓬(155)、氟西泮(97)、司可巴比妥(222)、苯巴比妥(36)、水合氯醛(221)、丁螺酮(68)、坦度螺酮(227)、佐匹克隆(283)、唑吡坦(283)、氯美扎酮(157)

(四) 镇静催眠抗惊厥药

三唑仑(212)、咪达唑仑(168)、阿普唑仑(9)、艾司唑仑(16)、氯硝西泮(160)、劳拉西泮(137)、地西泮(65)、氯氮䓬(155)、司可巴比妥(222)、苯巴比妥(36)、水合氯醛(221)、丁螺酮(68)、坦度螺酮(227)、佐匹克隆(283)、唑吡坦(283)、氯美扎酮(157)

第七章　心血管系统用药

(一) 抗心绞痛药

地尔硫䓬(61)、氟桂利嗪(93)、硝酸甘油(257)、单硝酸异山梨酯(59)、曲美他嗪(200)

(二) 抗心律失常药

胺碘酮(24)、美西律(167)、普罗帕酮(190)、腺苷(254)、奎尼丁(131)

(三) 抗心力衰竭药

地高辛(62)、毒毛花苷 K(69)、去乙酰毛花苷(204)、米力农(171)、氨力农(22)

(四) 抗高血压药

氨氯地平(23)、阿罗洛尔(5)、阿替洛尔(11)、阿托伐他汀(12)、贝那普利(33)、倍他洛尔(34)、比索洛尔(40)、波生坦(47)、卡托普利(126)、卡维地洛(126)、可乐定(128)、氯噻酮(159)、氯沙坦(160)、多沙唑嗪(73)、依那普利(265)、福辛普利(98)、肼屈嗪(119)、厄贝沙坦(76)、拉贝洛尔(133)、赖诺普利(136)、米诺地尔(171)、硝苯地平(256)、尼莫地平(178)、培哚普利(184)、哌唑嗪(183)、普萘洛尔(191)、雷米普利(137)、利血平(142)、硝普钠(256)、特拉唑嗪(229)、曲美他嗪(200)、乌拉地尔(248)、缬沙坦(258)、维拉帕米(247)、美托洛尔(167)

(五) 抗休克药

肾上腺素(216)、多巴胺(70)、多巴酚丁胺(71)、米多君(170)、去甲

肾上腺素(203)

(六) 调脂及抗动脉粥样硬化药

阿昔莫司(15)、氯贝丁酯(153)、依折麦布(270)、非诺贝特(85)、氟伐他汀(92)、吉非罗齐(111)、普罗布考(189)、瑞舒伐他汀(208)、辛伐他汀(258)、苯扎贝特(38)、软骨素(207)、考来烯胺(127)

第八章 呼吸系统用药

(一) 祛痰药

乙酰半胱氨酸(273)、氨溴索(24)、溴己新(261)、羧甲司坦(224)、愈创甘油醚(279)

(二) 镇咳药

右美沙芬(277)、喷托维林(185)

(三) 平喘药

氨茶碱(19)、班布特罗(31)、克仑特罗(130)、多索茶碱(74)、麻黄碱(162)、氟替卡松(97)、福莫特罗(98)、异丙托溴铵(274)、酮替芬(235)、孟鲁司特(168)、特布他林(228)、茶碱(52)、噻托溴铵(211)、扎鲁司特(280)、沙丁胺醇(213)

第九章 消化系统用药(协和)

(一) 抗酸药及抗溃疡病药

铝镁加(152)、西咪替丁(252)、法莫替丁(82)、兰索拉唑(136)、米索前列醇(172)、奥美拉唑(26)、泮托拉唑(183)、哌仑西平(182)、丙谷胺(45)、雷尼替丁(137)、瑞巴派特(207)、替普瑞酮(233)、西咪替丁(252)、吉法酯(111)

(二) 助消化药

地芬尼多(61)、托烷司琼(244)、阿扎司琼(15)、左卡尼汀(281)

(三) 胃肠解痉药及胃动力药

山莨菪碱(214)、阿托品(12)、西沙必利(252)、多潘立酮(72)、屈他维林(198)、甲氧氯普胺(117)、匹维溴铵(186)、曲匹布通(200)、莫沙必利(173)、曲美布汀(199)

(四) 泻药及止泻药

比沙可啶(40)、地芬诺酯(61)、洛哌丁胺(151)、昂丹司琼(24)

(五) 肝病辅助治疗药

腺苷蛋氨酸(255)、双环醇(219)、联苯双酯(143)、葡醛内酯(188)、

水飞蓟素(221)、硫糖铝(147)、硫普罗宁(146)

（六）利胆药

熊去氧胆酸(260)

（七）治疗炎性肠道病药

巴柳氮(29)、美沙拉秦(166)

第十章　泌尿系统用药

（一）利尿药

去氨加压素(202)、阿米洛利(6)、布美他尼(50)、黄酮哌酯(109)、呋塞米(90)、氢氯噻嗪(197)、吲达帕胺(275)、螺内酯(150)、氨苯蝶啶(18)、托拉塞米(242)

（二）良性前列腺增生用药

非那雄胺(84)、坦索罗辛(228)

（三）其他

索利那辛(224)、托特罗定(243)

第十一章　血液系统用药

（一）抗贫血药

亚叶酸钙(263)、腺苷钴胺(255)、利可君(140)、促红细胞生成素(55)

（二）抗血小板药

阿昔单抗(14)、贝前列素(33)、西洛他唑(251)、氯吡格雷(154)、噻氯匹定(210)、替罗非班(231)、前列地尔(194)

（三）促凝血药

氨基己酸(20)、氨甲苯酸(21)、肾上腺色腙(215)、鱼精蛋白(278)、凝血酶(179)、氨甲环酸(21)、酚磺乙胺(87)、血凝酶(262)

（四）抗凝血药及溶栓药

阿替普酶(12)、阿加曲班(3)、达比加群(57)、双嘧达莫(220)、依诺肝素(266)、肝素(99)、瑞替普酶(209)、利伐沙班(139)、尿激酶(178)、华法林(106)、巴曲酶(30)

（五）血容量扩充剂

右旋糖酐(277)

（六）促白细胞增生

腺嘌呤(255)、小檗胺(257)、非格司亭(84)、来格司亭(135)

第十二章　激素及影响内分泌药

（一）下丘脑垂体激素及其类似物

绒促性素(206)、奥曲肽(26)、生长抑素(216)、生长激素(216)、曲普瑞林(200)

（二）肾上腺皮质激素类药

倍氯米松(34)、布地奈德(48)、可的松(128)、卤米松(148)、氢化可的松(196)、甲泼尼龙(115)、泼尼松龙(187)、泼尼松(187)、曲安奈德(198)、地塞米松(64)

（三）胰岛素及口服降血糖药

阿卡波糖(4)、艾塞那肽(15)、格列本脲(101)、格列齐特(103)、格列美脲(102)、格列吡嗪(101)、格列喹酮(102)、胰岛素(270)、利拉鲁肽(140)、二甲双胍(79)、那格列奈(175)、苯乙双胍(38)、吡格列酮(41)、瑞格列奈(207)、罗格列酮(148)、西格列汀(250)、伏格列波糖(90)

（四）甲状腺激素及抗甲状腺药

卡比马唑(122)、丙硫氧嘧啶(45)、甲巯咪唑(116)、左甲状腺素(282)

（五）雄激素及同化激素

达那唑(57)、度他雄胺(70)、爱普列特(16)、睾酮(100)、替勃龙(230)

（六）雌激素、孕激素及抗孕激素

地屈孕酮(64)、米非司酮(170)、黄体酮(108)、托瑞米芬(243)、尼尔雌醇(176)、烯丙雌醇(254)、雌二醇(54)、炔雌醇(205)、炔诺酮(205)、己烯雌酚(112)

（七）钙代谢调节药及抗骨质疏松药

依替膦酸(267)

第十三章　抗变态反应药

赛庚啶(211)、茶苯海明(52)、非索非那定(85)、阿伐斯汀(2)、阿司咪唑(10)、氮䓬斯汀(60)、西替利嗪(253)、氯苯那敏(153)、苯海

拉明(36)、氯雷他定(157)、咪唑斯汀(169)、异丙嗪(274)、安他唑啉(17)

第十四章 免疫系统用药

硫唑嘌呤(147)、巴利昔单抗(29)、倍他米松(34)、环孢素(107)、依那西普(266)、英夫利昔单抗(276)、来氟米特(134)、吗替麦考酚酯(163)、匹多莫德(186)、西罗莫司(251)、他克莫司(226)、胸腺法新(260)、金诺芬(119)

第十五章 抗肿瘤药

(一) 烷化剂

氮芥(59)、环磷酰胺(108)、苯丁酸氮芥(36)、雌莫司汀(55)、白消安(30)、美法仑(164)、卡莫司汀(124)、替莫唑胺(232)

(二) 抗代谢药

阿糖胞苷(11)、氟尿嘧啶(94)、甲氨蝶呤(114)、羟基脲(194)、替加氟(230)、达卡巴嗪(57)、吉西他滨(112)、卡莫氟(124)、卡培他滨(125)、米托蒽醌(172)、硼替佐米(186)、培美曲塞(184)

(三) 铂类

卡铂(123)、顺铂(221)、奥沙利铂(27)

(四) 抗肿瘤抗生素

博来霉素(48)、放线菌素 D(83)、柔红霉素(206)、多柔比星(72)、表柔比星(43)

(五) 植物来源抗肿瘤药

紫杉醇(281)、多西他赛(74)、长春新碱(53)、伊立替康(263)、替尼泊苷(232)、依托泊苷(268)、秋水仙碱(197)、长春新碱(53)、托泊替康(242)

(六) 激素类抗肿瘤药

氨鲁米特(22)、氟他胺(96)、他莫昔芬(227)、氯米芬(158)、托瑞米芬(243)、阿那曲唑(8)、比卡鲁胺(39)、来曲唑(135)、依西美坦(269)、戈舍瑞林(100)

(七) 分子靶向抗肿瘤药

曲妥珠单抗(201)、利妥昔单抗(142)、西妥昔单抗(253)、贝伐珠单抗(32)、厄洛替尼(76)、吉非替尼(112)、伊马替尼(264)

（八）抗肿瘤辅助用药

氨磷汀(22)、门冬酰胺酶(168)、乌苯美司(248)、氨磷汀(22)

（九）其他

安吖啶(17)

第十六章 维生素、矿物质类及调节水、电解质及酸碱平衡药

阿仑膦酸(4)、阿法骨化醇(3)、降钙素(118)、骨化三醇(104)、呋喃硫胺(88)、氨基葡萄糖(20)、谷氨酰胺(103)、唑来膦酸(284)

第十七章 解 毒 药

乙酰胺(272)、亚叶酸钙(263)、去铁胺(203)、谷胱甘肽(104)、青霉胺(195)、氟马西尼(94)、纳洛酮(175)、碘解磷定(66)

第十八章 诊断用药

钆喷酸(99)、碘普罗胺(66)、碘海醇(65)、西甲硅油(250)

第十九章 皮肤科用药

（一）抗感染药

环吡酮胺(107)

（二）角质溶解药

阿达帕林(1)、地蒽酚(60)

（三）肾上腺皮质激素类药

氟轻松(96)

（四）其他

阿维 A(13)、卡泊三醇(123)、克罗米通(130)、维 A 酸(245)、维胺酯(246)、三乙醇胺(212)、鱼石脂(278)

第二十章 眼科用药

（一）抗感染药

妥布霉素(244)

（二）青光眼用药

乙酰唑胺(273)、溴莫尼定(261)、布林佐胺(49)、地匹福林(63)、毛果芸香碱(164)

（三）其他

氨碘肽(19)、卡巴胆碱(121)、吡诺克辛(42)、托吡卡胺(241)、羟苯磺酸钙(194)、卡巴胆碱(121)

第二十一章　耳鼻喉科用药

氯己定(155)

第二十二章　妇产科用药

(一) 子宫收缩药

地诺前列酮(63)、麦角新碱(164)、垂体后叶素(54)、缩宫素(224)、卡前列素(126)

(二) 其他

环吡酮胺(107)、依沙吖啶(266)、普罗雌烯(190)、阿托西班(13)、利托君(141)

第二十三章　专 科 用 药

(一) 外科用药

糜蛋白酶(169)、地奥司明(60)

(二) 男科用药

西地那非(250)、伐地那非(81)

英文药名索引

A

abciximab 14
acipimox 15
acarbose 4
aceclofenac 55
acetamide 272
acetazolamide 273
acetylcysteine 273
acetylspiramycin 273
acipimox 14
acitretin 13
acrivastine 2
acyclovir 14
adapalene 1
adefovir 2
ademetionine 255
adenine 255
adenosine 254
aescinate sodium 193
albendazole 1
alendronate 4
alfacalcidol 2
alfentanil 3
allopurinol 44
allylestrenol 254
almagate 152
alprazolam 9
alprostadil 194
alteplase 12
amantadine 118
ambroxol 24
amifostine 22
amikacin 6
amiloride 6
aminocaproic acid 20
aminoglutethimide 22
aminomethylbenzoic acid 21
aminophylline 19
amiodarone 24
amiotide 19
amitriptyline 7
amlodipine 23
amorolfine 7
amoxicillin 7
amphotericin B 144
ampicillin 19
amrinone 22

amsacrine 17
anastrozole 8
aniracetam 110
anisodamine 214
antazoline 17
antipyrine 17
apomorphine 8
argatroban 3
aripiprazole 4
arotinolol 5
asparaginase 168
aspirin 10
astemizole 10
atenolol 11
atorvastatin 12
atosiban 13
atracurium 10
atropine 12
auranofin 119
azasetron 15
azathioprine 147
azelastine 60
azithromycin 9
azlocillin 5
aztreonam 23

B

baclofen 30
balsalazide 29
bambuterol 31
basiliximab 29
batroxobin 30
beclometasone 34
bemegride 32
benazepril 33
benorilate 33
benzbromarone 38
benzylpenicillin 196
beraprost 33
berbamine 257
berberine 257
betahistine 35
betamethasone 35
betaxolol 34
bevacizumab 32
bezafibrate 39
bicalutamide 40
bicyclol 219
bifendate 143
bifonazole 143
bisacodyl 40
bisoprolol 40
bleomycin 48
bortezomib 186
bosentan 47
brimonidine 261
brinzolamide 49
bromhexine 261
bromocriptine 261
bucinnazine 49
budesonide 48
bumetanide 50

bupivacaine 48
buprenorphine 67
buspirone 68
busulfan 30
butenafine 51
butorphanol 51
butylphthalide 67

C

caffeine 121
calcipotriol 123
calcitonin 118
calcitriol 104
calcium dobesilate 194
calcium folinate 263
capecitabine 125
capsaicin 134
captopril 126
carbachol 121
carbamazepine 124
carbazochrome 215
carbenicillin 223
carbidopa 122
carbimazole 122
carbocisteine 224
carboplatin 123
carboprost 126
carmofur 124
carmustine 124
carvedilol 126
caspofungin 122
cefaclor 237
cefalexin 235
cefalotin 239
cefazolin 241
cefepime 236
cefixime 237
cefminox 238
cefodizime 236
cefoperazone 238
cefotaxime 239
cefoxitin 240
cefradine 237
ceftazidime 240
ceftriaxone 239
cefuroxime 236
celecoxib 210
cetirizine 253
cetuximab 253
chloral hydrate 221
chlorambucil 36
chloramphenicol 157
chlordiazepoxide 155
chlorhexidine 155
chlormethine 59
chlormezanone 157
chloroquine 156
chlorphenamine 153
chlorpromazine 154
chlorprothixene 159
chlorquinaldol 156
chlortetracycline 119

chlorthalidone 159
chlorzoxazone 161
chondroitin 207
chorionic gonadotrophin 206
chymotrypsin 169
ciclopirox olamine 107
ciclosporin 107
cilostazol 251
cimetidine 252
cinepazide 105
cinnarizine 105
ciprofloxacin 108
cisapride 252
cisplatin 221
citalopram 253
citicoline 31
clarithromycin 129
clavulanate 129
clenbuterol 130
clindamycin 130
clofibrate 153
clomifene 158
clomipramine 158
clonazepam 160
clonidine 128
clopenthixol 159
clopidogrel 154
clotrimazole 131
cloxacillin 161
clozapine 155
cobamamide 255
cocaine 128
codeine 127
colchicine 197
colestyramine 127
cortisone 128
crotamiton 130
cyclophosphamide 108
cyproheptadine 211
cytarabine 11

D

dabigatran 57
dacarbazine 57
dactinomycin 83
danazol 58
dantrolene 58
dapsone 18
daptomycin 58
daunorubicin 206
deferoxamine 203
desflurane 62
deslanoside 204
desmopressin 202
dexamethasone 64
dextran 277
dextromethorphan 277
dezocine 65
diacerein 219
diazepam 65
diclofenac 220
didanosine 203

diethylstilbestrol 113
difenidol 61
diflunisal 78
digoxin 62
dihydroergotoxine 80
diltiazem 61
dimefline 79
dimenhydrinate 52
dinoprostone 63
diosmin 60
diphenhydramine 36
diphenoxylate 62
dipivefrine 63
dipyridamole 220
dithranol 60
dobutamine 71
docetaxel 75
domperidone 72
donepezil 71
dopamine 70
doxazosin 73
doxepin 73
doxofylline 74
doxorubicin 72
doxycycline 74
droperidol 95
drotaverine 198
duloxetine 69
dutasteride 70
dydrogesterone 64

E

edaravone 265
enalapril 265
enflurane 77
enoxaparin 266
entacapone 77
entecavir 78
eperisone 272
ephedrine 162
epinephrine 216
epirubicin 43
epristeride 16
ergometrine 164
erlotinib 76
ertapenem 77
erythromycin 106
erythropoietin 55
estazolam 16
estradiol 54
estramustine 55
etamsylate 87
etanercept 266
ethacridine 266
ethambutol 271
ethinylestradiol 204
ethosuximide 271
etidronate 267
etimicin 267
etodolac 268
etomidate 269

etoposide 268
etoricoxib 268
exemestane 269
exenatide 15
ezetimibe 270

F

famciclovir 83
famotidine 82
faropenem 82
febuxostat 84
fenbufen 86
fenofibrate 85
fentanyl 86
fexofenadine 85
filgrastim 84
finasteride 84
flavoxate 109
fluconazole 93
flucytosine 91
flumazenil 94
flunarizine 93
fluocinonide 96
fluorouracil 94
fluoxetine 97
flupentixol 95
flurbiprofen 91
flutamide 96
fluticasone 97
fluvastatin 92
fluvoxamine 92
formoterol 98
foscarnet 146
fosfomycin 145
fosinopril 98
furazolidone 89
furosemide 90
fursultiamine 88
fusidic acid 88

G

gabapentin 113
gadopentetic acid 99
galantamine 113
ganciclovir 103
gefarnate 111
gefitinib 112
gemcitabine 112
gemfibrozil 111
gentamicin 197
glibenclamide 101
gliclazide 103
glimepiride 102
glipizide 101
gliquidone 102
glucosamine 20
glucurolactone 188
glutamine 104
glutathione 104
goserelin 100
guaifenesin 279

H

halometasone 148
haloperidol 95
hemocoagulase 262
heparin 99
huperzine A 217
hydralazine 119
hydrochlorothiazide 197
hydrocortisone 196
hydrotalcite 152
hydroxycarbamide 194

I

ibuprofen 50
ichthammol 278
imatinib 264
imipenem 263
imipramine 46
indapamide 275
indomethacin 276
infliximab 276
insulin 270
iohexol 66
iopromide 66
ipratropium bromide 274
irbesartan 76
irinotecan 264
isoflurane 275
isoniazid 275
isosorbide mononitrate 59
itraconazole 264

K

kanamycin 125
ketamine 153
ketoconazole 234
ketoprofen 234
ketorolac 233
ketotifen 235

L

labetalol 133
lamivudine 133
lamotrigine 134
lansoprazole 136
leflunomide 134
lenograstim 135
letrozole 135
leucogen 140
leuprorelin 144
levamisole 282
levocarnitine 281
levodopa 281
levofloxacin 283
levothyroxine 282
lidocaine 138
lincomycin 145
linezolid 141
liraglutide 140
lisinopril 136
loperamide 151

loratadine 157
lorazepam 137
losartan 160
loxoprofen 151

M

mecobalamin 115
meloxicam 165
melphalan 164
meropenem 165
mesalazine 166
metformin 79
methadone 166
methotrexate 114
methylphenidate 181
methylprednisolone 115
metoclopramide 117
metoprolol 167
metronidazole 116
mexiletine 167
midazolam 168
midodrine 170
mifepristone 170
milrinone 171
minocycline 171
minoxidil 171
misoprostol 172
mitoxantrone 172
mizolastine 169
moclobemide 163
montelukast 168
morphine 162
mosapride 173
moxifloxacin 173
mycophenolate mofetil 163

N

naloxone 175
naproxen 176
nateglinide 175
neomycin 259
neostigmine 259
nicergoline 177
nifedipine 256
nikethamide 177
nilestriol 176
nimesulide 177
nimodipine 178
nitrofural 89
nitroglycerin 257
norepinephrine 203
norethisterone 205
norfloxacin 179
nystatin 280

O

octreotide 27
olanzapine 25
olsalazine 27
omeprazole 26
ondansetron 25
orlistat 26

ornidazole 28
oseltamivir 28
oxacillin 39
oxaliplatin 27
oxiracetam 25
oxycodone 195
oxytocin 224

P

paclitaxel 281
paliperidone 180
pantoprazole 184
paracetamol 70
parecoxib 181
paroxetine 180
pemetrexed 184
penfluridol 249
penicillamine 195
pentazocine 185
pentoxyverine 185
perindopril 184
perphenazine 87
pethidine 183
phenformin 38
phenobarbital 36
phentolamine 87
phenytoin 37
pidotimod 186
pilocarpine 164
pinaverium bromide 186
pioglitazone 41
piperacillin 182
piracetam 42
pirenoxine 42
pirenzepine 182
piroxicam 42
pituitrin 54
polymyxin B 72
pralidoxime iodide 66
pramipexole 189
pranoprofen 189
praziquantel 41
prazosin 183
prednisolone 187
prednisone 187
pregabalin 191
primaquine 47
primidone 188
probenecid 45
probucol 189
progesterone 108
proglumide 45
promestriene 190
promethazine 274
propafenone 190
propofol 44
propranolol 191
propylthiouracil 45
protamine 278
pyrazinamide 43
pyrimethamine 271

Q

quetiapine 132
quinidine 131

R

ramipril 137
ranitidine 138
rebamipide 207
repaglinide 208
reserpine 142
reteplase 209
ribavirin 138
rifampicin 139
risperidone 141
ritodrine 141
rituximab 142
rivaroxaban 139
rocuronium bromide 149
rosiglitazone 148
rosuvastatin 208
rotundine 150
roxithromycin 149

S

salbutamol 213
saquinavir 213
scopolamine 68
secobarbital 222
selegiline 222
sertraline 215
sildenafil 250
silymarin 221
simethicone 251
simvastatin 258
sirolimus 251
sitagliptin 250
sodium nitroprusside 256
sodium valproate 46
solifenacin 224
somatostatin 216
somatropin 216
spironolactone 150
streptomycin 144
strophanthin K 69
sucralfate 147
sufentanil 218
sulbactam 217
sulfadiazine 110
sulfamethoxazole 109
sulfasalazine 147
sulpiride 218
sumatriptan 219

T

tacrine 226
tacrolimus 226
tamoxifen 227
tamsulosin 228
tandospirone 227
tegafur 230
teicoplanin 231

telbivudine 229
temozolomide 232
teniposide 232
teprenone 233
terazosin 229
terbinafine 228
terbutaline 228
testosterone 100
tetracycline 223
thalidomide 214
theophylline 52
thiamazole 116
thiamphenicol 114
thrombin 179
thymalfasin 260
tibolone 230
ticlopidine 210
tigecycline 231
tinidazole 233
tiopronin 146
tiotropium bromide 211
tirofiban 231
tobramycin 244
tolterodine 243
topiramate 241
topotecan 242
torasemide 242
toremifene 243
tramadol 199
tranexamic acid 21
trastuzumab 201
trazodone 202
trepibutone 200
tretinoin 245
triamcinolone acetonide 198
triamterene 18
triazolam 212
trifluoperazine 212
trihexyphenidyl 37
trimebutine 199
trimetazidine 200
trimethoprim 117
triptorelin 201
trolamine 212
tropicamide 241
tropisetron 244

U

ubenimex 248
ubidecarenone 82
ulinastatin 249
urapidil 248
urokinase 178
ursodeoxycholic acid 260

V

valsartan 258
vancomycin 245
vardenafil 81
varenicline 81
vecuronium bromide 246
venlafaxine 247

verapamil 247
viaminate 246
vincristine 53
vinpocetine 53
voglibose 90
voriconazole 90

W

warfarin 106

Z

zafirlukast 280
zidovudine 193
zoledronic acid 284
zolpidem 283
zopiclone 283